U0197202

卡尺校验的运动学对线全膝关节置换术
——原理、手术技术与应用前景

Calipered Kinematically Aligned Total Knee Arthroplasty

原　著　Stephen M. Howell　　Stefano A. Bini
　　　　　G. Daxton Steele

主　审　曲铁兵　林　源

主　译　温　亮　王志为

副主译　潘　江　任世祥

译　者（按姓氏笔画排序）
　　　　　于　洋　马德思　王志为
　　　　　任世祥　张　博　张庆熙
　　　　　张雨涵　赵潇雄　贾佳霖
　　　　　温　亮　潘　江

北京大学医学出版社

KACHI JIAOYAN DE YUNDONGXUE DUIXIAN QUANXIGUANJIE ZHIHUANSHU — YUANLI、SHOUSHU
JISHU YU YINGYONG QIANJING

图书在版编目 （CIP） 数据

　　卡尺校验的运动学对线全膝关节置换术：原理、手术技术
与应用前景 /（美）史蒂芬·豪威尔(Stephen M. Howell) 原著；
温亮，王志为主译. — 北京：北京大学医学出版社，2023.3
　　书名原文：Calipered Kinematically Aligned Total Knee Arthroplasty
　　ISBN 978-7-5659-2803-1

　　Ⅰ. ① 卡… Ⅱ. ① 史… ② 温… ③ 工… Ⅲ. ① 人工关
节－膝关节－移植术(医学) Ⅳ. ① R687.4

　　中国国家版本馆CIP 数据核字(2023) 第 006574 号

北京市版权局著作权合同登记号：图字：01-2022-6260

Elsevier (Singapore) Pte Ltd.
3 Killiney Road, #08-01 Winsland House I, Singapore 239519
ELSEVIER　Tel: (65) 6349-0200; Fax: (65) 6733-1817

Calipered Kinematically Aligned Total Knee Arthroplasty
Copyright © 2022 by Elsevier, Inc. All rights reserved.
ISBN-13: 9780323756266

This translation of Calipered Kinematically Aligned Total Knee Arthroplasty by Stephen M. Howell, Stefano A. Bini, G. Daxton Steele
was undertaken by Peking University Medical Press and is published by arrangement with Elsevier (Singapore) Pte Ltd.
Calipered Kinematically Aligned Total Knee Arthroplasty by Stephen M. Howell, Stefano A. Bini, G. Daxton Steele由北京大学医学出
版社进行翻译，并根据
北京大学医学出版社与爱思唯尔（新加坡）私人有限公司的协议约定出版。

卡尺校验的运动学对线全膝关节置换术——原理、手术技术与应用前景（温 亮 王志为 主译）
ISBN: 978-7-5659-2803-1
Copyright © 2023 by Elsevier (Singapore) Pte Ltd. and Peking University Medical Press.

卡尺校验的运动学对线全膝关节置换术——原理、手术技术与应用前景

主　　译：温　亮　王志为
出版发行：北京大学医学出版社
地　　址：（100191）北京市海淀区学院路 38 号　北京大学医学部院内
电　　话：发行部 010-82802230 ；图书邮购 010-82802495
网　　址：http：//www.pumpress.com.cn
E － mail：booksale@bjmu.edu.cn
印　　刷：北京信彩瑞禾印刷厂
经　　销：新华书店
责任编辑：冯智勇　　责任校对：靳新强　　责任印制：李　啸
开　　本：889 mm×1194 mm　1/16　印张：10　字数：320 千字
版　　次：2023 年 3 月第 1 版　2023 年 3 月第 1 次印刷
书　　号：ISBN 978-7-5659-2803-1
定　　价：150.00 元
版权所有，违者必究
（凡属质量问题请与本社发行部联系退换）

Gabi Agar, MD
Shamir Medical Center
Be'erYa'akov
Israel

Ankit Bansal, MD
Mercy Health Physicians
Department of Orthopaedic Surgery
Cincinnati, Ohio
USA

Stefano A. Bini, MD
Professor of Clinical Orthopaedics
Chief Technology Officer
Department of Orthopaedic Surgery
University of California San Francisco
San Francisco, California

Tilman Calliess, MD, PhD
articon
Special practice for joint surgery
Bern, Switzerland

Philippe Cartier, MD
Orthopaedic Consultant Surgeon
Clinique Hartmann
Neuilly-sur-Seine
France

Bernhard Christen, MD, MHA
Articon Spezialpraxis für Gelenkchirurgie
Berne
Switzerland

Justin Cobb, BM, BCh, MCh, FRCS
Orthopaedic Surgeon and Senior Clinical Researcher
Chair in Orthopaedic Surgery
MSK Lab
Imperial College, London University
London
UK

Gil Eyal, MD
Shamir Medical Center
Be'erYa'akov
Israel

Robert Greenhow, MD, FRCSC
Orthopedic Centers of Colorado
Denver, Colorado
USA

Silvan Hess, MD
Department of Orthopaedic Surgery and Traumatology
Kantonsspital Baselland
Bruderholz, Switzerland
University of Bern
Bern
Switzerland

Michael Tobias Hirschmann, MD
Chief of Orthopaedic Surgery and Traumatology
Department of Orthopaedic Surgery and Traumatology
Kantonsspital Baselland
Bruderholz
Switzerland
Professor of Orthopaedic Surgery and Traumatology
University of Basel
Basel
Switzerland

Stephen M. Howell, MD
Professor of Biomedical Engineering
University of California at Davis
Davis, California
USA
Director of Arthroplasty Service
Adventist Health/Lodi Memorial Hospital
Sacramento, California
USA

Maury L. Hull, PhD
Distinguished Professor Emeritus
Department of Biomedical Engineering
Department of Mechanical Engineering
Department of Orthopedic Surgery
University of California Davis Medical Center
Sacramento, California
USA

Dragan Jeremic, MD
Attending Physician in the Arthroplasty Center
St. Vincenz Hospital
Brakel
Germany

Konstantin Lamykin, MD
Shamir Medical Center
Be'erYa'akov
Israel

Vincent Leclercq, MSc
Symbios
Yverdon les Bain
Switzerland

David Craig Loucks, MD, FRCSC
Orthopedic Centers of Colorado
Denver, Colorado
USA

原著者

Peter J. McEwen, MBBS, FRACS(Orth), FAOrthA, DipModLang
Chairman
Orthopaedic Research Institute of Queensland
Consultant Orthopaedic Surgeon
Mater Private Hospital
Senior Consultant Orthopaedic Surgeon
Townsville University Hospital
Senior Adjunct Lecturer
James Cook University
Townsville, Queensland

Lukas B. Moser, MD
Department of Orthopaedic Surgery and Traumatology
Kantonsspital Baselland
Bruderholz
Switzerland
University of Basel
Basel
Switzerland

Yasuo Niki, MD, PhD
Department of Orthopaedic Surgery
School of Medicine
Keio University
Tokyo
Japan

Charles C.J. Rivière, MD, PhD
Orthopaedic Consultant Surgeon and Clinical Researcher
The Lister Hospital
London
UK
Consultant Orthopaedic Surgeon
Clinique du Sport
Centre de l'Arthrose
Bordeaux-Mérignac
France

Emma Louise Robertson, MB ChB
Department of Orthopaedic Surgery and Traumatology
Kantonsspital Baselland
Bruderholz, Switzerland

Richard F. Santore, MD
Clinical Professor (Voluntary)
Orthopedic Surgery
University of California San Diego
La Jolla, California
USA
Medical Director
Hip Preservation Center
Sharp Memorial Hospital
San Diego, California
USA

G. Daxton Steele, MD, Pharm. D
Andrews Institute
Gulf Breeze, Florida
Adjunct Professor
University of South Alabama College of Medicine
Mobile, Alabama
USA

Russell Presley Swann, MD
Orthopedic Centers of Colorado
Denver, Colorado
USA

Pascal André Vendittoli, MD, MSc, FRCS (C)
Professor of Surgery, Montreal University
Orthopaedic Surgeon Maisonneuve-Rosemont Hospital
Director of the post graduated hip and knee reconstruction program
Senior Clinical Researcher FRQS
Montreal, Canada

Henning Windhagen, MD, Prof. Dr. Med.
Director of the Department of Orthopaedic Surgery
Hannover Medical School
Hannover
Germany

Yaron Bar Ziv, MD
Shamir Medical Center
Be'erYa'akov
IsraelLIST OF CONTRIBUTORS
~ Non-Print Items

我非常感谢 2021 年的两次网络研讨会，使我能够与中国的关节外科医生分享卡尺校验的运动学对线全膝关节置换术的理念。这段经历让我与北京朝阳医院骨科的温亮医生结下了深厚的友谊。温亮医生意识到将《卡尺校验的运动学对线全膝关节置换术》翻译成中文出版发行的重要性，并得到了爱思唯尔出版社的慷慨许可。他和他的团队在 3 个月内就完成了这项任务！今天我们与大家分享的就是这部专著。

我们希望求知欲强的外科医生和深思熟虑的生物力学家共同寻求改善患者临床结果的方法时，会发现这本由 21 位国际专家撰写的书籍的启发性。本书分享了他们的丰富经验，并通过随机临床试验和基础研究来增加整体认知，揭示运动学对线和机械对线的各种优点和局限性。

进行了充分调查研究后，我们考虑使用无限制的运动学对线技术，因为其胫骨组件失效的风险几乎可以忽略[1-3]。这样的对线方式通过移除与关节假体组件厚度相匹配的骨和软骨来定位假体组件，进而再现患者关节炎发病前的膝关节。在植入假体之前，用卡尺测量股骨的切骨厚度，修正任何与目标厚度之间的偏差。同时我们认识到，使用手动工具将切骨导板紧贴股骨是计划和执行手术最精确的方法，而且这样做不需要参考股骨头和踝关节的中心[4]。

温亮医生和我都认识到，编写和翻译这本教科书是一种荣幸，也是一种责任。根据现代版的《希波克拉底誓言》[5]（the Hippocratic Oath），我们通过"尊重那些与我们同行的医生们来之不易的科学成果，并乐意与他们分享我们的知识"来做到这一点。

我们希望我们的读者也会这样做！

史蒂芬·米勒·豪威尔
医学博士

参考文献

1. Howell SM, Shelton TJ, Hull ML. Implant survival and function ten years after kinematically aligned total knee arthroplasty. J Arthroplasty. Dec 2018; 33(12): 3678-3684. doi: 10.1016/j.arth.2018.07.020.

2. Klasan A, de Steiger R, Holland S, Hatton A, Vertullo CJ, Young SW. Similar risk of revision after kinematically aligned, patient-specific instrumented total knee arthroplasty, and all other total knee arthroplasty: combined results from the Australian and New Zealand Joint Replacement Registries. J Arthroplasty. Oct 2020; 35(10): 2872-2877. doi: 10.1016/j.arth.2020.05.065.

3. Nedopil AJ, Howell SM, Hull ML. What mechanisms are associated with tibial component failure after kinematically-aligned total knee arthroplasty? journal article. International Orthopaedics. Aug 2017; 41(8): 1561-1569. doi: 10.1007/s00264-017-3490-6.

4. Howell S, Nedopil AJ, Hull M. Negligible effect of surgeon experience on the accuracy and time to perform unrestricted caliper verified kinematically aligned TKA with manual instruments. Knee Surg Sports Traumatol Arthrosc. In Press 2022.

5. Lasagna L. The Hippocratic Oath: Modern Version. Accessed 3/15/2022, https://www.pbs.org/wgbh/nova/doctors/oath_modern.html.

Preface for Chinese Version

I am very grateful for two webinar opportunities in 2021 that enabled me to share the concept of Calipered Kinematically Aligned Total Knee Arthroplasty with Chinese surgeons. This experience grew a solid friendship with Dr. Liang Wen from the Department of Orthopaedics in Beijing Chaoyang Hospital. He recognized the importance of translating this kinematic alignment textbook published in 2022 into Chinese and did so with Elsevier's generous permission. His team accomplished the task within three months! It is this version we share with you today.

We hope that the curious surgeon and thoughtful biomechanist seeking ways to improve their patient's clinical outcomes will find the study of the text written by 21 international experts stimulating. And from this experience, add to the global knowledge by performing randomized clinical trials and basic science studies that reveal the various merits and limitations of kinematic and mechanical alignment.

When making such investigations, consider using unrestricted KA, which has a negligible risk of tibial component failure[1-3]. Position the components to resurface the patient's pre-arthritic knee by removing the amount of bone and cartilage that matches the thickness of the components. Measure the femoral resections with a caliper, and modify any deviations in thickness from the target before inserting the implants. Recognize that the use of manual instruments that compress the guides to the femur is the most accurate method for planning and executing the surgery and does so without referencing the centers of the femoral head and ankle[4].

Dr. Wen and I recognize that writing this textbook is a privilege and responsibility. We do so by "respecting the hard-won scientific gains of those physicians in whose steps we walk, and gladly share such knowledge as is ours with those who are to follow", according to the modern Hippocratic Oath[5].

We hope that our readers will do the same!

Stephen M. Howell, MD

Reference

1. Howell SM, Shelton TJ, Hull ML. Implant survival and function ten years after kinematically aligned total knee arthroplasty. J Arthroplasty. Dec 2018; 33(12): 3678-3684. doi: 10.1016/j.arth.2018.07.020.
2. Klasan A, de Steiger R, Holland S, Hatton A, Vertullo CJ, Young SW. Similar risk of revision after kinematically aligned, patient-specific instrumented total knee arthroplasty, and all other total knee arthroplasty: combined results from the Australian and New Zealand Joint Replacement Registries. J Arthroplasty. Oct 2020; 35(10): 2872-2877. doi: 10.1016/j.arth.2020.05.065.
3. Nedopil AJ, Howell SM, Hull ML. What mechanisms are associated with tibial component failure after kinematically-aligned total knee arthroplasty? journal article. International Orthopaedics. Aug 2017; 41(8): 1561-1569. doi: 10.1007/s00264-017-3490-6.
4. Howell S, Nedopil AJ, Hull M. Negligible effect of surgeon experience on the accuracy and time to perform unrestricted caliper verified kinematically aligned TKA with manual instruments. Knee Surg Sports Traumatol Arthrosc. In Press 2022.
5. Lasagna L. The Hippocratic Oath: Modern Version. Accessed 3/15/2022, https://www.pbs.org/wgbh/nova/doctors/oath_modern.html.

译者序言

现代人工全膝关节置换术（total knee arthroplasty, TKA）经历了半个世纪的发展，虽然各种新型假体、更精准的植入工具、新的技术不断涌现，但除了加速康复措施以外，还没有一项里程碑式的进步能显著改善 TKA 的术后效果。即便如此，更多的关节外科医生对"新"事物持欢迎态度，这是值得肯定的，因为"新"更多时候代表了进步。在手术技术方面，最引人瞩目的新技术当属运动学对线（kinematic alignment, KA）技术。

所谓 TKA 的对线技术，无非就是 TKA 的术中切骨原则而已。每种对线技术都有自己的对线目标：传统的机械对线（mechanical alignment, MA）技术的目标是将假体中立位对线以求平衡膝关节的载荷分布；而 KA 技术则将假体以更接近患者膝关节解剖的方式植入。据我们所知，目前还没有一项研究证实 KA 技术劣于 MA 技术，这是非常值得关注的。

国内一些关节外科医生对该技术持审慎态度，是因为 KA 技术还有一些潜在风险：因需重建一个更"自然"的关节线，它会导致很高比例的胫骨组件内翻植入，这种内翻植入是否存在远期风险还不确定；解剖重建原生胫骨平台过大的后倾会导致膝关节运动学异常和早期失效；使用 MA 理念的假体实施 KA TKA 有可能带来髌股关节并发症；KA 缺乏术后放射影像学评价标准，因为很显然使用 MA 的二维影像学"对线不良"来评价 KA 是不合适的；等等。我们非常赞赏持审慎态度的医生。原因是在开展一项新技术之前，深入学习该技术的基础理论，充分理解全部的技术细节和陷阱，并客观预测该技术的前景是至关重要的。这也是我们翻译这本 KA 技术专著的初衷。

本书由 KA 技术的创始人 Stephen M. Howell 教授牵头编写，涵盖了对线技术的理念、假体设计、术前规划、手术实施、术后管理、严重畸形处理以及翻修等，内容广泛而不失详尽。我们认为是当前了解 KA 技术最好的工具书。这本书也反映出 Howell 教授团队在 KA 技术方面临床和科研的心路历程。医学科学问题来源于临床工作，并最终还要服务于临床。这种科学精神也是值得我们学习的。

首都医科大学附属北京朝阳医院是国内最早开展 KA 技术的机构之一。在早期工作中我们得到了 Howell 教授的支持和解惑，在相关基础研究和临床研究方面也做了一些探索性工作。对翻译工作中的不足之处，恳请各位读者不吝批评指正。最后，我们期望各位读者在阅读本书时，能跳出 MA 的固化思维。"不畏浮云遮望眼，只缘身在最高层"。我们应站在 TKA 目标的层面来评价 KA 技术，而不应在 MA 对线目标的层面来评价 KA 技术。

曲铁兵
中国康复研究中心北京博爱医院

王志为　温　亮
首都医科大学附属北京朝阳医院

献 词

这本书是我们多年工作和研究的结晶。我想把它献给：我的妻子和孩子，他们默默承受我在电脑前的日日夜夜；我的父亲，感谢他教会我质疑什么是可能的，什么是真实的；我的母亲，她为我展示了毅力和勤奋的价值；还有我的弟弟，感谢他坚定不移的支持和付出。我也要感谢我的同事、住院医师和研修生们，感谢他们颇具深度的见解，你们的问题帮我厘清了思路。

Stefano A. Bini

我想把这本书献给我的编辑和作者们，他们花了无数的时间完成了这个项目。感谢我的家人，是他们的支持让我走过了这段旅程。感谢我的员工和同事们，他们一直尽心为患者服务，却未得到应有的赞扬。最后，感谢信任我的每一位患者，他们时时提醒我记住开始这一切的初衷。

G. Daxton Steele

我非常高兴能为一本专注于全膝关节置换术（TKA）新方法的专著写这篇序言。表面上看，这似乎是一本关于初次 TKA 技术的专著，但实际上它的意义远不止于此。Kurtz 等[1]的一项被广泛引用的研究表明，2021 年美国估计实施了近 100 万例 TKA，这一数字将在未来 10 年或 20 年呈指数增长至 200 万 ~ 300 万。另一个在 TKA 文献中被反复提及的数据是，大约 20% 的 TKA 患者对他们的膝关节不满意[2]，经常达到要求翻修或后悔做膝关节置换术的程度。全髋关节置换术并没有这么高的不满意率，造成这种差异的原因是大量研究和讨论的主题。潜在的影响因素包括患者选择、假体设计和手术技术。有证据表明，影像学上早期的关节炎如果临床症状不严重，实施 TKA 与患者的高不满意率相关。在我们中心的一项研究中，有 50 例术后疼痛的 TKA 患者术前 X 线片、实验室检查和关节活动度均正常。如对所有术前 X 线片进行追溯，大约一半患者只是非常早期的骨关节炎，大多数为 Kellgren-Lawrence 分级 2 级或 3 级[3]。一项多中心研究表明，大约 1/3 的初次 TKA 是"不合适的"，因为患者只有早期的骨关节炎影像学表现和轻度到中度的症状[4]。所以，在不满意的 TKA 患者中，过早手术是一个重要因素。

另一个因素可能是不完美的假体设计。为了提高患者的满意度，已经出现了多种设计。在我们中心主导的一项多中心研究中，我们应用了独立的盲访系统，调查了来自顶级关节中心的近 1000 名 TKA 患者。我们发现患者残留症状的情况的确非常普遍，30%~50% 的症状在日常活动中出现，特别是爬楼梯和跪姿时，只有不到一半的患者在近期 1 个月内参与了他们最喜欢的活动[5]。值得关注的是：较新的设计（活动衬垫，高屈曲设计，或性别膝）都没有比传统的交叉韧带保留型 TKA 获得更好的效果[6]。Kahlenberg 等[7]最近的研究也得出了同样的结论。

那么其他需要考虑的潜在因素就是假体对线了。因医生的手术量而异，有 10%~30% 的患者无法用传统手动器械获得中立位机械对线 ±3° 以内的对线目标[8]。通过应用计算机导航或患者个性化工具（PSI）等先进技术可以显著降低离群值的百分比。然而获得中立位对线能力的提升与患者满意度、临床结果或翻修率的改善无关[9-11]。这些结果令人沮丧：二三十年的技术革新并没有带来实质性的进步。

在这种背景下，Howell 医生开创的新方法挑战了 TKA 对线的金标准——MA 的中立位对线。尽管机械对线（MA）成功地在几十年中被用于数百万患者，但它似乎到了平台期，无法进一步改善患者术后残留症状和较高的不满意率。运动学对线（KA）就是这样一个破局者：它整合了 Bellmans 等[12]推广的固有性内翻概念，即许多患者尤其是男性运动员的膝关节形态与中立位 MA 有本质上的不同。KA 还拓展了 Eckhoff 等[13]的研究，即应用三维成像和虚拟现实技术重新定义膝关节的解剖和运动学。这些进展提示 MA 技术更改了膝关节的旋转轴，多数患者会出现软组织张力异常，这在逻辑上可能导致疼痛、活动受限和不满意。

Howell 和他的同事们发明的这种技术可以重建接近原生解剖的关节线倾角和旋转轴。最早他们使用 PSI 辅助手术，盲法采访发现他们的患者比其他十几个 TKA 患者队列获得了更正常的膝关节主观感受[14]。随机对照研究[15]、病例队列研究[16]以及 meta 分析[17]均报道了 KA 能更好地改善临床结果和患者满意度。虽然还需进一步研究来证实 KA 的益处，但是 Howell 和他的同事们在丰富 TKA 相关解剖学和运动学的知识方面已然做了大量的工作。最后，面对骨科目前最大的挑战之——全膝关节置换患者的不满意度，他们的方法最有望获得突破。

Robert Barrack
Charles and Joanne Knight
Distinguished Professor of Orthopedics
Orthopedic Surgery
Washington University School of Medicine
St. Louis, Missouri

原著序言

参考文献

1. Kurtz S, Ong K, Lau E, Mowat F, Halpern M. Projections of primary and revision hip and knee arthroplasty in the United States from 2005 to 2030. *J Bone Joint Surg Am.* 2007;89(4):780–785.

2. Bourne RB, Chesworth BM, Davis AM, Mahomed NN, Charron KD. Patient satisfaction after total knee arthroplasty: who is satisfied and who is not? *Clin Orthop Relat Res.* 2010;468(1):57–63.

3. Polkowski GG 2nd, Ruh EL, Barrack TN, Nunley RM, Barrack RL. Is pain and dissatisfaction after TKA related to early-grade preoperative osteoarthritis? *Clin Orthop Relat Res.* 2013;471(1):162–168.

4. Riddle DL, Jiranek WA, Hayes CW. Use of a validated algorithm to judge the appropriateness of total knee arthroplasty in the United States: a multicenter longitudinal cohort study. *Arthritis Rheumatol.* 2014;66(8):2134–2143.

5. Parvizi J, Nunley RM, Berend KR, et al. High level of residual symptoms in young patients after total knee arthroplasty. *Clin Orthop Relat Res.* 2014;472(1):133–137.

6. Nunley RM, Nam D, Berend KR, et al. New total knee arthroplasty designs: do young patients notice? *Clin Orthop Relat Res.* 2015;473(1):101–108.

7. Kahlenberg CA, Lyman S, Joseph AD, Chiu YF, Padgett DE. Comparison of patient-reported outcomes based on implant brand in total knee arthroplasty: a prospective cohort study. *Bone Joint J.* 2019;101-B(7 Supp C):48–54.

8. Kazarian GS, Lawrie CM, Barrack TN, et al. The impact of surgeon volume and training status on implant alignment in total knee arthroplasty. *J Bone Joint Surg Am.* 2019;101(19):1713–1723.

9. Burnett RS, Barrack RL. Computer-assisted total knee arthroplasty is currently of no proven clinical benefit: a systematic review. *Clin Orthop Relat Res.* 2013;471(1):264–276.

10. Kim YH, Park JW, Kim JS. 2017 Chitranjan S. Ranawat Award: does computer navigation in knee arthroplasty improve functional outcomes in young patients? A randomized study. *Clin Orthop Relat Res.* 2018;476(1):6–15.

11. Sassoon A, Nam D, Nunley R, Barrack R. Systematic review of patient-specific instrumentation in total knee arthroplasty: new but not improved. *Clin Orthop Relat Res.* 2015;473(1):151–158.

12. Bellemans J, Colyn W, Vandenneucker H, Victor J. The Chitranjan Ranawat award: is neutral mechanical alignment normal for all patients? The concept of constitutional varus. *Clin Orthop Relat Res.* 2012;470(1):45–53.

13. Eckhoff DG, Bach JM, Spitzer VM, et al. Three-dimensional mechanics, kinematics, and morphology of the knee viewed in virtual reality. *J Bone Joint Surg Am.* 2005;87(Suppl 2):71–80.

14. Nam D, Nunley RM, Barrack RL. Patient dissatisfaction following total knee replacement: a growing concern? *Bone Joint J.* 2014;96-B(11 Supple A):96–100.

15. Dossett HG, Estrada NA, Swartz GJ, LeFevre GW, Kwasman BG. A randomised controlled trial of kinematically and mechanically aligned total knee replacements: two-year clinical results. *Bone Joint J.* 2014;96-B(7):907–913.

16. Matsumoto T, Takayama K, Ishida K, Hayashi S, Hashimoto S, Kuroda R. Radiological and clinical comparison of kinematically versus mechanically aligned total knee arthroplasty. *Bone Joint J.* 2017;99-B(5):640–646.

17. Courtney PM, Lee GC. Early outcomes of kinematic alignment in primary total knee arthroplasty: a meta-analysis of the literature. *J Arthroplasty.* 2017;32(6):2028–2032 e2021.

"穿过镜子"（through the looking-glass）指的是在 Lewis Carroll 的小说《爱丽丝梦游仙境》的续集中，爱丽丝穿过镜子进入了一个翻转的世界——"奇异的宇宙"。这个短语暗指变幻莫测或纷繁复杂的事情，用来比喻习惯于机械对线（mechanical alignment, MA）全膝关节置换术（total knee arthroplasty, TKA）的外科医生初次接触运动学对线（kinematic alignment, KA）时的体验非常贴切！

人们对卡尺校验的 KA TKA 的兴趣日益高涨，这是因为很多随机试验证明其临床结果更好。注册研究和病例系列研究显示其假体生存率与 MA 相当或更好，术后 7 ~ 10 年因胫骨假体内翻而失效的风险可以忽略不计，髌股关节并发症的风险也与 MA 相当。KA 是"个性化"、三维的对线技术；而 MA 是冠状面上的"一招鲜"对线技术。

卡尺校验的 KA 通过调整胫骨和股骨假体的植入位置恢复患者病前的关节线，而无须松解包括后交叉韧带在内的韧带组织。膝关节表面置换可使假体组件的运动轴与原生膝关节的三个运动轴对齐，维持了后交叉韧带、侧副韧带和髌骨支持带的静息长度，从而减少假体组件和软组织之间发生运动学冲突的风险。

医生术中使用卡尺校验切骨，以确认股骨假体的内 - 外翻、内 - 外旋、近 - 远和前 - 后位置与病前关节线的误差范围在 ± 0.5 mm 内。对胫骨切骨的内 - 外翻和后倾进行微调，使之与患者病前的倾斜度相匹配，在伸直时创造一个松紧合适的矩形间隙以平衡膝关节。这些步骤可以在不松解韧带的同时恢复原生膝关节间室的张力。而机械对线、功能性对线（functional alignment）和有限制的运动学对线（restricted kinematic alignment）等技术即使在松解了韧带后也未能达到这一目标。

熟悉 MA 技术的医生要学会以不同的角度"看"膝关节，在 KA "奇异的宇宙"中实施手术。不再参考股骨头和踝关节的连线、通髁轴和 Whiteside 线，不再以固定的后倾植入胫骨组件，也不再松解韧带。即使在严重畸形的膝关节，韧带挛缩和被拉长也是非常罕见的。严重内、外翻畸形的矫正变得出乎意料地简单，而屈曲挛缩畸形也很容易通过松解后关节囊来解决。

实施卡尺校验的 KA 技术的医生借鉴了牙医的技术：不用参考术前图像，在磨损的牙齿上以三维的方式安装牙冠。如出一辙，关节科医生显露膝关节，评估股骨远端的软骨磨损，在伸直和屈曲 90° 设置切骨厚度并补偿软骨磨损，调整胫骨切骨以恢复一个矩形的伸直间隙，在手术记录中记录切骨厚度，实现"个性化"置换。他们不考虑胫骨假体是内翻还是外翻，因为恢复患者的病前关节线是对线目标。当对侧股骨和胫骨正常时，术后放射学评价的预期是假体组件对线与对侧膝关节线和下肢力线在 2° ~ 3° 误差范围内。

对侧已行 MA TKA 的患者给了医生更多的信心。在采用不同对线技术的双侧 TKA 配对研究中，KA TKA 恢复得往往更快，疼痛更少，术后更少使用阿片类药物；遗忘关节评分（The Forgotten Joint Score）较高，并可与全髋关节置换术相媲美。良好的结果和没有韧带松解的并发症，使患者从住院 2 天过渡到当天出院。患者也意识到自主功能锻炼而非机构的理疗会痛苦更少、康复更快。

使用卡尺校验的 KA 技术实施股骨和胫骨切骨时，习惯 MA 技术的医生总是询问内翻、外翻和后倾的范围。对于实施卡尺校验的 KA 医生来说，这个问题无关紧要，也是没有任何意义的：KA 技术并不设定假体内、外翻角度，也不设定固定的后倾，因为患者的病前关节线是对线目标。设想一下，MA 的医生转换为从 KA 的视角重新审视他们的切骨：他们将会发现相对于患者的病前关节线，MA 技术将导致 85% 的患者股骨远端内翻切骨，70% 的患者胫骨近端外翻切骨，70% 的患者 Q 角减小。由于股骨内翻切骨比胫骨外翻切骨更常见，这就解释了为什么 MA 术后膝关节和下肢力线内翻比 KA 术后更常见（译者注：该观点缺乏文献证实）。两种对线方式中髌股关节并发症风险相当，这是因为 KA 恢复了病前 Q 角，而不像 MA 那样减少了 Q 角，这种作用抵消了 KA 相对于 MA 股骨组件内旋的不利影响。

任何 TKA 手术都像一场精心策划的婚礼，期望顺利进行，但还是可能会发生意外。无论医生是通过传统器械、患者个性化工具、导航还是通过机器人实施 KA，最好术中应用卡尺测量校验切骨情况。术中如发现切骨偏离患者病前关节线 1 mm 或以上，则有机会在植入假体前纠正组件的位置和方向。

为了顺利度过 KA 学习曲线期，可以从简单的

原著前言

内翻膝开始。当手术医生对完全恢复病前关节线感到不适时，使用 MA 可能比卡尺校验的 KA 更好。部分矫正可能导致不稳定、关节间隙压力过高以及患者不自然的下肢力线。

美国食品和药物管理局（Food and Drug Administration，FDA）和欧盟（European Union）批准了几种 KA 专用假体设计，这将导致 KA 和 MA 技术之间的激烈竞争。外科医生需要认识到 MA 和 KA 这两种对线理念之间存在难以调和的矛盾和冲突。正如 F. Scott Fitzgerald 所写："一流智力的检验标准是大脑中同时持有两种相反观点，但仍保持运转的能力。"把两种技术混合在一起的医生经历了挫败，因为患者临床结果并不如意。最好遵循 KA 所有的原则并站在 KA 的视角设定和评估假体组件的位置。

2013 年，我拜访了 Stephen Howell 医生并参观了运动学对线全膝关节置换术（KA TKA）。离开时我一头雾水，所以后来又去了两次，就是想充分理解这项技术。它与我原来接受过的培训以及我当时正在传授的技术截然不同，这使我花了 6 个月的时间来"适应"它。我的第一例卡尺校验的 KA TKA 患者的对侧膝关节已经接受了机械对线 TKA，那个手术操作无可挑剔，但是术后出现残余痛和关节僵硬。而 KA TKA 侧膝关节无痛、活动度良好，患者非常满意。自此既往不恋。调整假体对线以适应病前膝关节的解剖形态的意义非同小可：理疗师注意到了，手术助手注意到了，来做对侧手术的患者也注意到了。就像已发表的论文描述的那样，没有出现膝关节僵硬，更少的疼痛，更快的恢复，也没有出现屈曲中期不稳的迹象。我开始在各种会议上谈论 KA，但总是受到质疑。学术界有时是有一定教条主义的，任何对权威的挑战都会阻力重重。然而，一些开明的医生逐渐改变主意，一些公司也接受了 KA 的理念，美国食品和药物管理局（FDA）的态度也做出了改变。两年前，当我们决定编写一本教科书的时候，我们选择利用国际专家小组的综合视角，从尽可能多的角度来解释 KA。

我发现写一本书的过程比想象的更具挑战性并耗费时间，但是整个过程对我大有裨益。因此，我想感谢我的合作主编、其他作者和编辑团队，是他们让我乐在其中并收获良多。最后，我要感谢 Stephen Howell 医生。他用勇气、坚韧和毅力去挑战现状，在实验室和临床中不断优化、测试并验证每一个假设，促进了膝关节置换术新理念的推广。我们都要感谢他的贡献。

Stefano A. Bini, MD

尽管有大量的批评者，Stephen Howell 医生还是致力于向全世界的膝关节外科医生介绍全膝关节置换术的全新理念。这本书将巩固他对 KA 技术的贡献。本书召集了全世界多名知名作者，反映了这项技术的广度和深度。我和许多其他作者都是从 Howell 医生那里学习了 KA 技术，并见证了它的发展壮大。这本书将作为一个转折点，以前所未有的规模影响膝关节置换学术界。

我确信这本书会让很多人感到不快，但它也会激起那些有探索精神的医生以及年轻一代医生的兴趣。我期待体现在这本书中的 Howell 医生的初心——KA 技术，经过严谨的研究和论证后得到持续发展。

G. Daxton Steele, MD

路易斯·巴斯德（Louis Pasteur）因发现疫苗原理而闻名于世。当下新型冠状病毒肺炎肆虐，而当年的他就像一个先知。他曾说："在观察性研究领域，机遇只青睐有准备的头脑。"回顾我 40 年的骨科执业生涯，我意识到膝关节置换术的患者需要一个更"运动学"化的对线方式。这个想法的形成离不开我的同事、学生和其他作者的观察和建议。

我的朋友 Maury Hull 博士是备受尊敬的机械与生物医学工程教授，他教我如何从生物医学工程师的角度看待膝关节。加州大学戴维斯分校 27 年来对尸体膝关节的研究表明，自然膝关节有三个旋转运动轴，它们或平行或垂直于关节线，而与从股骨头到踝关节中心的连线无关。Hollister（1993）、Coughlin（2003）、Freeman（2005）和 Eckhoff（2005）的论文揭示了机械对线技术的一个缺点，即它几乎改变了所有膝关节的关节线，并使假体组件偏离原生的膝关节运动轴，而通过精确调整假体组件实施膝关节的表面置换则克服了上述缺点。

2005 年 12 月，拥有机器人和自动化制造博士学位的 Charlie Chi 和 Ben Ilwan Park 向 Hull 教授和我分享了如何使用个性化切骨导板辅助 TKA 的概念。从那时候开始，我们成立了一家名为 OtisMed 的公司，公司的理念是忽略从股骨头到踝关节中心的机械对线目标，而通过植入的假体来恢复关节线。我的朋友 Brook Byers 为我们这个羽翼未丰的公司注入了资金，他来自硅谷首屈一指的风投公司 Kleiner Perkins Caufield and Byers，自此我们开始了创业。

KA 的概念和它对患者结果的改善是显而易见的。因此，我和 Hull 教授迅速将实验室的研究方向从前交叉韧带重建转向 TKA。我在医学院的朋友 Gene Dossett 于 2007 年在亚利桑那州凤凰城的

致谢与感言

Veterans Administration 医院进行了第一次随机临床试验，试验的早期结果就显示出 KA 优于 MA。

2009 年 9 月，KA 概念几乎被美国 FDA 扼杀，因为他们说 KA 与 MA 有本质区别，并禁止使用个性化工具实施 KA TKA。当 FDA 给我关上一扇门时，Norman Scott 医生为我打开了一扇窗。2009 年 11 月，他要求我在 6 周内为《Insall Scott 膝关节外科学》撰写一章。在这本权威教科书中，我第一次介绍了使用传统器械实施卡尺校验的 KA 的方法。文中具体描述了术中卡尺测量和调整的方法，把切骨误差控制在 ±0.5 mm 范围内以精确定位假体组件，使其与患者病前的关节线一致。这一基本原则也是本书的重点。

从 2010 年到 2017 年，VuMedi 的创始人 Roman Gierts 提供了一个平台用于宣传基于传统器械的卡尺校验的 KA 技术。他的"YouTube"频道为全世界的外科医生开放了完全免费的教学视频。完全开放的手术技术使卡尺校验的 KA 吸引了北美、欧洲、亚洲和中东的外科医生和研究人员的目光。

来自英国、德国、日本、澳大利亚、加拿大和新西兰的随机试验和注册研究表明，7 年后，KA 比 MA 的临床结果更好，软组织松解更少，而且并发症或假体失效的风险也没有增加。感谢率先开展这项工作的临床医生和研究人员的努力，2017 年 FDA 批准两家假体公司应用卡尺校验的 KA 技术。这与 2009 年的决定相比可是个翻天覆地的变化！

从 2006 年开始有许多来自美国和世界各地的医生参观了我的手术室和医院，学习了卡尺校验的 KA 技术并积极发声支持。感谢他们用 KA 概念来反抗美国 MA 思想领袖的压倒性批判时表现出的巨大勇气。

感谢我的合作主编 Stefano Bini 和 Dax Steele，他们是高手术量和杰出的专科培训医生，他们参与美国髋膝关节外科医师协会（American Association of Hip and Knee Surgeons, AAHKS）和个性化关节置换协会（Personalized Arthroplasty Society, PAS）并积极发声。在他们的不断督促下我们共同完成了这本书。

Bini 医生、Steele 医生和我都希望那些思想开放、锐意进取的医生能潜心阅读这本书，就像路易斯·巴斯德一样，花时间厘清思路，准确实施并亲自见证卡尺校验的 KA 的诸多优点。

我们希望那些接纳了 KA 原则、获得初步经验并正在随访患者的医生能增加对 KA 的理解和认可，并乐此不疲。就像我一样，信奉泰迪·罗斯福（Teddy Roosevelt）的坚韧精神："生活能提供的最好的奖励，无疑是有机会为值得做的事情而努力奋斗。"

Stephen M. Howell, MD

目　录

第1章 全膝关节置换的机械对线技术：渐露马脚的智者思想

全膝关节置换术（total knee replacement，TKR）已从一种新兴的、有争议的手术方式发展成为常规手术，是近 50 年来现代外科的主要成就之一。对线理论、假体和器械的设计以及手术技术的进步都在不断推动 TKR 的发展。尽管如此，如果将我们"当下"所做的工作作为最终解决方案，恐怕全世界严谨的外科医生很难认同。必须不断推敲全膝关节手术的各个方面，以寻求递进性和突破性的进步。而想要追求完美，就需要接受不断的变化。尽管本书的重点是运动学对线原则在 TKR 中的作用，但纵观 TKR 的发展史，我们还应感谢围手术期患者管理、假体和器械设计的不断进步。

现代人工膝关节置换术是如何发展到今天的？其早期阶段始于 1951 年，Börje Walldius 在欧洲发明了铰链式假体，其本人供职于瑞典斯德哥尔摩的 Karolinska 研究所。同期，美国也推出了间置式关节成形术（interposition arthroplasty）。最初的 Walldius 假体是一个由丙烯酸制成的铰链关节，不使用骨水泥固定，这种材料很快被钴铬合金替代。他在 1960 年关于该技术和结果的报道中提到了手术器械的话题："不需要特殊器械……"[1] 尽管早期结果令人满意，但各种类型的固定铰链假体，包括 Guepar 假体，由于其高失效率而渐渐"失宠"。20 世纪 30 年代末期，Venable 和 Stick 在骨折手术中使用了钴铬钼合金，波士顿麻省总医院的挪威籍医生 Marius Smith Petersen 意识到这一合金的重要性，将这种材料用于他著名的杯形髋关节置换术（cup arthroplasty of the hip），并对股骨远端进行了类似的带有髓内柄的钴铬合金表面置换实验。在同一时期，MacIntosh 和 Duncan McKeever 开发了间置式金属半关节置换术 [2-4]，假体不采用骨水泥固定，而是通过棱脊（keel）固定于胫骨表面，并直接与股骨相关节。20 世纪 70 年代末，Richard（Dick）Scott 在波士顿偶尔还会做此类手术，我曾作为助手参与了其中几例 [5]。

1962 年，John Charnley 在英国最先使用丙烯酸骨水泥固定全髋关节。髋臼侧尝试过多种材料，包括特氟龙（Teflon，聚四氟乙烯），但均以失败告终，直到后来聚乙烯获得了成功。Charnley 开创的聚甲基丙烯酸甲酯骨水泥固定界面和聚乙烯摩擦界面的组合，是关节置换领域的重大进步，迎来了真正的现代全关节置换时代 [6]。20 世纪 60 年代末，曾在 Charnley 实验室工作的加拿大人 Gunston 开发了一种双间室膝关节置换术，胫骨侧聚乙烯组件和股骨髁的圆形金属组件均应用骨水泥固定 [7]。Charnley 尝试了一种半关节置换术，使用聚乙烯股骨组件、金属胫骨组件（Load Angle Inlay，Thackeray）[8]。这项试验的成功是短暂的。20 年前，我就对一名接受该手术的类风湿关节炎患者进行了髁上外翻截骨术和关节翻修术（见图 1.1）。

牛津学派（Oxford Group）的 Marmor[9]、Murray、Goodfellow 和 O'Connor[10]，波士顿的 Scott 和 Brigham Group[11] 以及其他许多人对单间室置换术发展的贡献不是本书的重点，也不会在本导言中进一步介绍；但可以这样说，单间室置换术是解剖对线与机械对线博弈的一个例子。完整的前交叉韧带（anterior cruciate ligament，ACL）和后交叉韧带（posterior cruciate ligament，PCL）是先决条件，应避免过度矫正。目前，在一些手术量大的医生或者机构那里，高达 60% 的原发性膝关节骨关节炎病例采用单间室置换而不是 TKR。

20 世纪 60 年代末，英国外科医生 Michael Freeman 和工程师 SAV Swanson 开发了一种单曲率半径、非铰链的假体，其股骨组件前部为扁平设计 [12]。它是一种"槽中滚轴"（roller in trough）的设计，模拟了铰链假体的运动，另外该设计需切除前、后交叉韧带。但 Freeman 对手术技术和手术器械的贡献远比这款假体的影响深远。Freeman 最先提出应垂直于机械轴对股骨远端和胫骨近端实施平行切骨。此外，他还发明了髓内定位器械，以促进切骨的可重复性。当时多数膝关节畸形严重，多与类风湿关节炎等炎性关节病有关，因此他优先考虑重建可靠的机械轴，而不是恢复膝关节解剖。

膝关节置换术的重大突破是全髁假体（total condylar prosthesis）的出现，它由纽约特种外科医

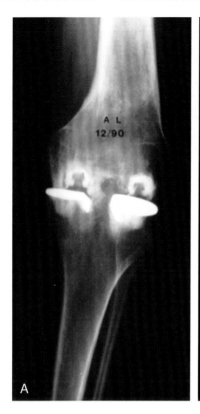
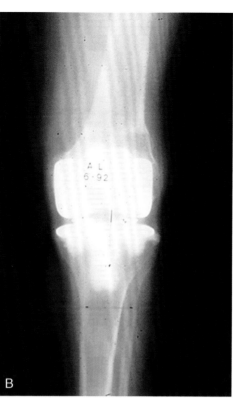

图 1.1　Charnley 膝关节置换术（A）是一种双间室半关节置换术，采用聚乙烯股骨组件和钴铬钼合金胫骨组件。我曾对一名接受该手术的类风湿关节炎患者进行了翻修手术。该患者在关节置换术前几年曾行股骨髁上内翻截骨术。翻修手术采用保留后交叉韧带的初次置换假体，并同时实施股骨髁上外翻截骨术。术后 X 线片（B）是在截骨术内固定物取出后拍摄的。一期进行全膝关节翻修术和对侧膝关节的初次置换，这样初次置换术中切除的骨质可做左侧翻修术的植骨

院的英国籍医生 John Insall 与工程师 Peter Walker、Ranawat 医生和 Ingless 医生合作开发 [13]。这款假体也需要切除前、后交叉韧带。经由工程师 Burstein 的改进后命名为 Insall-Burstein 全髁假体，采用全聚乙烯胫骨组件，并设计了上方的中柱（post）[14]。这为以后现代的后稳定型膝关节置换术奠定了基础。与这一重大突破伴随而来的就是 Sledge 等人在波士顿进行的关于保护后交叉韧带的设计工作 [15]。这些早期膝关节假体具有所有全聚乙烯胫骨组件的缺点：作用于骨水泥的高应力，尤其是较大尺寸的假体，以及不理想的髌骨轨迹。带金属基座的组配式胫骨组件解决了这一问题，后交叉韧带保留型假体是纽约学派主张的后稳定型假体的可靠替代方案，后者需要切除后交叉韧带，同时股骨骨量损失较大。而髌股关节问题则是纽约学派和波士顿学派所共同面临的难题。通过改进假体设计改善了髌股关节的生物力学，这些改进包括股骨组件的中心槽设计以及增加股骨前翼外侧边缘的高度。

　　历史上一些术语存在混淆。在波士顿 Brigham 医院的外科医生和工程师 Peter Walker 设计了保留后交叉韧带的"运动学膝关节假体（Kinematic Knee Prosthesis）"，由 Howmedia 生产，几年后被 Stryker 收购，该假体采用机械对线器械和原则进行

假体植入。随着时间推移，"运动学对线（kinematic alignment）"一词代表了重视和重建个体差异化膝关节解剖的假体植入原则。

　　世界上没有两个人的面部是一致的，人的膝关节也是如此，即使是同一个人的两侧膝关节也可能不是完全相同的。想象一下，一位面部整形外科医生正在处理创伤后面部畸形或择期面部整形，其目的是让每一张脸看起来都一样吗？尊重个体差异，使每张面容都独一无二是非常重要的。膝关节手术也应如此。众所周知，膝关节在冠状面上存在数度的生理性内翻，但机械对线原则要求胫骨垂直力线切骨，以使"每个膝关节都一样"。Freeman 这一原创的对线器械和原则被广泛采用并不断加以改进。一种替代方案是 Hungerford 和 Krakow 推出的更加符合生理特征的"运动学对线原则"，其更尊重膝关节的解剖差异。与此同时，美国食品和药物监督管理局（Food and Drug Administration，FDA）在 1984 年批准了第一种非骨水泥 TKR 假体，既多孔珍珠表面涂层解剖假体（Porous Coated Anatomic，PCA）[16, 17]。这一假体的失效率远高于预期，因此多孔珍珠层也不再使用了，但这种尊重解剖学的理念对对线理论的影响一直存在。日本学者 Yamamoto 对此的贡献是值得肯定的，他在 20 世纪 70 年代末报道了一种非

骨水泥假体设计，其结果优于骨水泥型假体[18]。本书着重探讨运动学对线的演变和现状。

　　外科医生和科学家的思维方式有很大的不同。科学家提出许多假设，并试图客观地证明这个假设的对错；而外科医生面对每一次手术都会带着对完美结果的期望和心理负担。在任何情况下，一个手术计划或手术技术上的失误对一个外科医生来说都是很难接受的。因此，即使有可靠的研究证明改变是必要的，但抛弃传统的和习惯的技术对外科医生来说也是很困难的。就像早在 1998 年时发表的一篇研究证实了引流对于膝关节置换术后并无益处，但大多数外科医生仍用了很多年才改掉这一习惯[19]。

　　那么，如何使外科医生接受运动学对线原则呢？机械对线作为一种简单易学的技术，为什么现在需要改变呢？这背后真正的原因是同行评议文献结果显示，有 6%～14% 全膝关节置换术后的患者对手术效果不满意[20]，而在非专业期刊上报道的比例更高达 30%[21]。那么采用运动学对线原则是否能显著提高患者满意度呢？这种乐观的假设是基于现有研究结果的，采用死板的"一刀切"式的机械对线原则，术后膝关节恢复了个体原有的解剖结构的患者只有不到 5%。2005 年，Hungerford 在他的一本 TKA 书中关于对线技术的章节提出了更为有力的主张，他写道："在单腿站立期，踝关节必须直接位于重力的中心。这意味着下肢和机械轴从中线向外倾斜 3°。因骨盆宽度和股骨长度的不同而异，这个角度可能会有 ±1.5° 的变化……"我们测量了数千名患者，只发现 1 例关节线是垂直于机械轴的。胫骨干通常平行于机械轴，因此与关节线常有 87° 夹角，而不垂直于关节线（见图 1.2）[22]。此外，2012年 Bellemens 等在同行评议的获得 Ranawat 奖的论文中指出，高达 32% 的男性和 17% 的女性原生的下肢机械轴偏离中立位 3° 或以上[23]。运动学对线理念具有很大的吸引力，是因为其意识到并充分尊重"正常"个体膝关节解剖的正态分布。虽然这并不是一个新概念，但外科医生对这种变革的热情有增无减。然而，有必要在本章提及 Young 等人的一项前瞻性随机对照研究，而且该研究也获得了膝关节协会的 Ranawat 奖[24]。该研究发现使用定制对线工具的运动学对线技术和使用计算机辅助的机械对线技术之间没有明显差异。如果想让全膝关节置换术后的患者获得如同全髋关节置换术后一样的满意度，我们就不能无视不同的意见。那项研究中所采用的运动学对线方法与本书中的方法是否有显著不同呢？无论如何，

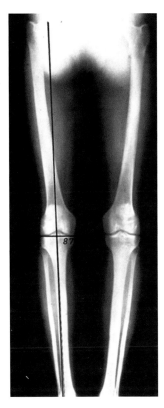

图 1.2　正常对线的双下肢全长 X 线片。脚踝并拢，模拟单腿站立，关节线在站立位处于水平位置，并与机械轴成 87°角（From Hungerford DS, Hungerford MW. Alignment of the human knee: relationship to total knee replacement. In: Bellemans J, Ries M, Victor J, eds. *Total Knee Arthroplasty: A Guide to Better Performance.* Heidelberg, Germany: Springer-Verlag; 2005: 25-32.）

运动学对线的技术和原理能否被外科医生广泛接受和应用，取决于相关领域的综合研究结果，但反对的声音对于对线技术深入讨论的影响也应得到承认和尊重。更多的研究表明运动学对线的膝关节屈曲度和患者报道的结果得到了改善，其中也包括 Dossett 等人的前瞻性研究[25]。这是一个动态且不断发展的临床实践和研究领域。

　　20 世纪 70 年代末，我在波士顿哈佛医学院做住院医师，那时候 Robert Brigham 类风湿和全膝关节专科医院的全膝关节置换患者在手术前 2 天入院进行"检查"，整个过程需在医院住院 2 周。手术后，伤口处用大块 Jones 敷料加压包扎 5 天，患肢抬高，随后再进行部分负重行走和小范围功能锻炼，这也解释了在那个年代术后深静脉血栓的发生率为什么会如此之高。我清楚地记得 1979 年 Sledge 医生和我将一个全膝关节置换术后第 7 天的患者送回家时的激动心情。在 2020 年的今天，我自己全膝关节置换的患者几乎都在手术当天无痛地出院回家，并且在

术后恢复期间也不用阿片类药物。这在美国的许多关节中心是很常见的。加州的 Kaiser 系统信息显示，超过 80% 的膝关节置换患者在手术当天回家。

在日本，关节置换的患者要在医院里待 6 周，这不是手术技术的问题，而是因为文化和传统的原因。事实上，日本的矫形外科医生非常棒，手术的标准也很高。

真正的问题是，相当数量的 TKR 患者有残余症状或对手术效果不满意，于是人们想通过调整对线方法来改善这种现状。对于有髋、膝关节手术经验的医生来说，患者术后"我平时想不起做过手术"这样的自评在髋关节中比膝关节中更为常见，这个评论已经编录到"遗忘关节评分（Forgotten Joint Score-12，FJS-12）"中[26]。对此，医生们已经尝试了许多方法来应对膝关节置换术后结果差异较大的问题。有学者开始研究心理因素的影响，如术前焦虑或焦虑 / 抑郁筛查工具（K10、PHQ-9、STAI 等）的评分过高的影响。也有报道因术后反应性抑郁的加重导致达到了创伤后应激障碍（posttraumatic stress disorder，PTSD）的诊断标准。常规 TKR 术后与患者不满意相关的手术技术因素包括：假体组件过大；胫骨组件悬出；胫骨组件在矢状面上前倾植入；股骨或胫骨组件旋转不良，或两者皆有；关节线升高；髌韧带损伤或撕脱；慢性隐匿的低毒性感染；关节纤维化；"咔哒咔哒"的关节异响；伸膝不稳或屈曲不稳，或两者兼而有之；髌骨脱位；切骨不足导致髌骨过厚；或隐神经髌下支的神经瘤，等等。时至今日，医生对胫骨组件的旋转定位仍然依靠术中"主观判断"，而计算机辅助手术规划工具、术中计算机导航或机器人技术均缺乏相关指导性信息。

一种新的对线原则可能是提高患者膝关节置换术后满意度的众多方案之一。运动学对线技术的吸引力在于它尊重每个膝关节的解剖差异，就如前述的面部整形，即使是在同一个人身上，两个膝关节也可能不是完全相同的。"顺风腿"的患者就是一个典型例子，一个膝关节内翻，另一个膝关节外翻。对线原则发展史中有一个有趣的插曲，Hernigou 报道了 Guepar 组（Mark 1，Howmedica）内侧间室单髁置换的长期随访，留有轻度内翻的膝关节在术后 10 年表现出最好的临床结果[27]。

机械对线技术的优点是实施胫骨和股骨的垂直力线切骨，器械相对简单，易于学习，总体结果也尚令人满意。然而，其也存在一些显而易见的理论缺陷。首先，无论是在冠状面还是矢状面，胫骨近

端关节面都不是垂直于下肢长轴的。如果是的话，你就不会读到这本书了。其次，冠状面上的垂直切骨会导致内侧过紧，术中需要松解和削弱内侧副韧带，这在原生内翻膝中尤其成问题。最后，膝关节屈曲时内侧过紧，其也是股骨组件"3° 外旋"的基本原理。从股骨内后髁切除更多的骨质，给人为抬高的胫骨内侧腾出更多的空间。这其实是应对胫骨武断的垂直切骨的无奈之举。

每个外科医生都有自己偏好的手术入路、假体类型、对线原则和康复方法。什么最重要？外科医生对手术策略的热情和展示该策略的成果是两码事，因为后者将迫使持怀疑态度的医生改变他们的想法或习惯，使他们放弃原来首选的手术策略。使用氨甲环酸（tranexamic acid，TXA）来减少手术失血，就是一个迫使广大医生接受新策略的例子。因此，现在膝关节置换术后输血非常少见了。25 年前，患者手术后血红蛋白水平经常下降 4 g 或更多，并需要 2 个或更多单位的同种异体输血是很常见的。现在使用 TXA 已成为所有关节置换术患者的"标准治疗"，以至于现在如果想注册一项关于 TKA 使用或不使用 TXA 的随机前瞻性试验都是不符合伦理要求的。但在后交叉韧带（PCL）保留和不保留、旋转平台与固定平台、个性化器械与标准器械、计算机辅助技术与常规技术等方面就不一样了。外科医生选择哪种方法有他们自己的理由，因为在这些方面并没有达成像 TXA 那样的共识。我们还不确定膝关节置换术后高不满意率的原因，也不知道对线技术在众多影响因素中的分量如何。但随着有助于实现预期结果的新器械的不断改进，我们很高兴地看到对运动学对线潜在好处的不懈努力和追求。这需要对机械对线和运动学对线技术都非常娴熟的外科医生，通过严谨的前瞻性研究来证实运动学对线是否能让患者满意度有实质性的改善。这些数据必须要有足够的说服力，才能让机械对线的支持者信服并转向运动学对线。此外，开发的手术器械要可靠、易用并便于教学。

希望本书能激发读者对运动学对线的兴趣，因为该技术有改善患者满意度的潜力，所以建议将该技术与在手术技术、假体设计和康复方案等其他方面的变革区分开来，并独立性验证其有效性。无论膝关节重建递进式还是突破式的革新，其目标都应从根本上将 TKR 术后患者的满意度提高至 95% 以上。因此那些对变革充满激情的人，包括 Howell 和 Bini，将引领这条道路。而没有偏见的独立学者将通过设计严谨的前瞻性随机临床试验来证明或反驳运动学

对线优于机械对线的假设。

（ RICHARD F. SANTORE, MD 著

张庆熙 译　王志为 审校 ）

参考文献

1. Walldius B. Arthroplasty of the knee using an endoprosthesis. 8 years' experience. *Acta Orthop Scand*. 1960;30:137–148.
2. Venable CS, Stuck WG. *Ann Surg*. 1941;114(2):309–315.
3. McKeever DC. Tibial plateau prosthesis. *Clin Orthop*. 1960;18:86–95.
4. MacIntosh DL. Hemi-arthroplasty of the knee using a space-occupying prosthesis for painful varus and valgus deformities. Proceedings of the joint meeting of the Orthopaedic Associations of the English Speaking World. *J Bone Joint Surg Am*. 1958;40:1431.
5. Scott RD, Joyce MS, Ewald FC, Thomas WH. McKeever metallic hemi-arthroplasty of the knee in unicompartmental degenerative arthritis. *J Bone Joint Surg Am*. 1985;67:203–207.
6. Charnley J. Arthroplasty of the hip. A new operation. *Lancet*. 1961;1(7187):1129–1132.
7. Gunston FH. Polycentric knee arthroplasty. Prosthetic simulation of normal knee movement: interim report. *Clin Orthop Relat Res*. 1973;94:128–135.
8. Minns RJ, Hardinge K. Failure of one design of surface replacement knee arthroplasty due to loosening deformation and wear of the plastic femoral component. *Biomaterials*. 1983;4(3):147–152.
9. Marmor L. The modular knee. *Clinical Orthop Relat Res*. 1973;94:242–248.
10. Murray DW, Goodfellow JW, O'Connor JJ. The Oxford medial unicompartmental arthroplasty: a ten-year survival study. *J Bone Joint Surg Br*. 1998;80(6):983–989.
11. Scott RD, Santore RF. Unicondylar unicompartmental replacement for osteoarthritis of the knee. *J Bone Joint Surg Am*. 1981;63:536–544.
12. Freeman MA, Swanson SA, Todd RC. Total replacement of the knee using the Freeman-Swanson knee prosthesis. *Clin Orthop Relat Res*. 1973;94:153–170.
13. Insall J, Scott WN, Ranawat CS. The total condylar knee prosthesis. A report of two hundred and twenty cases. *J Bone Joint Surg*. 1979;61(2):173–180.
14. Insall JN, Lachiewicz PF, Burstein AH. The posterior stabilized condylar prosthesis: a modification of the total condylar design. Two to four-year clinical experience. *J Bone Joint Surg*. 1982;64(9):1317–1323.
15. Sledge CB, Stern PG, Thomas WH. Two year follow-up of the duo-condylar total knee replacement. *Orthop Trans*. 1978;2:193.
16. Hungerford DS, Kenna RV, Krackow KA. The porous-coated anatomic total knee. *Orthop Clin North Am*. 1982;13(1):103–122.
17. Hungerford DS, Krackow KA. Total joint arthroplasty of the knee. *Clin Orthop Relat Res*. 1985;192:23–33.
18. Yamamoto S. Total knee replacement with the Kodama-Yamamoto knee prosthesis. *Clin Orthop Relat Res*. 1979;145:60–67.
19. Adalberth G, Bystrom S, Kolstad K, Mallmin H, Milbrink J. Postoperative drainage of knee arthroplasty is not necessary: a randomized study of 90 patients. *Acta Orthop Scand*. 1998;69:475–478.
20. Ali A, Sundberg M, Robertsson O, et al. Dissatisfied patients after total knee arthroplasty: a registry study involving 114 patients with 8-13 years of follow-up. *Acta Orthop*. 2014;85(3):229–233.
21. Szabo L. Up to a third of knee replacements pack pain and regret; *Kaiser Health News* (December 25, 2018). https://khn.org/news/up-to-a-third-of-knee-replacements-pack-pain-and-regret/
22. Hungerford DS, Hungerford MW. Alignment of the human knee: relationship to total knee replacement. In: Bellemans J, Ries M, Victor J, eds. *Total Knee Arthroplasty: A Guide to Better Performance*. Heidelberg, Germany: Springer-Verlag; 2005:25–32.
23. Bellemans J, Colyn W, Vandenneucker H, Victor J. The Chitranjan Ranawat Award: is neutral mechanical alignment normal for all patients? The concept of constitutional varus. *Clin Orthop Relat Res*. 2012;470(1):45–53.
24. Young SW, Walker ML, Bayan A, Briant-Evans T, Pavlou P, Farrington B. The Chitranjan S. Ranawat Award: no difference in 2-year functional outcomes using kinematic versus mechanical alignment in TKA: A randomized controlled clinical trial. *Clin Orthop Relat Res*. 2017;475(1):9–20.
25. Dossett HG, Estrada NA, Swartz GJ, LeFevre GW, Kwasman BG. A randomised controlled trial of kinematically and mechanically aligned total knee replacements: Two-year clinical results. *Bone Joint J*. 2014;96-B(7):907–913.
26. Behend H, Giesinger K, Giesinger J, Kuster M. The "forgotten joint" as the ultimate goal in joint arthroplasty. *J Arthroplasty*. 2012;27(3):430–436.
27. Hernigou PH, Deschamps G. Alignment influences wear in the knee after medial unicompartmental arthroplasty. *Clin Orthop Relat Res*. 2004;423:161–165.

第2章 膝关节和下肢的表型：全膝关节置换术向个性化对线过渡的理论基础

概述

长期以来，全膝关节置换术（TKA）的对线目标是使关节线与机械轴垂直，以达到中立位对线，这就是所谓的机械对线（mechanical alignment，MA）。原因是由于机械对线的 TKA 术后应力分布更为均匀，因此认为具有更好的耐久性。认识到个体膝关节对线的差异性和 TKA 术后关节功能下降之后，膝关节外科医生对更个性化、更符合解剖特点的解剖学对线（anatomical alignment，AA）方法越来越感兴趣[1]。在所有新的对线概念中，运动学对线（kinematic alignment，KA）方法是最有前景的[2, 3]。KA 的目标是恢复患者关节炎前的肢体对线[4]。为了实现这一目标，外科医生需要深入了解膝关节的个体原生解剖特点及其差异性。

本章将介绍所有对线方法的基础理论，并详细阐述有关下肢对线差异性的当前认知。首先进行文献回顾，之后将介绍功能性膝关节表型的概念。基于这些表型，深入讨论最常见对线概念（机械对线、解剖学对线和有限制的运动学对线）的对线目标与原生肢体对线之间的差异。

原生膝关节对线的差异性

当进行 TKA 时，外科医生应考虑到患者原生膝关节关节线的方向。外科医生只有在充分了解原生膝关节所有平面（冠状面、矢状面和轴面）的对线情况后，才能使每个患者取得最佳的临床疗效。膝关节手术的基本原则是尽可能恢复其原有解剖学特点。几十年来，TKA 在对线技术方面忽略了这一原则，所有膝关节被迫采取一种对线方式并不是因为其能够更好地恢复功能和解剖学特点，而是因为考虑到其他因素，如假体的耐用性和假体的设计，以及更简单、更可靠的器械。然而，正如膝关节外科的教父之一 Werner Müller 曾经指出的那样，解剖上唯一不变的是它的变异性[5]。

到目前为止我们知道什么？

许多研究已经调查了原生膝关节冠状面的对线[6-9]。报道中提到的所有膝关节对线通常是指髋 - 膝 - 踝角（hip-knee-ankle angle，HKA），平均约 180°。然而，一些研究发现，个体冠状面对线差异明显，相当数量的患者表现为内翻或外翻对线。Bellemans 等对 250 名年龄在 20～27 岁的比利时人群的下肢全长 X 线片（long leg radiographs，LLR）进行分析，调查其固有性内翻（HKA ＜ 177°）的发生率[6]。他们发现 32.0% 的男性和 17.2% 的女性存在固有性内翻。大多数患者（66% 的男性和 80% 的女性）的下肢呈中立对线（177°–HKA–183°）。只有 2% 的男性和 2.8% 的女性患有所谓的"固有性外翻"。尽管受试者的种族未明确区分，但他们中的大多数人可以被视为白种人。Shetty 等根据与 Bellemans 等相同的标准调查了 HKA 在亚洲人群中的分布情况，发现内翻膝更多（印度人为 34%，韩国人为 35%）[9]。作者认为，亚洲人群的股骨前弓可能是其原因。有意思的是，Song 等发现在单独对韩国女性做调查时，结果是矛盾的，外翻膝患者多于内翻膝患者（25% 对 20%）[7]。所以，目前种族与性别的潜在相互作用对 HKA 的影响尚不清楚。

尽管人们对冠状面对线非常感兴趣，但大多数以前的研究仅使用常规 X 线片进行测量，很少使用二维 MRI 或 EOS 图像[10]。更重要的是，Moser 等最近的一项系统综述确定了现有文献中关于原生膝关节冠状面对线的一些局限性[10]。例如，该综述发现所有研究都使用了 LLR，但只有 4 项研究调查了股骨关节线的方向，其通常用股骨机械角（femoral mechanical angle，FMA）表示。不同文献报道的平均值差异很大（92.1°±1.9° 到 97.2°±2.7°），并且没有给出任何范围。有 10 项研究调查了胫骨关节线的方向，其通常用胫骨机械角（tibial mechanical angle，TMA）表示，但样本大小、报道的平均值和范围差异很大 [平均值范围为（84.6°±2.5°）到 89.6°)]。此外，我们都知道差异与性别相关，但这些研究中多数并没有区分男性和女性患者。因此，过去的研究似乎集中在整体对线上，而关节线方向细节的论述则比较浅显。与膝关节手术的其他领域一样，为了内容的简单性和可重复性，很多复杂问题被回避了。然而，在 TKA 领域，关节线的方向非常重要，因为它们不仅在术中可见，而且还决定了整体对线。如 Cooke 等所示，HKA 定义的总体对线等于 FMA、TMA 和关节线会聚角（joint line convergence angle，JLCA 股骨、胫骨关节线之间的角度）之和[8]。图 2.1 显示了这些角度的详细说明和公式。

由于缺乏这方面的知识，本章的作者使用三维重建计算机断层扫描图像研究了年轻非骨关节炎人群的冠状位对线参数[11-13]。试验报道的平均值支持先前研究的结果，但报道的数据范围也表明，原生膝关节解剖的差异性被低估了。HKA、FMA 和 TMA 的平均值和范围如表 2.1 所示。基于这些发现，很显然，系统化的 MA 或 AA 方法并不适合所有的膝关节。在某些膝关节中，使用这些系统化的对线方式将明显改变下肢对线，这种改变不能仅通过术中切骨获得平衡，还需要结合复杂的韧带平衡技术。

通过查阅大量关于冠状位膝关节对线的数据，我们必须承认，按照膝关节外科医生的传统思维方式，把膝关节简单地区分为内翻、外翻或中立位对

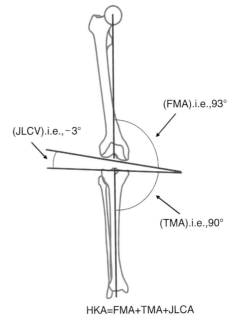

HKA=FMA+TMA+JLCA

HKA=933°+90°+(-3°)=180°

图 2.1 冠状面对线的测量和对线公式。髋 - 膝 - 踝角（hip-knee-ankle angle，HKA）定义为股骨机械轴和胫骨机械轴的内侧夹角。股骨机械角（femoral mechanical angle，FMA）定义为股骨机械轴与远端股骨髁切线之间的内侧夹角。胫骨机械角（tibial mechanical angle，TMA）定义为胫骨机械轴与胫骨近端关节面（胫骨平台）切线之间的内侧夹角。关节线会聚角（joint line convergence angle，JLCA）定义为上述两条关节线之间的内侧夹角。因此，如果角度向外侧开放，JLCA 将会是负值。HKA 等于 FMA、TMA 和 JLCA 之和（HKA=FMA+TMA+JLCA）

线是过于肤浅的。然而，这种基于 HKA 的冠状面下肢对线的"肤浅"方法目前仍然是 TKA 的主流。从一个不同的角度出发，如我们的数据所示，通过对内翻膝、外翻膝的亚组分析并结合关节线的差异，就会出现一幅不同的画面。FMA 和 TMA 有无数种不同的组合，HKA 只是 FMA、TMA 和 JLCA 的一个次级参数。因此仅考察 HKA 是不够的，必须要包

表 2.1	男性和女性的髋 - 膝 - 踝角、股骨机械角和胫骨机械角的平均值和范围			
	男性		**女性**	
	平均值 ± 标准差（单位：°）	范围（以°为单位，内翻 - 外翻）	平均值 ± 标准差（单位：°）	范围（以°为单位，内翻 - 外翻）
髋 - 膝 - 踝角（HKA）	179.2±2.8	172.6–184.9	180.5±2.8	172.9–187.1
股骨机械角（FMA）	93.1±2.1	87.9–100.0	93.8±1.8	90.1–98.1
胫骨机械角（TMA）	86.7±2.3	81.3–94.6	88.0±2.4	82.3–94.0

表2.2	所有冠状位表型的定义				
类别	偏差	命名	平均值（°）	范围（°）	
下肢表型 （髋-膝-踝角；HKA）	VAR_HKA	VAR_HKA9°	171	169.5 < HKA < 172.5	
		VAR_HKA6°	174	172.5 < HKA < 175.5	
		VAR_HKA3°	177	175.5 < HKA < 178.5	
	NEU_HKA	NEU_HKA0°	180	178.5 < HKA < 181.5	
	VAL_HKA	VAL_HKA3°	183	181.5 < HKA < 184.5	
		VAL_HKA6°	186	184.5 < HKA < 187.5	
		VAL_HKA9°	189	187.5 < HKA < 190.5	
股骨表型 （股骨机械角；FMA）	VAR_HKA	VAR_HKA6°	87	85.5 < FMA < 88.5	
		VAR_HKA3°	90	88.5 < FMA < 91.5	
	NEU_HKA	NEU_HKA0°	93	91.5 < FMA < 94.5	
	VAL_HKA	VAL_HKA3°	96	94.5 < FMA < 97.5	
		VAL_HKA6°	99	97.5 < FMA < 100.5	
胫骨表型 （胫骨机械角；TMA）	VAR_HKA	VAR_HKA6°	81	79.5 < TMA < 82.5	
		VAR_HKA3°	84	82.5 < TMA < 85.5	
	NEU_HKA	NEU_HKA0°	87	85.5 < TMA < 88.5	
	VAL_HKA	VAL_HKA3°	90	88.5 < TMA < 91.5	
		VAL_HKA6°	93	91.5 < TMA < 94.5	

VAR，内翻；NEU，中立位；VAL，外翻

括股骨远端和胫骨近端的关节线方向以及JLCA。如表2.2所示，大体上中立位、内翻或外翻的HKA有多种FMA和TMA的理论组合。

事实上，这可能就是科学论文中会出现相互矛盾结论的一个原因。一些论文中并未发现机械对线的膝关节和非机械对线的膝关节有任何区别，而另一些论文则报道了两者的区别。很明显，问题出在有些对线参数明显不同的患者被分在了一组，因此当从冠状面观察整体对线时，我们无法看出任何与整体对线相关的结果差异。大量数据位于平均值或平均值附近，所以真相隐藏在混乱的数据中，我们只是还没有发现而已。

如前所述，膝关节冠状面对线显然需要更详细的分析。因此，我们针对本地健康人群开发了一种新的膝关节对线分类系统，并将其命名为"膝关节表型系统"。该系统的目的首先是为了更好地了解膝关节对线的差异性，其次是为个体膝关节TKA术中的最佳对线提供参考。

膝关节表型系统

对于所有对线参数（HKA、FMA、TMA）分别定义了每3°一个的区间亚组，即所谓的表型[11-13]。

HKA组称为"下肢表型"，FMA组称为"股骨表型"，TMA组称为"胫骨表型"。

FMA、TMA和HKA表型家族是由随机抽取的非膝关节骨关节炎人群的平均值的偏差定义的，其范围为该平均值的±1.5°（例如180°±1.5°）。换一种说法，表型代表基于总平均角度（HKA：180°；FMA：93°；TMA：87°）的3°增量范围。表2.1显示了所有这些表型的定义。

表型的命名规则如下：第一部分（NEU、VAR、VAL）定义对线的方向。第二部分即下标部分（HKA、FMA和TMA）说明了表型的组别。最后一部分（0°、3°和6°）代表与平均值的角度偏差。

到此为止，冠状面对线的不同参数的研究都是相互独立的。然而，冠状面对线是由所有这些参数的无数组合定义的，为了使之更有实际价值，评估不同参数的组合是很重要的。因此，作者进一步定义了三种表型的组合，即所谓的"膝关节表型"（股骨和胫骨表型的组合）和"功能性膝关节表型"（所有三种表型的组合）。

根据这个新系统对160位年龄区间在16～44岁的年轻非骨关节炎人群的308个膝关节对线进行了表型分析。在理论上可能的25种膝关节表型（通过结合5种股骨表型和5种胫骨表型）中，通过分析发

表2.3		在总研究样本人口中发现的膝关节表型及其代表的患者数量和百分比					
			股骨表型（FMA）				
			VAR 6° 87°±1.5°	VAR 3° 90°±1.5°	NEU 93°±1.5°	VAL 3° 96°±1.5°	VAL 6° 99°±1.5°
胫骨表型 （TMA）	VAR 6°	81°±1.5°		1	7	3	
	VAR 3°	84°±1.5°		14	31	13	4
	NEU	87°±1.5°	1	22	76	33	4
	VAL 3°	90°±1.5°		10	58	23	
	VAL 6°	93°±1.5°		1	5	2	
			股骨表型（FMA）				
			VAR 6° 87°±1.5°	VAR 3° 90°±1.5°	NEU 93°±1.5°	VAL 3° 96°±1.5°	VAL 6° 99°±1.5°
胫骨表型 （TMA）	VAR 6°	81°±1.5°		0.3%	2.3%	1.0%	
	VAR 3°	84°±1.5°		4.5%	10.1%	4.2%	1.3%
	NEU	87°±1.5°	0.3%	7.1%	24.7%	10.7%	1.3%
	VAL 3°	90°±1.5°		3.2%	18.8%	7.5%	
	VAL 6°	93°±1.5°		0.3%	1.6%	0.6%	

VAR，内翻；NEU，中立位；VAL，外翻

现了 18 种。在男性人群中发现了大约 17 种不同的膝关节表型，而在女性人群中发现了 12 种不同的膝关节表型，包括 11 种共有表型。表 2.3 显示了发现的膝关节表型及其患者所占的百分比。

更重要的是，观察到不仅有 17 种不同的膝关节表型（就是股骨和胫骨关节线的组合），而且内翻、外翻和中立位亚组中关节线方向的差异很明显。在内翻亚组中可以发现 9 种不同的股骨和胫骨表型组合（＝膝关节表型），中立位亚组 8 种，外翻亚组 8 种[13]。

举个例子，3° HKA 的内翻膝可以有 3° 内翻的股骨远端角和 6° 内翻的胫骨近端角，而它也可能有 3° 外翻和 3° 内翻的股骨远端角。在 TKA 手术中，这很难出现在同一膝关节中。图 2.2 显示了 VARHKA 3° 组中三种最常见的膝关节表型，图 2.3 显示了两个中立位对线的患者，但关节线方向的不同也会有临床影响。

最后，在这个非骨关节炎人群中发现了 43 种不同的功能性膝关节表型，他们的分布在男性和女性之间存在显著差异。按性别分组：男性 35 个表型，女性 26 个表型，共有 18 个共有表型。男性和女性最常见的 8 种功能表型见表 2.4[12]。总之，将膝关节冠状面对线简单描述为"内翻""中立位"或"外翻"显然已经过时，应替换为"膝关节表型系统"。

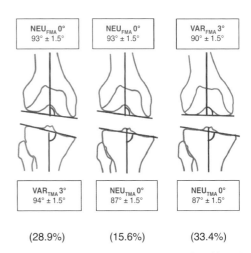

图 2.2　VARHKA 3° 组中三种最常见的表型［整体对线有轻微内翻的患者（HKA 180°±1.5°）及其代表的人群百分比］。NEU，中立位；VAR，内翻；FMA，股骨表型；TMA，胫骨表型；HKA，髋－膝－踝角

对线概念对膝关节对线的影响

自从 TKA 技术出现以来，已经有了不同的对线概念，并且关于最佳对线的方法和目标一直存在争论[12, 14]。最近的几项研究发现 TKA 术后对线与患者的原生对线或患关节炎前对线越接近，术后的临床结果会更好[3, 15]。然而，大多数推广的对线概念并不以患者的原生对线为目标[12]。外科医生需要了解不

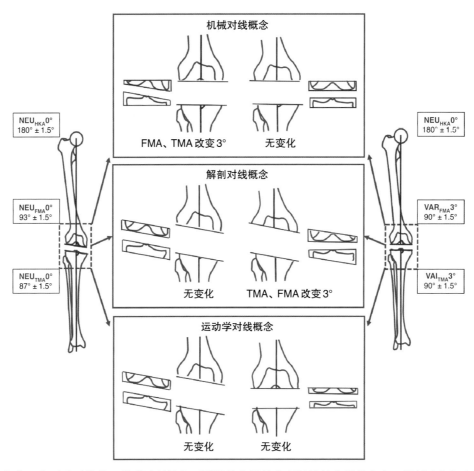

图 2.3　显示了两名中立位下肢对线的正常受试者具有不同股骨和胫骨表型以及关节线的方向。机械（上）和解剖（中）对线技术会改变患者的病前关节线方向。只有运动学对线（下）不会改变受试者病前股骨远端和胫骨近端关节。FMA，股骨机械角；TMA，胫骨机械角

表 2.4	男性和女性最常见的 8 种功能性膝关节表型在冠状面对线上差异明显	
功能性膝关节表型	**男性（％）**	**女性（％）**
$NEU_{HKA}0°$ $NEU_{FMA}0°$ $NEU_{TMA}0°$	19.0	17.7
$NEU_{HKA}0°$ $NEU_{FMA}0°$ $VAL_{TMA}3°$	8.2	4.4
$VAL_{HKA}3°$ $NEU_{FMA}0°$ $VAL_{TMA}3°$	7.7	8.8
$VAR_{HKA}0°$ $NEU_{FMA}0°$ $VAL_{TMA}3°$	7.7	2.7
$NEU_{HKA}0°$ $VAL_{FMA}3°$ $NEU_{TMA}0°$	5.1	7.1
$VAL_{HKA}3°$ $VAL_{FMA}3°$ $VAL_{TMA}3°$	6.2	3.5
$VAR_{HKA}3°$ $VAR_{FMA}3°$ $NEU_{TMA}0°$	5.6	6.2
$VAR_{HKA}3°$ $NEU_{FMA}0°$ $NEU_{TMA}0°$	5.1	16.8

同对线概念之间的技术差异，及其对患者自身对线的影响。在考虑 TKA 中的冠状位对线时，外科医生会想到许多问题。采用的不同对线技术背后的理论基础是什么？有哪些限制？个性化技术的优缺点是什么？这些问题中的大部分都将在本书中得到解答；

最后一个问题可以应用膝关节表型系统来回答。当我们的目标是术后与患关节炎前原生膝关节对线的差异最小，可以计算不同对线方法（机械、解剖学、运动学）术后符合原生对线（例如，功能性膝关节表型）的人群的百分比。显然，功能性膝关节表型的概念值得深入讨论，因为它包含了所有重要的冠状面对线参数。对线方法所覆盖的人群百分比越高，恢复患者原生对线的可能性就越大。

机械对线概念

TKA 机械对线技术的目标是下肢中立位对线（HKA 为 180°），即股骨和胫骨关节线分别垂直于它们的机械轴（FMA 和 TMA 为 90°）[16]。因此，MA 技术旨在统一建立下列功能性膝关节表型：$NEU_{HKA}0°+VAR_{FMA}3°+VAL_{TMA}3°$。只有 2.05% 的男性和 1.77% 的女性符合这种功能性膝关节表型。这些数据与 Almaawi 等报道的数据相当，他们评估了

MA 和有限制的 KA（restricted KA，rKA）对膝关节骨关节炎对线的影响[14]。如此低的百分率并不意外，因为经典 MA 概念旨在尽可能提高假体的耐用性，而不是恢复自然对线或最佳膝关节功能。

事实上，MA 对线技术植入的 TKA 假体在一些登记系统中显示出优秀的假体生存率。一项系统评价中的汇总分析发现，15 年的全因假体生存率为 96.3%（95%CI：95.7%～96.9%），20 年的为 94.8%（95%CI：92.5%～97.1%）[17]。此外，在大多数患者中，患者疼痛症状得到缓解，功能得到改善[18]。然而，的确还存在大约 20%～30% 的患者对 TKA 的效果不满意[19, 20]。

解剖学对线概念

解剖学 TKA 对线技术的目标也是中立位对线（HKA=180°±1.5°），并在解剖学上恢复平均的原生股骨和胫骨对线（FMA 为 93°，TMA 为 87°）[21]。两项生物力学研究发现胫骨组件上的力学分布和髌骨运动轨迹更好，并且由此产生的关节线倾斜降低了外侧韧带牵拉的风险[22, 23]。因此，解剖学对线（anatomical alignment，AA）技术旨在统一建立下列功能性膝关节表型：NEU$_{HKA}$0°+NEU$_{FMA}$0°+NEU$_{TMA}$0°。18.97% 的男性和 17.70% 的女性符合这种功能性膝关节表型。由此可见，与 MA 相比，AA 仅对胫骨和股骨关节线方向进行很小的调整，就导致覆盖的人口大量增加。但只有一项随机对照试验比较了 AA TKA 和 MA TKA 患者的结果[24]。Yim 等对患者进行了至少 2 年的随访，发现临床或放射学结果均无显著差异。这种方法的一个主要问题是使用传统的 TKA 器械难以精确实施胫骨的内翻 3° 切骨，再加上聚乙烯早期磨损的风险较高，因此影响了外科医生对该技术的接受度。如今，由于聚乙烯质量的提高，更好、更新器械的出现，以及个性化切骨导板、导航或机器人等辅助工具，这种对线方法再次引起了人们的兴趣。

运动学对线概念

运动学对线（KA）技术的对线目标是恢复患者的原生对线[4]。它可以是纯 KA 的方式，任何对线参数不受限制；也可以是 rKA 的方式，需要将对线参数限制在某些安全区域（比如 HKA 180°±3°、FMA 90°±5°、TMA 90°±5°），防止严重的对线偏差以保证假体的耐用性。

纯 KA 技术能代表所有膝关节表型。因此，它代表了膝关节表型最纯粹的对线形式，主要问题是需要在膝关节的功能改善和假体耐用性之间找到一个安全的平衡点。即使有人认为由于聚乙烯垫片质量的提高，少量的不均匀负荷是可以接受的，但骨内、假体 - 骨水泥 - 骨或假体 - 骨界面内的应力分布相关的体内研究正在进行中[25]。

rKA 的对线目标不能明确地用表型系统分类，因为所报道的临界值或安全区有所不同（从 HKA 180°±1.5° 到 HKA180°±3° 不等）。然而，如果采用较窄的安全区（使用 HKA 180±1.5° 而不是 HKA 180°±3°，使用 FMA 和 TMA ±4.5° 而不是 ±5°）的话，rKA 可以恢复 9 种功能性膝关节表型。为了比较适用范围，还可计算有多少患者的对线在安全区范围内。一项研究中发现了上述 9 种表型中的 4 种（3 个男性，4 个女性，3 个共有的），他们分别占所有男性的 28.48% 和所有女性的 39.13%。研究证明了 53.10% 的女性和 52.31% 的男性 rKA 对线能处于安全区内。这些数据与前述的 Almaawi 等的研究数据几乎相同。他们还调查了 rKA 是否比 MA 更少地矫正畸形，结果显示两者有显著差异[14]。MA 技术对 FMA 和 TMA 的平均矫正分别为 3.3°（SD 2.1°；范围 0～19°）和 3.2°（SD 2.1°；范围 0～15.5°），而 rKA 技术分别为 0.5°（SD 1.1°；范围 0～14°）和 0.3°（SD 0.8°；0～10.5°）。

从膝关节表型的角度来看，KA 相对于 MA 或 AA 的最大变化是膝关节外科医生心态的变化，从系统的统一对线目标转向个性化对线。为了理解这些对线技术之间的后果和最大差异，必须探讨哪种技术能最好地恢复原生膝关节。

即使有了 KA 技术，个性化的 TKA 也才刚刚开始。当前现有的 TKA 设计都是为了适应 MA 方法。尤其是假体滑车的形状和轨迹目前不适合 KA 技术，造成这种差异的一部分原因是与股骨假体的冠状面定位、旋转定位以及假体设计的不同有关。显然，传统的 TKA 假体设计并没有考虑到其他对线方法。由于假体不匹配，现在正是改良或定制 KA 专用假体的好机会，以便更好地恢复患者病前滑车的形态。只有这样，才能在对线技术和假体设计方面同时实现个性化 TKA。

总结

外科医生需要意识到膝关节的解剖结构差异性很大，股骨和胫骨关节线的方向在整体下肢对线相似的患者中也有所不同。因此，将膝关节单纯归类为内翻、外翻或中立位是不够的。此外，由于这种巨大的差异性，如果使用系统的单目标对线方式，相当多的患者术后对线与他们原生的对线有着显著差异。为了达到原生的对线目标，需要更多个性化的对线方法。显然，KA 可以重建所有膝关节表型，因此可视作真正的表型对线方法。然而，我们需要在更大规模的长期研究中调查假体的生存率和膝关节功能。功能性膝关节表型系统是一个有用的工具，它可以为每个患者定义最佳对线方式，并能更好地区分 TKA 研究中的患者。如果不细分患者，不同对线技术间的对比将继续甄别"苹果"和"橙子"的差别，也很可能再次出现相互矛盾的结论。

致谢

我们感谢整个"膝关节表型工作组"的杰出工作，感谢位于瑞士 Yverdon les Bains 的 Symbios 公司的大力支持和科学方法。

（ MICHAEL TOBIAS HIRSCHMANN, MD｜EMMA LOUISE ROBERTSON, MB CHB｜SILVAN HESS, MD｜LUKAS B. MOSER, MD｜VINCENT LECLERCQ, MSC 著　张庆熙 译　王志为 审校）

参考文献

1. Hirschmann MT, Becker R, Tandogan R, Vendittoli P-A, Howell S. Alignment in TKA: what has been clear is not anymore! *Knee Surg Sports Traumatol Arthrosc.* 2019;27(7):2037–2039.
2. Courtney PM, Lee G-C. Early outcomes of kinematic alignment in primary total knee arthroplasty: a meta-analysis of the literature. *J Arthroplasty.* 2017;32(6):2028–2032.
3. Dossett HG, Swartz GJ, Estrada NA, LeFevre GW, Kwasman BG. Kinematically versus mechanically aligned total knee arthroplasty. *Orthopedics.* 2012;35(2):160–169.
4. Hutt JRB, LeBlanc M-A, Massé V, Lavigne M, Vendittoli P-A. Kinematic TKA using navigation: surgical technique and initial results. *Orthop Traumatol Surg Res.* 2016;102(1):99–104.
5. Hirschmann MT, Müller W. Complex function of the knee joint: the current understanding of the knee. *Knee Surg Sports Traumatol Arthrosc.* 2015;23(10):2780–2788.
6. Bellemans J, Colyn W, Vandenneucker H, Victor J. The Chitranjan Ranawat award: is neutral mechanical alignment normal for all patients? The concept of constitutional varus. *Clin Orthop Relat Res.* 2012;470(1):45–53.
7. Song M-H, Kim B-H, Ahn S-J, Yoo S-H, Kang S-W, Oh K-T. Does the appearance of the patellofemoral joint at surgery influence the clinical result in medial unicompartmental knee arthroplasty? *Knee.* 2013;20(6):457–460.
8. Cooke D, Scudamore A, Li J, Wyss U, Bryant T, Costigan P. Axial lower-limb alignment: comparison of knee geometry in normal volunteers and osteoarthritis patients. *Osteoarthritis Cartilage.* 1997;5(1):39–47.
9. Shetty GM, Mullaji A, Bhayde S, Nha KW, Oh HK. Factors contributing to inherent varus alignment of lower limb in normal Asian adults: role of tibial plateau inclination. *Knee.* 2014;21(2):544–548.
10. Moser LB, Hess S, Amsler F, Behrend H, Hirschmann MT. Native non-osteoarthritic knees have a highly variable coronal alignment: a systematic review. *Knee Surg Sports Traumatol Arthrosc.* 2019;27(5):1359–1367.
11. Hirschmann MT, Hess S, Behrend H, Amsler F, Leclercq V, Moser LB. Phenotyping of hip-knee-ankle angle in young non-osteoarthritic knees provides better understanding of native alignment variability. *Knee Surg Sports Traumatol Arthrosc.* 2019;27(5):1378–1384.
12. Hirschmann MT, Moser LB, Amsler F, Behrend H, Leclerq V, Hess S. Functional knee phenotypes: a novel classification for phenotyping the coronal lower limb alignment based on the native alignment in young non-osteoarthritic patients. *Knee Surg Sports Traumatol Arthrosc.* 2019;27(5):1394–1402.
13. Hirschmann MT, Moser LB, Amsler F, Behrend H, Leclercq V, Hess S. Phenotyping the knee in young non-osteoarthritic knees shows a wide distribution of femoral and tibial coronal alignment. *Knee Surg Sports Traumatol Arthrosc.* 2019;27(5):1385–1393.
14. Almaawi AM, Hutt JRB, Masse V, Lavigne M, Vendittoli P-A. The impact of mechanical and restricted kinematic alignment on knee anatomy in total knee arthroplasty. *J Arthroplasty.* 2017;32(7):2133–2140.
15. Vanlommel L, Vanlommel J, Claes S, Bellemans J. Slight undercorrection following total knee arthroplasty results in superior clinical outcomes in varus knees. *Knee Surg Sports Traumatol Arthrosc.* 2013;21(10):2325–2330.
16. Insall JN, Binazzi R, Soudry M, Mestriner LA. Total knee arthroplasty. *Clin Orthop Relat Res.* 1985;192(192):13–22.
17. Evans JT, Walker RW, Evans JP, Blom AW, Sayers A, Whitehouse MR. How long does a knee replacement last? A systematic review and meta-analysis of case series and national registry reports with more than 15 years of follow-up. *Lancet.* 2019;393(10172):655–663.
18. Callahan CM, Drake BG, Heck DA, Dittus RS. Patient outcomes following tricompartmental total knee replacement: a meta-analysis. *JAMA.* 1994;271(17):1349–1357.
19. Bourne RB, Chesworth BM, Davis AM, Mahomed NN, Charron KDJ. Patient satisfaction after total knee arthroplasty: who is satisfied and who is not? *Clin Orthop Relat Res.* 2010;468(1):57–63.
20. Noble PC, Conditt MA, Cook KF, Mathis KB. The John Insall Award: patient expectations affect satisfaction with total knee arthroplasty. *Clin Orthop Relat Res.* 2006;452:35–43.
21. Hungerford DS, Krackow KA. Total joint arthroplasty of the knee. *Clin Orthop Relat Res.* 1985;192:23–33.
22. Ghosh KM, Merican AM, Iranpour-Boroujeni F, Deehan DJ, Amis AA. Length change patterns of the extensor retinaculum and the effect of total knee replacement. *J Orthop Res.* 2009;27(7):865–870.
23. Klatt BA, Goyal N, Austin MS, Hozack WJ. Custom-fit total knee arthroplasty (OtisKnee) results in malalignment. *J Arthroplasty.* 2008;23(1):26–29.
24. Yim J-H, Song E-K, Khan MS, Sun ZH, Seon J-K. A comparison of classical and anatomical total knee alignment methods in robotic total knee arthroplasty: classical and anatomical knee alignment methods in TKA. *J Arthroplasty.* 2013;28(6):932–937.
25. Niki Y, Nagura T, Nagai K, Kobayashi S, Harato K. Kinematically aligned total knee arthroplasty reduces knee adduction moment more than mechanically aligned total knee arthroplasty. *Knee Surg Sports Traumatol Arthrosc.* 2018;26(6):1629–1635.

第 3 章 从机械对线向运动学对线转变的时机已经成熟

概述

　　本章讨论了在理念上从机械对线（MA）向运动学对线（KA）转变的相关研究。第一部分讨论了 MA 与 TKA 术后患者不满意的关系，以及改善满意度需要在理念上转变为不需要松解韧带的对线理念。第二部分阐述了最近发现的主导膝关节运动学的三轴理论，以及表面替换膝关节是将股骨和胫骨组件的三轴与患者患病前膝关节三轴相吻合的唯一方法。KA 可以通过手动器械、个性化切骨工具（patient-specific instrumentation，PSI）、导航以及机器人设备进行操作；但是，术中必须应用卡尺测量切骨厚度来验证假体与患病前关节线相吻合。第三部分展示了 MA TKA 由于对线目标所设定的假体轴与患者患病前的膝关节不一致，从而不能恢复膝关节运动学。第四部分通过一些研究证明了卡尺校验的 KA TKA 相比 MA TKA 优化了假体生存率、内侧间室载荷以

及髌股关节运动。我们的目的是鼓励外科医生重新审视他们的 MA TKA 经验，并了解膝关节的三个运动轴。对于那些有意改善临床结果的医生，可以用他们习惯的手术工具进行卡尺校验 KA，并在术中验证股骨假体是否重建了患者患病前的股骨形态。

对线理念转变的时机已经成熟

　　最近，膝关节三个运动轴的理论使人们认识到了 MA 的局限性，并重新审视假体设计（图 3.1）[1-5]。众所周知，无论是通过手动器械、PSI、导航还是机器人设备，MA 并没有考虑到膝关节的三个运动轴，导致没有必要的韧带松解[3, 6]。即使 MA 理念与现代假体的结合在改善患者生活方面获得了成功，但很遗憾，大多数研究显示仍然有将近 20% 的患者并不满意。

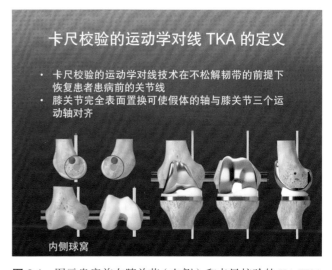

图 3.1　图示患病前右膝关节（左侧）和卡尺校验的 KA TKA（右侧）的三个运动轴（绿色、紫色、黄色线）的位置、方向和相互关系。绿色线是关于胫骨运动的屈伸轴或圆柱轴，与股骨远端和后髁关节线平行。紫色线是髌骨运动的屈伸轴，在第一个轴的近端偏前，与其平行。黄色线是胫骨的内外旋轴，与前两个轴垂直。在关节负重下，内外旋轴位于内侧间室中心偏后几毫米，功能类似于球窝。当负重或在一些运动过程中，内外旋轴的前后和内外位置可能发生改变

3 个观察性研究表明，MA 理念应该做出改变以改善患者满意率。第一，精准的计算机导航和基于MA 技术的机器人辅助工具增加了实现 0° 髋 - 膝 - 踝（hip-knee-ankle，HKA）角的可重复性，但并不能改善患者满意率，表明 MA 具有天花板效应[9-11]。第二，需要一种通过不干扰正常韧带就可以平衡膝关节的另一种对线理念，在缓解疼痛的同时保留更正常的膝关节本体感觉[12]。第三，由于一些患者抱怨不适，而一些人感觉良好，也许应该探索一下针对患者膝关节患病前形态的、个性化的假体植入理念（见第 2章）[13, 14]。

膝关节的三轴理论是运动学对线的理论基础

KA TKA 致力于提高患者的满意度、功能和远期假体生存率。KA 从 Hollister、Coughlin、Freeman、Eckhoff 和 Iranpour 的生物力学研究结果演变而来。他们描述了 3 个膝关节运动轴，全面地定义了股骨、胫骨和髌骨间的运动模式（图 3.1）[1-5]：

- **轴 1**：胫骨的屈伸运动围绕一个最适配股骨后髁关节面圆柱体为中心的轴进行[1, 3]。
- **轴 2**：髌骨的屈伸运动围绕一个相对胫骨屈伸轴近端偏前约 10 mm 且平行的轴进行[2, 4]。
- **轴 3**：胫骨的内外旋运动围绕一个相对胫骨和髌骨屈伸轴垂直的轴进行[1, 5]。

这三个轴在屈伸过程中保持正交关系。胫骨和髌骨的屈伸轴在解剖结构上位于股骨内，并通过后髁和滑车的形状分别定义了方向和位置。这两个轴相互平行并且与患病前远端和后髁关节线平行。胫骨内外旋轴的方向与横向的屈伸轴及患病前关节线垂直[1-4, 15]。轴的方向是固定的；但是在胫骨上存在前 - 后向和内 - 外向的移位，这取决于膝关节的载荷情况。在负重活动时，内侧股骨髁、半月板和关节软骨的球窝样结构将胫骨内外旋轴的位置固定在内侧间室中心的后侧[16]。同样的，通过内侧球窝假体设计会尽可能重建这种运动模式[17]。但是，胫骨内外旋轴的前后和内外侧位置在非负重和负重状态下是有改变的。连续 X 线影像显示膝关节运动学以及胫骨轴的位置在开链和闭链运动中是不同的。

卡尺校验的 KA TKA 有 3 个目标：

目标 1：恢复患者病前的胫股关节表面（图 3.2）

KA 的第一个目标是设定股骨和胫骨假体的前后

方向、远近方向、内外方向上的位置和屈伸、内外翻、内外旋的角度（共 6 个自由度），以恢复患者病前胫股关节表面。这一原则将股骨和胫骨假体的轴线与患者病前的轴线对齐，并尽可能恢复原生膝关节的髌股关节运动[19, 20]。

目标 2：恢复患者患膝关节炎前的关节线和下肢对线

第二个目标是恢复患者病前的关节线和下肢对线。任何膝关节骨关节炎都表现为股骨的软骨缺失和胫骨的骨和软骨缺失。KA 技术术中补偿了这些软骨或骨缺失，从而自动恢复了患者病前关节线和下肢对线[22-24]。

目标 3：恢复患者病前胫股间室压力及松紧度

KA TKA 的第三个目标是在不松解韧带的同时，恢复原生膝关节的胫股关节内外侧间室的压力及松紧度。相对于屈曲 45° 和 90°，原生膝关节在 0° 伸直位时胫股间室压力更大，韧带也更紧张[25]。卡尺校验的 KA 技术能够恢复紧张的矩形伸直间隙和梯形屈曲间隙，这种松紧度与患病前相仿，但在不同个体间差异较大[25-29]。第 11 章和第 16 章详细讨论了卡尺校验的 KA TKA 胫股间室的压力和松紧度。

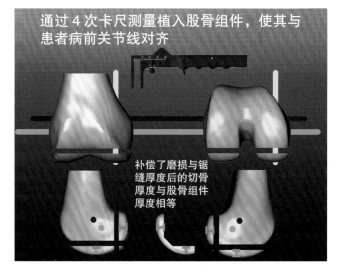

图 3.2　图示 3 个运动轴正交的 4 个视角，股骨远端及后髁的切骨情况。切骨厚度（黄色线）在补偿软骨磨损和锯缝厚度后与目标厚度相等，即股骨组件远端及后髁厚度。每个切骨块的厚度都需要用卡尺进行测量，必要时进行调整以使其位于目标厚度 0 ± 0.5 mm 的误差范围内。术中通过卡尺验证了股骨组件是否符合运动学对线，并重建了患病前股骨远端的关节线

机械对线无法恢复膝关节的"三轴"以及正常运动学

股骨可变屈伸轴的早期概念

早期的研究认为股骨屈伸轴的方向和位置是变化的，而胫骨围绕此轴运动。100 多年来，研究者们从解剖学的角度研究膝关节，并不能准确定义垂直于屈伸轴的矢状面，从而得出结论：股骨后髁是椭圆形而非圆形的。椭圆形暗示了在屈曲过程中股骨具有多个旋转中心，这直接导致了多半径"J 弧"（J-Curve）膝关节假体设计，例如 5 个或更多半径[30]。但是，最近的膝关节生物力学研究表明瞬时变化的股骨屈伸轴并不准确，使得 J 弧的假体设计逐渐过时[1,31]。

现代的观点是股骨具有固定的屈伸轴，即圆柱轴

"运动学"屈伸平面的概念取代了之前的解剖学屈伸平面，"运动学"屈伸平面垂直于股骨远端和后髁关节线以及股骨屈伸轴。在该平面上，股骨后髁的投影为圆形而非椭圆形[14,32,33]。1993 年，Hollister 在尸体研究中描述了一个固定方向和位置的屈伸轴，是胫骨的恒定旋转中心[1]。2005 年，Eckhoff 使用

CT 发现股骨后髁 15°～115° 的关节面可以拟合两个同轴圆柱体，其轴心是固定不变的，并创造了"圆柱轴"（cylindrical axis）这个术语[3]。髋、膝和踝的 CT 扫描（n=90）证实了腿的机械轴不是一条直线，而 MA 将患病前的下肢对线一律改变为中立位对线，导致了膝关屈伸轴，即圆柱轴方向的改变。假体旋转轴不能对齐患病前膝关节的旋转轴就会改变软组织平衡，表现为力学不平衡和运动学的改变[3,6,31,33]。

通髁轴不是膝关节屈伸轴

一些 MA 医生仍然遵循膝关节屈伸轴与通髁轴对齐的原则[34]。解剖学研究显示位于股骨内的膝关节固定屈伸轴与通髁轴无关，偏差可高达 29°[35]。还有报道固定屈伸轴与通髁轴在三维空间的平均偏差为 5°（范围为 2°～11°）[31]。按照通髁轴旋转对线股骨组件经常会导致股骨组件超出患者病前关节线，这也就解释了为什么 MA 经常需要松解韧带，而 KA 则不需要。

外翻膝并不存在外侧股骨髁发育不全

圆形股骨髁的概念颠覆了既往对外翻膝解剖的认知。MRI 研究显示初次 TKA 的内翻和外翻膝关节

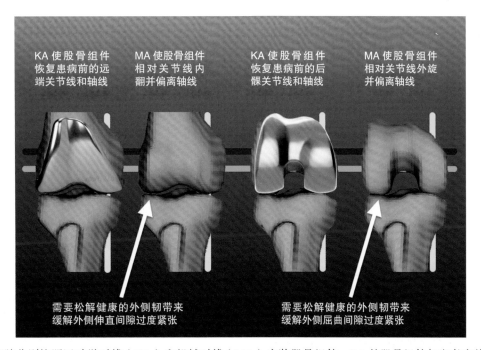

图 3.3　图示外翻膝分别按照运动学对线（KA）和机械对线（MA）安装股骨组件。KA 的股骨组件与患者病前的股骨远端和后髁关节线以及膝关节三轴对齐。MA 错误地假设股骨外侧髁是"发育不全的"，将股骨组件相对患者病前关节线内翻及外旋安装，偏离了 3 个运动轴。MA 需要松解外侧副韧带和周围软组织，而 KA 则不需要（译者注：该图有关 MA 的示意图缺少了假体的嵌入，译者与本书原著作者进行了沟通确认，在此加以说明）

骨关节炎，其内外侧后髁具有相似的半径，相差在 0.2 mm 以内。这一观察结果消除了 MA 理论中对于外翻膝存在外侧股骨髁发育不全或畸形的认识误区。实际上，外侧髁相对于内侧髁向头侧的移位才是外翻膝的原因[32, 37]。在外翻型膝关节骨关节炎中，MA 将股骨组件安装在内翻和外旋位，这会使外侧间室的伸直和屈曲间隙都过紧（图 3.3）。需要松解外侧韧带以获得胫骨的生理性屈伸运动及伴随的内旋运动。卡尺校验的 KA TKA 因为股骨内侧髁和外侧髁的半径相同，且无须松解韧带，从而恢复了患者病前的股骨远端和后髁关节线。

卡尺校验的 KA TKA 优化假体生存率、内侧间室载荷以及髌股关节运动学

基于 0°±3° 的对线分类是没有意义的

MA TKA 以 HKA 0°±3° 为对线目标大多是基于 2000 年之前发表的、病例数在 193 例和 421 例之间的队列研究，说服力较差（表 3.1）。假体失效以及透亮线与过度内翻相关。这些研究的不足之处是使用的假体设计不如目前使用的，10 年假体失效率高达 50%，并且术后对线测量是通过膝关节局部而非下肢全长影像进行的[38]。

2000 年以后发表的研究显示，按照 MA 的标准，假体生存率与术后下肢对线是中立还是内翻或外翻没有临床上的相关性（表 3.1）。因此，基于 0°±3° 的机械对线目标来分类术后下肢是否对线不良不能预测现代 TKA 假体的生存率[39]。

KA TKA 和 MA TKA 的假体生存率相当

KA TKA 相比 MA TKA 中长期假体生存率相似。2020 年，来自澳大利亚和新西兰关节置换登记系统的 7 年随访显示，同样使用 CR 型假体，416 例使用个性化工具（patient-specific instruments，PSI）的 KA TKA 和使用其他工具的 TKA 相比，在假体生存率、翻修率和翻修原因上均无差异。KA TKA 的累计翻修率为 3.1%，而其他 TKA 为 3.0%（风险比为 1.0；95%CI：0.6～1.8）[40]。2019 年，一项应用放射立体测量分析（radiostereometric analysis，RSA）的随机对照试验显示，KA 术后胫骨假体的位移与 MA 相似，与术后对线无关[42]。一项 2017 年的研究显示，卡尺校验的 KA TKA 术后，按照 MA 标准定义的对线不良患者，能够在胫股间室无过载的同时，恢复原生膝关节的内外侧胫股间室压力[28]。2018 年，同一外科医生进行的一系列 KA TKA 手术报道，10 年假体翻修率为 2.5%，且无一例是因为发生胫骨组件内翻松动而失效的[41]。

KA TKA 术后内侧间室载荷比 MA TKA 更低且更接近正常膝关节

步态研究表明，KA TKA 患者相比 MA TKA 患者，能像"时装模特"一样，走路时双脚并拢，并且膝关节内收力矩更小。由于假体关节线与患病前关节线存在偏差，那些 MA TKA 的患者步宽更大，导致膝关节内收力矩增加和内侧间室过载[42, 43]。这与 MA

表 3.1	关于冠状面对线的研究结果							
术后对线超出 0°±3° 范围与假体生存率降低相关的研究				**术后对线超出 0°±3° 范围与假体生存率无关的研究**			
作者	杂志	日期	内植物	作者	杂志	日期	内植物
Lotke 等[45]	JBJS	1977	Geometric	Morgan 等[46]	SICOT	2008	Kinemax
Freeman 等[47]	CORR	1981	Freeman Swansson	Parratte 等	JBJS	2010	KinemaxPFC, Genesis
Tew 和 Waugh[48]	JBJS	1985	6 个不同设计	Matziolis 等[49]	Arch Orthop	2010	PFC Sigma, Natural Knee II
Jeffrey 等	JBJS	1991	Denham	Bonner 等[50]	JBJS	2011	PFC, PFC Sigma
Fang 等[38]	JOA	2009	AGC	Magnussen 等 51	CORR	2011	HLS
Ritter 等[52]	JBJS	2011	AGC	Kim YH 等[53]	JBJS	2012	PFC Sigma, Nextgen LPS
				Howell 等[60]	J Arthrop	2018	Vanguard CR

Arch Arthrop, CORR, J Arthrop, JBJS, JOA, SICOT.

TKA 内外侧副韧带的过度紧张和胫股关节异常的接触模式一致，是将膝关节固有内外翻的患者强行纠正为 0° HKA 造成的 [3, 6, 33]。本书第 11 章和第 16 章详细地讨论了卡尺校验的 KA TKA 胫股间室压力和松紧度的问题。

KA TKA 术后髌股关节运动学相比 MA TKA 更接近正常膝关节

KA 通过最大限度地减少伸膝装置的扭曲，恢复患者病前的髌骨轨迹（图 3.4）。KA 恢复了患者病前的 Q 角，而 MA 对于固有内翻的患者增大了 Q 角，也增加了髌股关节不稳的风险 [44]。84% 的患者按照 MA 安装股骨组件会出现相对于患病前内翻的关节线，导致股骨远端内侧或外侧的过度填充。过度填充降低了股内侧肌的张力，并改变了髌骨支持带的静息长度 [14]。第 9 章和第 18 章详细讨论了卡尺校验的 KA TKA 胫股关节的压力和松紧度。

总结

本章内容鼓励医生重新审视 MA 理念，并向 KA 理念转变。虽然 MA 理念和现代假体的结合是成功的，但很多研究表明近 20% 的患者有不同程度的不满意。MA 造成不满意的原因在于不能将假体轴与膝关节三个运动轴对齐，这使 TKA 某些间隙过紧，所以常需要松解韧带组织。应用手动器械、PSI、导航和机器人设备均能实施 KA；但是，术中需要应用卡尺测量校验切骨厚度，以验证假体是否与患病前关节线对齐。KA TKA 相比 MA TKA 能在不松解韧带的同时，更好地恢复运动学、胫股间室压力和松紧度，使其更接近原生膝关节。卡尺校验的 KA TKA 相比 MA TKA 能优化假体生存率、内侧间室载荷以及髌股关节运动学。本章的目的是鼓励外科医生重新审视他们的 MA TKA 经验，并了解主导膝关节运动的三个运动轴。那些有意改善临床结果的医生可能会接纳 KA 技术，他们无需更改对线工具，只需术中用卡尺测量并校验切骨厚度就能重建患者患病前的股骨形态。

（HENNING WINDHAGEN, MD, PROF DR MED 著
赵潇雄 译 温 亮 审校）

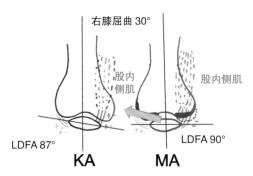

图 3.4 图示从右膝屈曲 30° 的髌骨轴位视角观察 KA TKA（左）和 MA TKA（右）的髌股关节接触模式。在 KA TKA 中，股骨假体（未显示）与患者患病前股骨远端关节线（与红色斜线平行）一致，相比 MA（垂直的红色线）股骨外翻 87°。这使 KA 能够保持原生膝关节的 Q 角，维持支持带组织松紧度和股内侧肌张力。在 MA TKA 中，股骨组件（加厚灰色区域）与机械轴垂直，比患者患病前股骨远端关节线内翻。股骨组件内翻偏离原生关节线造成了内侧或外侧的过度填充。这种偏离会增加 Q 角，改变支持带组织的松紧度，并减小股内侧肌的张力。LDFA，lateral distal femoral angle，股骨远端外侧角

（图中标注：右膝屈曲 30°；股内侧肌；股内侧肌；LDFA 87°；LDFA 90°；KA；MA）

参考文献

1. Hollister AM, Jatana S, Singh AK, Sullivan WW, Lupichuk AG. The axes of rotation of the knee. *Clin Orthop Relat Res.* 1993;290:259–268.
2. Coughlin KM, Incavo SJ, Churchill DL, Beynnon BD. Tibial axis and patellar position relative to the femoral epicondylar axis during squatting. *J Arthroplasty.* 2003;18(8):1048–1055.
3. Eckhoff DG, Bach JM, Spitzer VM, et al. Three-dimensional mechanics, kinematics, and morphology of the knee viewed in virtual reality. *J Bone Joint Surg Am.* 2005;87 Suppl 2:71–80.
4. Freeman MAR, Pinskerova V. The movement of the normal tibio-femoral joint. *J Biomech.* 2005;38(2):197–208.
5. Niki Y, Sassa T, Nagai K, Harato K, Kobayashi S, Yamashita T. Mechanically aligned total knee arthroplasty carries a risk of bony gap changes and flexion–extension axis displacement. *Knee Surg Sports Traumatol Arthrosc.* 2017;25(11):3452–3458.
6. Peres-da-Silva A, Kleeman LT, Wellman SS, et al. What factors drive inpatient satisfaction after knee arthroplasty? *J Arthroplasty.* 2017;32(6):1769–1772.
7. Gibon E, Goodman MJ, Goodman SB. Patient satisfaction after total knee arthroplasty: a realistic or imaginary goal? *Orthop Clin North Am.* 2017;48(4):421–431.
8. Harvie P, Sloan K, Beaver RJ. Computer navigation vs conventional total knee arthroplasty: five-year functional results of a prospective randomized trial. *J Arthroplasty.* 2012;27(5):667–672 e1.
9. Hernández-Vaquero D, Suarez-Vazquez A, Iglesias-Fernandez S. Can computer assistance improve the clinical and functional scores in total knee arthroplasty? *Clin Orthop Relat Res.* 2011;469(12):3436–3442.
10. Spencer JM, Chauhan SK, Sloan K, Taylor A, Beaver RJ. Computer navigation versus conventional total knee replacement: no difference in functional results at two years. *J Bone Joint Surg Br.* 2007;89(4):477–480.
11. Nam D, Nunley RM, Barrack RL. Patient dissatisfaction following total knee replacement: a growing concern? *Bone Joint J* 2014;96-B(11_Supple_A):96–100.
12. Hirschmann MT, Hess S, Behrend H, Amsler F, Leclercq V, Moser LB. Phenotyping of hip-knee-ankle angle in young non-osteoarthritic knees provides better understanding of native alignment variability. *Knee Surg Sports Traumatol Arthrosc.* 2019;27(5):1378–1384.
13. Hirschmann MT, Moser LB, Amsler F, Behrend H, Leclercq V, Hess S. Phenotyping the knee in young non-osteoarthritic knees shows a wide distribution of femoral and tibial coronal alignment. *Knee Surg Sports Traumatol Arthrosc.* 2019;27(5):1385–1393.
14. Elias SG, Freeman MA, Gokcay EI. A correlative study of the geometry and anatomy of the distal femur. *Clin Orthop Relat Res.* 1990;260:98–103.

15. Pinskerova V, Johal P, Nakagawa S, et al. Does the femur roll-back with flexion? *J Bone Joint Surg Br.* 2004;86(6):925–931.

16. Schütz P, Taylor WR, Postolka B, et al. Kinematic evaluation of the GMK Sphere implant during gait activities: a dynamic videofluoroscopy study. *J Orthop Res.* 2019;37(11):2337–2347.

17. Moro-oka T, Hamai S, Miura H, et al. Dynamic activity dependence of in vivo normal knee kinematics. *J Orthop Res.* 2008;26(4):428–434.

18. Rivière C, Iranpour F, Harris S, et al. The kinematic alignment technique for TKA reliably aligns the femoral component with the cylindrical axis. *Orthop Traumatol Surg Res.* 2017;103(7):1069–1073.

19. Nicolet-Petersen S, Saiz A, Shelton T, Howell S, Hull ML. Kinematically aligned TKA restores physiological patellofemoral biomechanics in the sagittal plane during a deep knee bend. *Knee Surg Sports Traumatol Arthrosc.* 2020;28(5):1497–1507.

20. Nam D, Lin KM, Howell SM, Hull ML. Femoral bone and cartilage wear is predictable at 0° and 90° in the osteoarthritic knee treated with total knee arthroplasty. *Knee Surg Sports Traumatol Arthrosc.* 2014;22(12):2975–2981.

21. Nedopil AJ, Singh AK, Howell SM, Hull ML. Does calipered kinematically aligned tka restore native left to right symmetry of the lower limb and improve function? *J Arthroplasty.* 2018;33(2):398–406.

22. Nedopil AJ, Howell SM, Hull ML. Deviations in femoral joint lines using calipered kinematically aligned TKA from virtually planned joint lines are small and do not affect clinical outcomes. *Knee Surg Sports Traumatol Arthrosc.* 2020;28(10):3118–3127.

23. Johnson JM, Mahfouz MR, Midillioğlu MR, Nedopil AJ, Howell SM. Three-dimensional analysis of the tibial resection plane relative to the arthritic tibial plateau in total knee arthroplasty. *J Exp Ortop.* 2017;4(1):27.

24. Roth JD, Howell SM, Hull ML. Analysis of differences in laxities and neutral positions from native after kinematically aligned TKA using cruciate retaining implants. *J Orthop Res.* 2019;37(2):358–369.

25. Verstraete MA, Meere PA, Salvadore G, Victor J, Walker PS. Contact forces in the tibiofemoral joint from soft tissue tensions: implications to soft tissue balancing in total knee arthroplasty. *J Biomech.* 2017;58:195–202.

26. Shelton TJ, Howell SM, Hull ML. Is there a force target that predicts early patient-reported outcomes after kinematically aligned TKA? *Clin Orthop Relat Res.* 2019;477(5):1200–1207.

27. Shelton TJ, Nedopil AJ, Howell SM, Hull ML. Do varus or valgus outliers have higher forces in the medial or lateral compartments than those which are in-range after a kinematically aligned total knee arthroplasty? Limb and joint line alignment after kinematically aligned total knee arthroplasty. *Bone Joint J.* 2017;99-B(10):1319–1328.

28. Roth JD, Howell SM, Hull ML. Native knee laxities at 0°, 45°, and 90° of flexion and their relationship to the goal of the gap-balancing alignment method of total knee arthroplasty. *J Bone Joint Surgery Am.* 2015;97(20):1678–1684.

29. Heggendorn M, Scherrer R, Schaffhausen M, Schäpper, W. J-Curve for a femoral prosthesis component. Published online January 22, 2013:4.

30. Eckhoff D, Hogan C, DiMatteo L, Robinson M, Bach J. Difference between the epicondylar and cylindrical axis of the knee. *Clin Orthop Relat Res.* 2007;461:238–244.

31. Howell SM, Howell SJ, Hull ML. Assessment of the radii of the medial and lateral femoral condyles in varus and valgus knees with osteoarthritis. *J Bone Joint Surg Am.* 2010;92(1):98–104.

32. Gu Y, Roth JD, Howell SM, Hull ML. How frequently do four methods for mechanically aligning a total knee arthroplasty cause collateral ligament imbalance and change alignment from normal in white patients? AAOS Exhibit Selection. *J Bone Joint Surg Am.* 2014;96(12):e101.

33. Churchill DL, Incavo SJ, Johnson CC, Beynnon BD. The transepicondy-lar axis approximates the optimal flexion axis of the knee. *Clin Orthop Relat Res.* 1998(356):111–118.

34. Siston RA, Patel JJ, Goodman SB, Delp SL, Giori NJ. The variability of femoral rotational alignment in total knee arthroplasty. *J Bone Joint Surg Am.* 2005;87(10):2276–2280.

35. Eckhoff D, Hogan C, DiMatteo L, Robinson M, Bach J. Difference between the epicondylar and cylindrical axis of the knee. *Clin Orthop Relat Res.* 2007;461:238–244.

36. Matsuda S, Miura H, Nagamine R, et al. Anatomical analysis of the femoral condyle in normal and osteoarthritic knees. *J Orthop Res.* 2004;22(1):104–109.

37. Fang DM, Ritter MA, Davis KE. Coronal alignment in total knee arthroplasty: just how important is it? *J Arthroplasty.* 2009;24(6):39–43 Suppl.

38. Parratte S, Pagnano MW, Trousdale RT, Berry DJ. Effect of postoperative mechanical axis alignment on the fifteen-year survival of modern, cemented total knee replacements. *J Bone Joint Surg Am.* 2010;92(12):2143–2149.

39. Klasan A. Midterm results of kinematically aligned, patient specific guide total knee arthroplasty: combined results from the Australian and New Zealand Joint Replacement Registries.

40. Howell SM, Shelton TJ, Hull ML. Implant survival and function ten years after kinematically aligned total knee arthroplasty. *J Arthroplasty.* 2018;33(12):3678–3684.

41. Halder A, Kutzner I, Graichen F, Heinlein B, Beier A, Bergmann G. Influence of limb alignment on mediolateral loading in total knee replacement: in vivo measurements in five patients. *J Bone Joint Surg Am.* 2012;94(11):1023–1029.

42. Niki Y, Nagura T, Nagai K, Kobayashi S, Harato K. Kinematically aligned total knee arthroplasty reduces knee adduction moment more than mechanically aligned total knee arthroplasty. *Knee Surg Sports Traumatol Arthrosc.* 2018;26(6):1629–1635.

43. Lozano R, Campanelli V, Howell S, Hull M. Kinematic alignment more closely restores the groove location and the sulcus angle of the native trochlea than mechanical alignment: implications for prosthetic design. *Knee Surg Sports Traumatol Arthrosc.* 2019;27(5):1504–1513.

44. Lotke PA, Ecker ML. Influence of positioning of prosthesis in total knee replacement. *J Bone Joint Surg Am.* 1977;59(1):77–79.

45. Morgan SS, Bonshahi A, Pradhan N, Gregory A, Gambhir A, Porter ML. The influence of postoperative coronal alignment on revision surgery in total knee arthroplasty. *Int Orthop.* 2008;32(5):639–642.

46. Freeman MA, Blaha JD, Insler H. Replacement of the knee in rheumatoid arthritis using the Imperial College London Hospital (ICLH) prosthesis. *Reconstr Surg Traumatol.* 1981;18:147–173.

47. Tew M, Waugh W. Tibiofemoral alignment and the results of knee replacement. *J Bone Joint Surg Br.* 1985;67(4):551–556.

48. Matziolis G, Adam J, Perka C. Varus malalignment has no influence on clinical outcome in midterm follow-up after total knee replacement. *Arch Orthop Trauma Surg.* 2010;130(12):1487–1491.

49. Bonner TJ, Eardley WGP, Patterson P, Gregg PJ. The effect of postoperative mechanical axis alignment on the survival of primary total knee replacements after a follow-up of 15 years. *J Bone Joint Surg Br.* 2011;93(9):1217–1222.

50. Magnussen RA, Weppe F, Demey G, Servien E, Lustig S. Residual varus alignment does not compromise results of TKAs in patients with preoperative varus. *Clin Orthop Relat Res.* 2011;469(12):3443–3450.

51. Ritter MA, Davis KE, Meding JB, Pierson JL, Berend ME, Malinzak RA. The effect of alignment and BMI on failure of total knee replacement. *J Bone Joint Surg Am.* 2011;93(17):1588–1596.

52. Kim Y-H, Park J-W, Kim J-S. Computer-navigated versus conventional total knee arthroplasty a prospective randomized trial. *J Bone Joint Surg Am.* 2012;94(22):2017–2024.

第4章 运动学对线全膝关节置换术患者的术前评估

概述

- 在应用卡尺校验的运动学对线（KA）技术时，膝关节骨关节炎患者的术前管理和评估与标准 TKA 术前评估相差不大。然而，还是有一些细微的差异可以帮助医生更好地和患者进行术前谈话。

- 本章主要介绍如何评估患者的病史、体格检查和放射影像学结果，同时还讨论如何术前宣教 KA 技术，并针对患者的期望回答他们的问题。

引言

膝关节骨关节炎患者的初始评估应该包括采集患者标准的、全面的病史，包括既往手术史和其他非手术治疗史。作为一个 KA 医生，应尽可能详细地询问并记录患者对其膝关节畸形和病情进展的认知程度。由于 KA 技术的宗旨是恢复患者膝关节骨关节炎发病前的对线状态，所以让患者详细了解自己膝关节的对线状态有助于关于术后期望的讨论。

病史

很显然，采集与膝关节疼痛相关的标准病史是至关重要的。以下是病史中一些与 KA 全膝关节置换术（TKA）有关的重点。

患者对畸形的认知，包括近期畸形的进展：一些患者可能会在他们的生活中自主意识到"O 形腿"

或"X 形腿"，然而其他一些患者并未意识到这些，或者只是意识到之前一些细微的畸形在最近加重了。一旦开始讨论手术，特别是手术技术方面，患者对自己畸形的认知能力有助于医生向患者分享有关 KA 技术的信息。

既往创伤史（胫骨平台或股骨远端骨折）或力线矫正手术史（胫骨高位截骨或胫骨结节截骨）会改变患者的自然对线。针对这些畸形使用的技术与调整方案我们将在第 14 章详细描述。

既往对侧 TKA 史：任何之前接受过一侧 TKA 的患者都会对 TKA 手术有一些先入为主的观念。他们也许对上次的手术非常满意，也许完全不满意，或者是介于两者之间。手术记录、与医生很熟悉或上次 TKA 前的 X 线片都能帮助医生获取之前的手术采用的是哪种对线技术的信息。了解之前采用的是哪种对线技术以及后续的结果能坚定医生应用 KA 技术的信心。

其他经历，例如非手术治疗史、造成症状加重或减轻的运动方式、目前的运动水平等，都能帮助确定患者是否适合 TKA，这与目前标准流程无异。所有本书作者都认可美国骨科医师学会（AAOS）针对膝关节骨关节炎治疗的指南[1]。

体格检查

膝关节的体格检查内容繁多，对于考虑行 TKA 的患者应尽可能全面检查。下列是一些需要 KA 医生特别关注的项目。

步态：膝关节的畸形对步态有显著影响，有些是代偿性的，有些是病理性的。仔细观察并记录双侧畸形和步态异常，以便手术前后对比。

站立位膝关节分析：拍摄和阅读尽可能采用双膝站立位 X 线片，这有助于了解患者的畸形并与术后进行对比。

髌骨轨迹：任何术前的轨迹不良都需要准确记录。后面的第 10 章和第 18 章将详细描述如何降低风险，以及在 KA TKA 中如何避免和处理髌骨轨迹不良。因此，术前的髌骨病理状态对于病情记录、手术矫正以及避免术后并发症都是非常重要的。

很多其他的体格检查结果对术前评估也非常重要，但与其他 TKA 技术并无不同。既往手术切口、活动度、松紧度等，都需要仔细检查并记录。

影像学

对于 TKA 术前评估最佳的 X 线片类型目前尚无定论，这与应用何种技术无关。至少，对于初始评价，正位（AP）、侧位以及髌股关节轴位片是基础。在此基础之上，负重位与非负重位，不同屈曲角度以及数不尽的各种拍摄方式都是经常讨论的话题。KA 技术的简单易行在于术前计划不需要特殊的放射学检查。但是，有一些放射学检查能够帮助 KA 医生进行术前计划和术后验证。

一张双下肢全长负重位的正位 X 线片能够提供二维平面的术前畸形测量。对侧肢体也能够测量并分为几类：正常、关节炎、置换后、其他。了解对侧膝关节有无畸形能够帮助医生术前规划，同时也有助于向患者展示他们"正常"的膝关节应该是什么样的。股骨关节线外翻角和胫骨角度的测量也能够

帮助验证术中切骨情况，正如能够了解机械轴线相对于原生关节的位置一样（图 4.1 至图 4.4）。

另一种绘制胫骨关节线角度的方法是利用较明显的解剖特征。通过踝关节中心和胫骨髁间棘的中心画出胫骨的解剖轴，目测补偿骨缺损后画一条平行于内外侧胫骨平台的线代表了原生膝关节线。这两条线之间的夹角就是关节线角。调整胫骨髓外定位装置，使胫骨切骨导板的位置对应关节线角。

侧位片用来评估股骨远端的屈曲状态、股骨的偏心距以及胫骨的后倾，这些同样有助于术中测量的验证。髌股关节轴位 X 线片用来评估髌骨磨损以及髌骨轨迹不良。这些都有助于确定术中股骨假体的安放位置。

CT 或 MRI 对于 KA TKA 没有额外的帮助。CT 扫描能够提供股骨旋转、滑车解剖以及胫骨旋转方面的准确信息。MRI 能提供软骨厚度方面的细节。这些测量结果对于卡尺校验的 KA TKA 都不是必需的，但是作为研究工具，能够辅助术中验证 KA 技术，并能为假体设计提供参考。计算机导航或机器人辅助对线工具需要 CT 等影像学数据，后面的章节会详细描述。

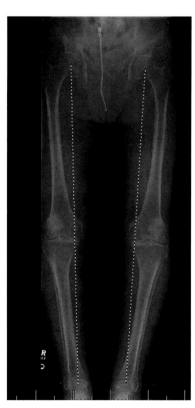

图 4.1 双膝关节内翻畸形患者的站立位负重全长 X 线片，显示了机械轴线

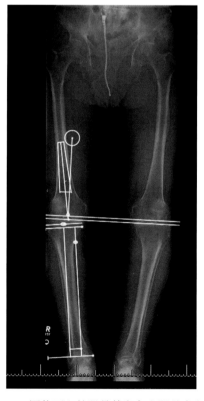

图 4.2 冠状面上的股骨外翻角和胫骨内翻角

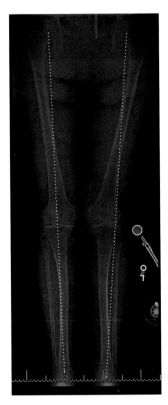

图 4.3　双侧膝关节骨关节炎患者，左膝外翻对线，右膝中立位对线

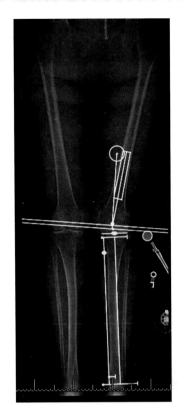

图 4.4　冠状面股骨外翻角和胫骨角

患者宣教

　　膝关节置换的知情同意需要详细解释手术过程。选择包括和排除哪些手术细节完全取决于手术医生。因为全膝关节置换术可采用的技术范围很广，所以应该包括一些医生选择的技术的描述。

　　首先询问患者的畸形情况，之后解释如何通过 KA 技术恢复关节炎前的对线状态。向患者解释手术技术时，使用膝关节 X 线片、膝关节或置换的模型都有所帮助。让患者理解在患病前每个人的膝关节都有其固有的对线状态，但是随着疾病的进展发生了改变。卡尺校验的 KA 技术通过术中测量股骨切骨厚度恢复患者病前的股骨远端和后髁关节线。与任何手术一样，应让患者知道还有其他手术技术可以选择。

　　至于患者的预期，则有很多研究结果可供参考。这些研究可以在第 11 章、第 18 章和第 19 章找到。除了向患者说明感染、深静脉血栓、内科并发症等标准预防措施外，还必须向患者提供最新的治疗效果的信息。但是，目前尚无法向患者交代超过 15 年的远期结果 [2]。如果患者一侧膝关节做了 MA TKA 的话，那么有充分证据表明对侧 KA TKA 是可行的 [3]。

总结

　　对拟行 KA TKA 患者的术前评估与现行标准差别不大。本章补充了一些标准病史、体格检查和放射学评估的内容，可帮助医生制订术前计划以及向患者解释 KA 技术。作者发现患者对 KA 技术的理解和接受度很高。

（G. DAXTON STEELE, MD, PHARM. D 著
赵潇雄 译　温　亮 审校）

参考文献

1. American Academy of Orthopaedic Surgeons. Treatment of Osteoarthritis of the Knee, 2nd edition. Available from: https://www.aaos.org/cc_files/aaosorg/research/guidelines/oaksummaryofrecommendations.pdf. 2013. Accessed: 25.11.1919.
2. Howell S, Shelton T, Hull M. Implant survival and function ten years after kinematically aligned total knee arthroplasty. *J Arthroplasty.* 2008;33(12):3678–3684.
3. Shelton T, Gill M, Athwal G, Howell S, Hull M. Outcomes in patients with a calipered kinematically aligned TKA that already had a contralateral mechanically aligned TKA. *J Knee Surg.* 2021;34(1):87–93.

第5章 专用手动工具的运动学对线全膝关节置换术

概述

本章的内容可以帮助手术医生使用专用手动工具、术中验证记录表和决策树完成卡尺校验的运动学对线全膝关节置换术(kinematically aligned total knee arthroplasty,KA TKA)。本章的背景资料是作者从 2009 年到 2019 年间实施的 4726 例初次 KA TKA 病例,无论患者术前膝关节畸形如何,都没有进行韧带的松解,并都恢复了骨关节炎发病前的关节线。在这些病例中,4316 例保留了后交叉韧带(PCL),410 例后交叉韧带或切除或意外切断,或是从胫骨止点处分离。这种经验已演变成一种高度可重复的外科技术,在 PCL 保留方面效果最好。本章第一部分讨论了膝关节显露的技巧。第二部分讲述的是术中使用卡尺测量和验证的方法,使股骨组件在最小屈曲位植入的前提下恢复患者原生的股骨远端和后髁关节线。第三部分讲述的是术中使用卡尺测量和验证方法,使胫骨组件与患者骨关节炎发病前的关节线相一致。第四部分介绍了一个决策树,当遵循该决策树时,可以恢复原有的胫骨侧间室压力、韧带松紧度(前向松紧度除外)以及胫股和髌股关节运动学,从而平衡卡尺校验的 KA TKA。第五部分讨论了严重的固定外翻畸形和 PCL 损伤后屈曲位松弛的处理方法。本章的目标是鼓励外科医生实施可重复的、标准的、平衡的 KA TKA,无论他们使用手动工具、患者个性化导航或是机器人设备,都能做到保留 PCL,不松解侧副韧带,卡尺测量切骨厚度,执行术中验证,以及遵循决策树这些基本要求。

进行卡尺校验的运动学对线全膝关节置换术时膝关节显露的技巧

在进行卡尺校验的 KA TKA 时,以下技巧可能有助于骨关节炎膝关节的手术显露。作者倾向于使用经股内侧肌入路或传统的内侧髌旁关节切开入路。膝关节屈曲 90°,切口长度要可以清楚地显露股骨滑车近端 3 cm 和胫骨近端 4~5 cm 的位置。髌下脂肪垫既可以切除,也可以保留。胫骨内侧骨膜下剥离至内侧副韧带浅层,以便观察内侧后角。当使用交叉韧带保留型(cruciate ligament–retaining,CR)设计的假体时,能够清楚地观察到胫骨后内侧结构有助于设置胫骨切骨的后倾角度以匹配患者骨关节炎发病前的胫骨后倾。髂胫束和腘肌腱需要保护并保留。为了在显露时保护后交叉韧带(PCL),可以在 PCL 外侧放置一个单叉的 Hohmann 拉钩。使用双叉拉钩横跨 PCL 时要小心,因为向远端推放拉钩时可能会造成 PCL 止点从胫骨后方剥离。去除边缘、髁间窝和后方所有的骨赘,以恢复患骨关节炎前韧带的静息长度和膝关节的全幅活动度。首选髌骨表面置换,并使用解剖型髌骨组件。由于 KA 能恢复患者患骨关节炎前的 Q 角,且并不会将股骨假体置于超出关节炎发病前关节线的远端,因此除了少数慢性髌骨脱位的患者外,髌骨轨迹会保持良好,无须进行外侧松解。KA 的工作流程是"先股骨切骨,后胫骨切骨"。通过微调胫骨切骨的内外翻(V-V)、后倾和厚度来平衡间隙,这样可以在不松解韧带的情况下恢复原有的胫骨侧间室压力[1,2]。

使股骨组件在最小屈曲位植入的同时恢复患者原生关节线的卡尺测量和验证方法

无论使用手动工具、患者个性化导航还是机器人设备，KA 股骨侧的对线目标是相同的：恢复患者骨关节炎发病之前，即原生的股骨远端（0°）和后髁（90°）关节线，以及与股骨远端矢状面解剖轴小于 5° 的屈曲位安装股骨组件[3-6]。股骨组件远端和后髁的厚度、软骨磨损方式和锯片厚度必须要了然于胸。外科医生可以从假体制造商处获取股骨远端和后髁厚度的数据，并在术中使用卡尺测量厚度。请注意，一些品牌的假体在最大的假体型号上和后稳定设计的假体上增加了髁的厚度。需要调整计入 2 mm 的全层软骨磨损厚度和 1 mm 的锯缝厚度。在补偿软骨磨损和锯缝厚度后，每次股骨切骨的卡尺测量值应等于股骨组件髁的厚度。在患有骨关节炎的膝关节中，股骨在 0° 和 90° 时的骨磨损是非常罕见的[7]。

使用手动工具执行以下步骤，从而使股骨组件近端 - 远端（P-D）和内翻 - 外翻（V-V）旋转与骨关节炎发病前股骨远端关节线相一致。显露的膝关节屈曲 90°，确定股骨远端软骨磨损的位置。用卡尺测量从胫骨前缘到股骨内侧髁远端的前偏距（即位移）。股骨内侧髁软骨缺失时减去 2 mm，并在验证表上记录测量结果。去除股骨内外侧和髁间窝的骨赘。用刮匙去除部分磨损的软骨直至软骨下骨。开始钻孔并将 10 cm 长的定位棒插入股骨干骺端，开口位置位于髁间窝顶端和前皮质之间（图 5.1）。在钻孔的后缘和股骨髁间窝的顶部之间留一个 5～10 mm 的骨桥，以减少股骨假体屈曲位安装和髌股关节不稳定的风险[4, 5]。在轴面将钻头垂直于股骨远端关节线。在矢状面将钻头平行于股骨前后皮质。将定位棒插入股骨远端 8～10 cm。选择 2 mm 偏距的远端参考切骨定位器，分别补偿膝关节内翻或外翻骨关节炎患者股骨髁远端内侧或外侧的全层软骨磨损。在定位杆上插入远端参考切骨定位器，并使用钉固定，使定位导板与远端股骨平齐。股骨远端切骨后，用卡尺测量厚度。每次切骨的厚度应与股骨假体的厚度相等，锯缝增加 1 mm 的厚度，在存在磨损软骨时增加 2 mm 的厚度。在验证表上记录股骨远端切骨的厚度（图 5.2）。当切骨量小于目标厚度时认为切骨不足需要通过① 在不屈曲放置切骨导向器的情况下重新切骨，② 使用增加 1～2 mm 的导向器，或③ 徒手切骨直到误差在 ±0.5 mm 的目标范围内。当切骨量大于目标厚度

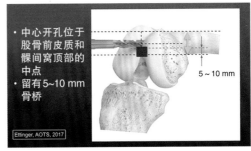

图 5.1　示意图显示了在股骨远端定位杆开孔处的后缘与髁间窝顶部之间留下一个 5～10 mm 骨桥（紫色方块）的验证方法。这些步骤降低了股骨假体屈曲位安装和髌股不稳定的风险（From Ettinger M, Calliess T, Howell SM. Does a positioning rod or a patient-specific guide result in more natural femoral flexion in the concept of kinematically aligned total knee arthroplasty? *Arch Orthop Trauma Surg.* 2017; 137(1): 105–110; Nedopil AJ, Howell SM, Hull ML. What clinical characteristics and radiographic parameters are associated with patellofemoral instability after kinematically aligned total knee arthroplasty? *Int Orthop.* 2017; 41(2): 283–291. ）

1 mm 或 2 mm 时认为切骨过度，在四合一切骨导向器的销钉上放置 1 mm 或 2 mm 的垫圈。垫圈使四合一切骨导向器向远端移位，在切骨后形成一个浅的前后斜切骨面，在过度切骨的股骨远端和股骨假体之间的间隙利用骨水泥进行填充。

当没有专门为 KA 设计的股骨远端切骨导板时，可考虑两种选择。第一种是制作 2 mm 厚、直径 10 mm 或 5 mm 大小的金属片作为垫片，插入至软骨下骨和股骨远端定位器之间来补偿软骨的磨损。第二种是去除股骨远端的所有软骨，调整髓内杆和远端导板的插入角度，直到股骨远端定位导板与远端股骨平齐。

接下来使用手动器械执行以下步骤，使股骨组件的前后（A-P）和内外旋（I-E）位置与患者关节炎发病前的股骨后髁关节线保持一致。可以插入刀尖来检查股骨后髁软骨的厚度。当软骨完整时，使用设置为 0° 旋转的后参考定位器。当有软骨磨损时，在导板的插脚和后髁之间插入一个 2 mm 的垫片。许多器械包里都有一个大约 1.5 mm 厚带有刻度的天使翼（即切骨测试片，国内通俗称为"镰刀片"或"飞镖"等——译者注），可以用作垫片，并测量股骨远端的宽度，以帮助选择股骨组件的大小。内翻膝骨关节炎很少需要后置垫片，除非有慢性 ACL 缺失；而 40% 的外翻膝骨关节炎往往需要后置垫片来补偿外侧后髁软骨的磨损。注意外翻膝骨关节炎患者的

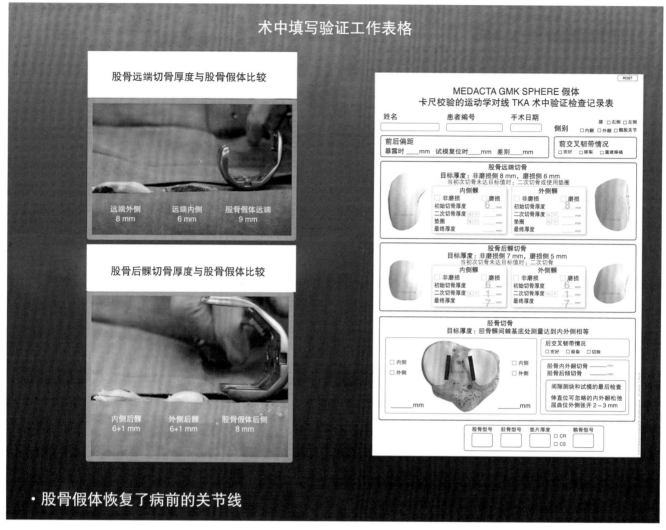

图 5.2 组图显示了验证记录表（右）以及股骨远端和后端切骨厚度与股骨组件髁部厚度的记录（左）。当股骨切除部分的厚度与股骨组件髁部的厚度在 ±0.5 mm 内匹配时，股骨组件完成了运动学对线。股骨组件补偿了锯缝约 1 mm 的骨损失和 2 mm 的软骨磨损

股骨外侧髁不是发育不全，因此恢复患者患关节炎前的关节线不需要对股骨外侧髁进行调整。用天使翼测量股骨的宽度，并使用制造商器械中测量导板选择合适大小的后参考四合一切骨导板。固定四合一切骨导板。在股骨髁和腘肌腱之间插入一个拉钩，以减少腘肌腱损伤的风险。做股骨后髁的切骨，用卡尺测量厚度，并记录在验证单上。必要时，调整后方切骨厚度直至计划目标 ±0.5 mm 以内。为了纠正单侧后髁 1~2 mm 的切骨不足，可旋转 1°~2° 并重新固定四合一切骨导向器，微调后髁切骨量。当四合一切骨导向器旋转到最初切骨面的后部时，切骨面和假体之间的间隙由骨水泥来填充。在这一点上，一些医生倾向于在进行胫骨切骨之前先置入股骨试模来评估膝关节的伸直间隙、内外翻（V-V）的

松紧度和髌骨轨迹。这时屈曲挛缩通常会消失，如果不消失，可以温和地施加过伸力矩，弹性地拉伸后关节囊。在整个屈伸活动范围内进行 V-V 松弛测试时，膝关节应保持稳定，但胫骨骨磨损严重的膝关节除外。去除所有骨赘，不进行侧副韧带、支持带和后交叉韧带的松解。

使用术中卡尺测量和验证的方法能使股骨组件与患者关节炎发病前的股骨远端和后髁关节线保持一致，具有高度的可重复性（即均方根误差为 1.4~1.5 mm 或 1.4°~1.5°）。这种水平的可重复性不需要那些昂贵的成像方式，如磁共振成像（MRI）和计算机断层扫描（CT）[9]。卡尺校验的 KA 能可靠地将股骨组件的屈伸（F-E）轴与圆柱轴重合[10]。这种命中 KA 目标方法的可重复性非常高，比机械对线（MA）的

通髁轴、前后（A-P）轴、股骨机械轴和髓腔等那些非运动学的、难以识别的目标更容易实现[9-17]。

使胫骨组件与患者骨关节炎发病之前的关节线相一致的卡尺测量和验证方法

对于手动工具、患者个体化导航和机器人器械，胫骨运动学对线的目标都是在保留 PCL 的同时恢复原生膝关节的内外翻和后倾。要注意 PCL 损伤的危险因素，这包括过厚的胫骨切骨，切骨后倾大于患者关节炎发病前的后倾，处理较小的膝关节时使用过宽的锯片，以及骨质疏松等。为了将胫骨向前脱位并保留 PCL，在 PCL 外侧放置一个单叉 Hohmann 拉钩。使用双叉拉钩跨接 PCL 时要小心，因为将拉钩推到远端可能将 PCL 从胫骨后止点处剥离。

使用手动工具完成以下步骤，以确定 KA 技术胫骨基座试模的方向和位置。平行于椭圆形的胫骨外侧平台软骨面的长轴画一条 AP 线经过胫骨平台髁间棘的中心。在胫骨前缘将经过胫骨髁间棘的这条 AP 线向远端胫骨结节的内缘延伸，作为以后设置胫骨组件内外旋的二级参考目标[11, 18]。应用带有切骨导板的从胫骨近端至踝关节的髓外定位器，设置临时的内外翻平面，使得胫骨切骨的摆锯导槽平行于胫骨近端的关节平面，这通常需要胫骨髓外定位器的长杆远端从踝关节中心平移 15 mm。将偏心笔针定位于无软骨磨损侧胫骨髁间棘的基底部来设置胫骨切骨的厚度，并锁定切骨导槽以备进一步调整。检查触针的位置是否能保守地进行胫骨切骨，目标是比最薄的胫骨垫片厚 1 mm 的胫骨切骨量。在摆锯导槽内插入一个天使翼，调整胫骨切骨平面的后倾平行于患者骨关节炎发病前的后倾角度，同时目测补偿软骨和骨磨损，并锁定切骨导槽以备进一步调整。微调胫骨切骨导槽的内外翻方向，直到切骨平面平行于胫骨近端关节面，目测补偿软骨和骨磨损，并锁定切骨导槽以备进一步调整。接下来，向内或向外旋转胫骨近端切骨导槽，使其与之前在胫骨前缘上延伸绘制的 AP 线对齐，并最终固定切骨导槽。在股骨髁和腘肌之间插入拉钩以减少腘肌腱损伤的风险。进行胫骨切骨。

用卡尺从胫骨髁间棘基底部测量内侧和外侧平台胫骨切骨厚度，并记录在验证表上（图 5.2）。目视检查胫骨内侧平台的切骨是否与患者骨关节炎发病前的后倾一致。必要时，调整胫骨切骨的内外翻和后倾。从胫骨边缘、股骨后髁、股骨髁和髁间窝清除残留的骨赘。

使用卡尺测量和验证方法将胫骨组件设置为患者骨关节炎发病前的内外翻和胫骨后倾平面，这一操作具有高度的可重复性。这些步骤使几乎所有患者的胫骨近端内侧角恢复到 3° 以内左右对称，且由于恢复了患者骨关节发病前的胫骨关节线，胫骨组件的内翻风险可以忽略不计[12]。一项三维形状注册的研究表明，这些步骤可以一致地纠正内翻畸形[19]。

遵循决策树来恢复原生的胫骨侧间室压力、韧带长度和松紧度，从而平衡卡尺校验的运动学对线全膝关节置换术

填写验证记录表并遵循决策树，可以恢复原有的胫骨侧间室压力、韧带长度和松紧度，但前方结构以及原有的胫股和髌股关节运动学除外，除非使用内侧球窝设计的垫片（图 5.3）[1, 2, 20-26]。实现这些平衡目标的先决条件是股骨和胫骨组件的安放与患者骨关节炎发病前的关节线相一致、PCL 的保留和侧副韧带不松解。MA 不能恢复原有的胫骨侧间室压力，因为股骨和胫骨组件的方向和位置改变了大多数患者膝关节骨关节炎发病前的关节线[27, 28]。

第一个平衡步骤是决定是否调整内外翻平面的胫骨切骨，使用间隙测块做以下评估：①膝关节屈曲 90°；②插入最小厚度的间隙测块于屈曲间隙内；③内旋或外旋间隙测块的手柄。该方法可以验证间隙测块的枢轴点位于内侧半部分，这表明恢复了梯形的屈曲间隙，在屈曲时其外侧比内侧更松弛，就像原生的膝关节一样[25, 29]。而当枢轴点位于测块中央或外侧时，应考虑有过度的胫骨内翻切骨，并可能需要增加外翻切骨。

第二个平衡步骤是决定如何微调胫骨切骨的内外翻平面。伸直膝关节，插入足够厚度的间隙测块，压紧内侧或外侧间隙。在胫骨上施加内翻或外翻应力，目测股骨内外侧远端切骨面与间隙测块之间以及间隙测块与胫骨内外侧切骨面之间是否存在张开。可忽略的内外翻松紧度表明恢复了患者骨关节炎发病前的矩形伸直间隙[25, 29]。当有一侧间室出现张口时，按照决策树中列出的纠正措施处理。当外侧间隙张开 3~4 mm 时，选择 2° 的内翻切骨导板进行追加内翻的胫骨近端切骨。当内侧间隙张开 3~4 mm 时，选择 2° 的外翻切骨导板进行追加外翻的胫骨近端切骨。当需要 1~2 mm 的矫正时，可以在切骨导板和胫骨之间放置一个天使翼增加切骨厚度。

使用 CR 假体平衡卡尺校验的 KA TKA 时的决策树					
屈伸间隙同时紧张	仅屈曲间隙紧张	仅伸直间隙紧张	伸直平衡但屈曲松弛	伸直位内紧外松	伸直位内松外紧
胫骨增加切骨 1～2 mm	增加胫骨后倾直至股骨 - 胫骨偏距在屈膝 90° 时恢复正常	去除后方骨赘 剥离后关节囊 放入试模后缓慢手法伸直膝关节	加厚垫片重新检查是否完全伸直 如不能完全伸直检查后交叉韧带张力 后交叉韧带功能不全时使用 GMK Sphere CS 垫片	去除内侧骨赘 再评估 增加 1°～2° 胫骨内翻截骨 加厚 1 mm 垫片	去除外侧骨赘 再评估 增加 1°～2° 胫骨外翻截骨 加厚 1 mm 垫片

使用 GMK Sphere CS 假体平衡卡尺校验的 KA TKA 时的决策树					
屈伸间隙同时紧张	仅屈曲间隙紧张	仅伸直间隙紧张	伸直平衡但屈曲松弛	伸直位内紧外松	伸直位内松外紧
胫骨增加切骨 1～2 mm	确认后交叉韧带完全切除 增加胫骨后倾直至股骨 - 胫骨偏距在屈膝 90° 时恢复正常	去除后方骨赘 剥离后关节囊 放入试模后缓慢手法伸直膝关节	加厚垫片重新检查是否完全伸直 如果屈曲仍然松弛，减小胫骨后倾或者股骨远端加截 1～2 mm 并更换更厚的 GMK Sphere CS 垫片	去除内侧骨赘 再评估 增加 1°～2° 胫骨内翻截骨 加厚 1 mm 垫片	去除外侧骨赘 再评估 增加 1°～2° 胫骨外翻截骨 加厚 1 mm 垫片

图 5.3 六步决策图显示了使用后交叉韧带保留型（CR）（上）和替代型（CS）（下）垫片平衡卡尺校验的 KA TKA 的决策树。微调胫骨切骨的内外翻和后倾平面，并调整垫片的厚度，在没有韧带松解的情况下恢复胫骨间室压力、韧带长度和松紧度，矩形的伸直间隙和梯形的屈曲间隙的前向松弛度除外[1, 19, 23, 24]（From Shelton TJ, Howell SM, Hull ML. Is there a force target that predicts early patient-reported outcomes after kinematically aligned TKA? *Clin Orthop Relat Res.* 2019; 477(5): 1200–1207; Johnson JM, Mahfouz MR, Midillioglu MR, Nedopil AJ, Howell SM. Three-dimensional analysis of the tibial resection plane relative to the arthritic tibial plateau in total knee arthroplasty. *J Exp Orthop.* 2017; 4(1): 27; Roth JD, Howell SM, Hull ML. Kinematically aligned total knee arthroplasty limits high tibial forces, differences in tibial forces between compartments, and abnormal tibial contact kinematics during passive flexion. *Knee Surg Sports Traumatol Arthrosc.* 2018; 26(6): 1589–1601; Roth JD, Howell SM, Hull ML. Analysis of differences in laxities and neutral positions from native after kinematically aligned TKA using cruciate retaining implants. *J Orthop Res.* 2019; 37(2): 358–369.）

　　第三个平衡步骤是决定胫骨基座试模的内外旋、内外侧和前后位的安放位置。当使用为 KA 设计的解剖型胫骨基座时，要选择覆盖度最大的，将基座与胫骨近端切骨平面的皮质边缘平齐而不能悬出。该方法实现了与骨关节炎发病前膝关节屈伸平面平均 2°±5° 的偏差，胫骨近端平均覆盖率为 87%±6%[30]。当使用非 KA 设计的非对称或解剖型胫骨基座时，使用运动学模板设置内外旋。这种方法使解剖型胫骨基座与屈伸平面的平均偏差为 0°±5°[31]。当没有运动学模板时，将内外旋设置于胫骨切骨前胫骨前缘的标记点，大致靠近胫骨结节内侧边界。由于屈伸平面的方位与胫骨结节的内外侧位置无关，所以 KA 并不像 MA 一样使用胫骨结节上某一点作为主要的胫骨旋转对线目标点[32, 33]。该方法的准确性尚未见报道。当使用设计用于定位胫骨结节中内侧 1/3 的解剖型胫骨基座时，将基座内旋调整到最合适的位置。请注意，胫骨基座的内旋将导致胫骨后外侧切骨面的暴

露，这增加了垫片后缘磨损的风险。

　　第四个平衡步骤是决定最合适的垫片厚度以及何时微调后倾角度，方法是使用试模组件进行以下评估：①膝关节屈曲 90°；②检查 PCL 是否完整；③插入与间隙测块厚度匹配的试模垫片；④最大程度伸直膝关节；⑤验证膝关节过伸数度，与原生的膝关节相似。当术前存在屈曲挛缩时，轻柔的手法按压使膝关节伸直。当膝关节仍有屈曲挛缩时，更换一个更薄的垫片；⑥验证是否在完全伸直时内外翻松弛性可以忽略，外侧间室在屈曲 15°～30° 时有 2～3 mm 的间隙。必要时，微调胫骨切骨的内外翻平面，以恢复原生膝关节的松紧度[24, 25]；⑦膝关节屈曲 90°，确定胫骨被动内外旋转是否接近 ±15°；⑧用卡尺测量胫骨前缘距股骨内侧髁远端的前偏距（即位移），并确定其是否与显露时记录的测量值相匹配；⑨验证内外旋转 ±15° 时，正确的前后偏距恢复了胫骨侧间室的固有压力和屈曲间隙的松紧度[1, 23, 25, 29]。

如果前偏距过大而内外旋转过小，使用切骨导板或髓外定位器增加 2° 的胫骨后倾切骨。当胫骨前偏距（即位移）过小而内外旋转过大时，尝试较厚的垫片，并确定膝关节是否仍然可以完全伸直。当膝关节不能完全伸直时，使用切骨导板减少 2° 的胫骨后倾切骨或在胫骨切骨面的后 1/3 处应用骨片植骨。当 PCL 因切除或损伤而功能不全时，这些用于平衡膝关节的验证方法就失去了效果。

严重固定外翻畸形时，后交叉韧带切除或损伤所致屈曲不稳定的处理

同样的手术步骤、验证方法和决策树用于治疗骨关节炎膝关节内翻、外翻和髌股关节畸形。需要警惕的是严重外翻畸形患者固定性后外侧关节囊挛缩的处理（图 5.4）。持续性的屈曲和后外侧关节囊挛缩会限制膝关节的伸直，并使间隙测块对胫骨切骨的内外翻平面的评估产生混淆。当出现后外侧关节囊挛缩时，外侧间室会被评估为过紧，而更多地进行胫骨的外翻切骨。在此操作之前，应再次检查胫骨内侧和外侧平台切除的厚度。当厚度相同时，插入试模组件。轻柔操作使膝关节过伸，这通常会使后外侧囊弹性形变，从而矫正固定外翻畸形。

第 19 章提供了由于切除或损伤导致 PCL 功能不全从而出现屈曲不稳的处理方案。简单地说，收紧屈曲间隙的三种方法是：①通过再次的胫骨切骨来减少胫骨后倾；②胫骨切骨面后 1/3 部分植骨来减小胫骨后倾；③股骨远端加截 2 mm，并使用加厚 2 mm 的垫片。

总结

本章的目标是鼓励那些使用手动工具、患者个体化导航和机器人器械的外科医生去保留 PCL，不松解侧副韧带，用卡尺测量切骨量，进行术中验证，并遵循决策树，完成高度可重复的、平衡的卡尺校验 KA TKA。使用术中卡尺测量和验证方法可：①使股骨组件在最小屈曲位植入的同时恢复患者骨关节炎发病之前的或原生的关节线；②使胫骨组件与患者骨关节炎发病之前的关节线相一致。遵循决策树可以恢复原有的胫骨侧间室压力、韧带长度和松紧度。但前向松紧度除外，除非使用内侧球窝设计的假体。恢复原有的胫股和髌股关节运动学，获得平衡的卡尺校验 KA TKA。通过手法过伸膝关节可使后外侧关节囊挛缩塑形，从而纠正严重固定外翻畸形而不需要韧带松解。当 PCL 撕裂、切除、横断或与胫骨分离时，恢复原有的胫骨后倾和使用限制型假体可以处理屈曲间隙松弛。

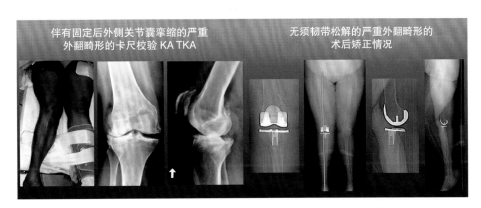

图 5.4　组图显示了伴有严重外翻畸形和后外侧关节囊挛缩的病例（左三张照片）施行卡尺校验的 KA TKA。使用无须韧带松解的术中验证方法恢复了与对侧膝关节和下肢相当的原有关节线和膝关节伸直程度（右四张照片）

（STEPHEN M. HOWELL, MD 著

温　亮译　曲铁兵 审校）

参考文献

1. Shelton TJ, Howell SM, Hull ML. Is there a force target that predicts early patient-reported outcomes after kinematically aligned TKA? *Clin Orthop Relat Res*. 2019;477(5):1200–1207.
2. Shelton TJ, Nedopil AJ, Howell SM, Hull ML. Do varus or valgus outliers have higher forces in the medial or lateral compartments than those which are in-range after a kinematically aligned total knee arthroplasty? Limb and joint line alignment after kinematically aligned total knee arthroplasty. *Bone Joint J*. 2017;99-B(10):1319–1328.
3. Brar AS, Howell SM, Hull ML, Mahfouz MR. Does kinematic alignment and flexion of a femoral component designed for mechanical alignment reduce the proximal and lateral reach of the trochlea? *J Arthroplasty*. 2016;31(8):1808–1813.
4. Ettinger M, Calliess T, Howell SM. Does a positioning rod or a patient-specific guide result in more natural femoral flexion in the concept of kinematically aligned total knee arthroplasty? *Arch Orthop Trauma Surg*. 2017;137(1):105–110.
5. Nedopil AJ, Howell SM, Hull ML. What clinical characteristics and radiographic parameters are associated with patellofemoral instability after kinematically aligned total knee arthroplasty? *Int Orthop*. 2017;41(2):283–291.
6. Shelton TJ, Gill M, Athwal G, Howell SM, Hull ML. Outcomes in patients with a calipered kinematically aligned TKA that already had a contralateral mechanically aligned TKA. *J Knee Surg*. 2021;34(1):87–93.
7. Nam D, Lin KM, Howell SM, Hull ML. Femoral bone and cartilage wear is predictable at 0 degrees and 90 degrees in the osteoarthritic knee treated with total knee arthroplasty. *Knee Surg Sports Traumatol Arthrosc*. 2014; 22(12):2975–2981.
8. Howell SM, Howell SJ, Hull ML. Assessment of the radii of the medial and lateral femoral condyles in varus and valgus knees with osteoarthritis. *J Bone Joint Surg Am*. 2010;92(1):98–104.
9. Nedopil AJ, Howell SM, Hull ML. Deviations in femoral joint lines using calipered kinematically aligned TKA from virtually planned joint lines are small and do not affect clinical outcomes. *Knee Surg Sports Traumatol Arthrosc*. 2020;28(10):3118–3127.
10. Riviere C, Iranpour F, Harris S, et al. The kinematic alignment technique for TKA reliably aligns the femoral component with the cylindrical axis. *Orthop Traumatol Surg Res*. 2017;103(7):1069–1073.
11. Nedopil AJ, Howell SM, Hull ML. Does malrotation of the tibial and femoral components compromise function in kinematically aligned total knee arthroplasty? *The Orthopedic clinics of North America*. 2016;47(1):41–50.
12. Nedopil AJ, Singh AK, Howell SM, Hull ML. Does calipered kinematically aligned tka restore native left to right symmetry of the lower limb and improve function? *J Arthroplasty*. 2018;33(2):398–406.
13. Eckhoff D, Hogan C, DiMatteo L, Robinson M, Bach J. Difference between the epicondylar and cylindrical axis of the knee. *Clin Orthop Relat Res*. 2007;461:238–244.
14. Gu Y, Roth JD, Howell SM, Hull ML. How frequently do four methods for mechanically aligning a total knee arthroplasty cause collateral ligament imbalance and change alignment from normal in white patients? *J Bone Joint Surg*. 2014;96(12):e101.
15. Eckhoff DG, Bach JM, Spitzer VM, et al. Three-dimensional mechanics, kinematics, and morphology of the knee viewed in virtual reality. *J Bone Joint Surg Am*. 2005;87(Suppl 2):71–80.
16. Howell SM, Papadopoulos S, Kuznik KT, Hull ML. Accurate alignment and high function after kinematically aligned TKA performed with generic instruments. *Knee Surg Sports Traumatol Arthrosc*. 2013;21(10):2271–2280.

17. Siston RA, Patel JJ, Goodman SB, Delp SL, Giori NJ. The variability of femoral rotational alignment in total knee arthroplasty. *J Bone Joint Surg Am*. 2005; 87(10):2276–2280.
18. Nedopil AJ, Howell SM, Rudert M, Roth J, Hull ML. How frequent is rotational mismatch within 0±10 in kinematically aligned total knee arthroplasty? *Orthopedics*. 2013;36(12):e1515–e1520.
19. Johnson JM, Mahfouz MR, Midillioglu MR, Nedopil AJ, Howell SM. Three-dimensional analysis of the tibial resection plane relative to the arthritic tibial plateau in total knee arthroplasty. *J Exp Orthop*. 2017;4(1):27.
20. Schutz P, Taylor WR, Postolka B, et al. Kinematic evaluation of the GMK sphere implant during gait activities: A dynamic videofluoroscopy study. *J Orthop Res*. 2019;37(11):2337–2347.
21. Nicolet-Petersen S, Saiz A, Shelton T, Howell S, Hull ML. Kinematically aligned TKA restores physiological patellofemoral biomechanics in the sagittal plane during a deep knee bend. *Knee Surg Sports Traumatol Arthrosc*. 2020;28(5):1497–1507.
22. Nicolet-Petersen S, Saiz A, Shelton T, Howell SM, Hull ML. Small differences in tibial contact locations following kinematically aligned TKA from the native contralateral knee. *Knee Surg Sports Traumatol Arthrosc*. 2020;28(9):2893–2904.
23. Roth JD, Howell SM, Hull ML. Kinematically aligned total knee arthroplasty limits high tibial forces, differences in tibial forces between compartments, and abnormal tibial contact kinematics during passive flexion. *Knee Surg Sports Traumatol Arthrosc*. 2018;26(6):1589–1601.
24. Roth JD, Howell SM, Hull ML. Analysis of differences in laxities and neutral positions from native after kinematically aligned TKA using cruciate retaining implants. *J Orthop Res*. 2019;37(2):358–369.
25. Roth JD, Hull ML, Howell SM. The limits of passive motion are variable between and unrelated within normal tibiofemoral joints. *J Orthop Res*. 2015; 33(11):1594–1602.
26. Shelton TJ, Howell SM, Hull ML. A total knee arthroplasty is stiffer when the intraoperative tibial force is greater than the native knee. *J Knee S*. 2019; 32(10):1008–1014.
27. Hirschmann MT, Moser LB, Amsler F, Behrend H, Leclercq V, Hess S. Phenotyping the knee in young non-osteoarthritic knees with a wide distribution of femoral and tibial coronal alignment. *Knee Surg Sports Traumatol Arthrosc*. 2019;27(5):1385–1393.
28. MacDessi SJ, Griffiths-Jones W, Chen DB, et al. Restoring the constitutional alignment with a restrictive kinematic protocol improves quantitative soft-tissue balance in total knee arthroplasty: a randomized controlled trial. *Bone Joint J*. 2020;102-B(1):117–124.
29. Roth JD, Howell SM, Hull ML. Native knee laxities at 0 degrees, 45 degrees, and 90 degrees of flexion and their relationship to the goal of the gap-balancing alignment method of total knee arthroplasty. *J Bone Joint Surg Am*. 2015;97(20):1678–1684.
30. Nedopil AJ, Zamora T, Shelton T, Howell SM, Hull M. A Best-Fit of an Anatomic Tibial Baseplate Closely Parallels the Flexion-Extension Plane and Covers a High Percentage of the Proximal Tibia. *J Knee Surg*. 2020.
31. Paschos NK, Howell SM, Johnson JM, Mahfouz MR. Can kinematic tibial templates assist the surgeon locating the flexion and extension plane of the knee? *Knee*. 2017;24(5):1006–1015.
32. Howell SM, Chen J, Hull ML. Variability of the location of the tibial tubercle affects the rotational alignment of the tibial component in kinematically aligned total knee arthroplasty. *Knee Surg Sports Traumatol Arthrosc*. 2013;21(10):2288–2295.
33. Siston RA, Goodman SB, Patel JJ, Delp SL, Giori NJ. The high variability of tibial rotational alignment in total knee arthroplasty. *Clin Orthop Relat Res*. 2006;452:65–69.

第 **6** 章 患者个性化工具辅助下的运动学对线全膝关节置换术

概述

本章回顾了患者个性化工具（patient-specific instrumentation，PSI）的历史，概述了 KA TKA 的设计原理、手术技术和结果。KA TKA 的目的是：①恢复原生的股骨和胫骨关节面；②恢复原生的膝关节对线和下肢力线；③重建原生的胫骨侧间室压力和膝关节松紧度 [1-7]。过去十年，随着科技和制造工艺的发展，使得通过 PSI 实现 KA 变成了可能。使用准确可靠的 PSI 系统，再加上二次卡尺测量检查，使得每个患者都能成功实现运动学平衡。PSI 在手术精度、潜在地缩短手术时间和先进的术前规划方面具有优势。它还避免了导航辅助膝关节置换术中常见的额外的钉孔或注册步骤等。

患者个性化工具（PSI）的历史

PSI 用于 TKA 已有 10 多年的历史，但结果往往好坏参半 [8-12]。早期，该技术多依赖磁共振成像（MRI）对股骨远端和胫骨近端进行建模。这使软骨下骨和软骨之间的界面重建不够精确 [9]，也导致了部分外科医生在术中应用过程中的不确定性，主要原因还是其在软骨上的定位重复性较差。此外，大多数早期的系统没有股骨远端和胫骨近端的三维（3D）

模型和模具上的蚀刻，或者没有配置髓外对线杆以验证导向装置在关节表面的注册。一个典型的例子是，制造商使用膝关节轴向成像结合站立位全长 X 线片来确定髋 - 膝 - 踝（HKA）轴线。但膝关节的屈曲挛缩和肢体的旋转使这种系统容易出错。较新的设计通常使用计算机断层扫描（CT）进行计算机建模，一旦去除残余的软骨，这种方式在应用中便可以产生更好的可预知性 [13, 14]。有研究表明，CT 扫描建模在维度上比 MRI 更准确 [9]。尽管如此，任何 PSI 系统的最终目标仍然没有改变：允许术前规划、简化手术流程、增加精确度和可重复性。

现代 PSI 系统的设计原理

在设计理想的 PSI 系统时，必须要考虑到早期版本的局限性。由于很多系统未能达到准确性和可靠性的目标 [15]，有许多作者并不鼓励 PSI 在 TKA 中的常规化应用 [16, 17]。这些负面结果多数与 PSI 系统本身的不准确有关。应该强调的是，并非所有 PSI 系统都生来平等 [14]。每个系统都存在独特的局限性，且可能不会与其他制造商的系统一致。PSI 系统的不准确可能源于许多潜在的问题。然而，根据大量的经验，我们得出结论，有几个因素会对 PSI 产品的质量产生不利影响。

首先，正如前面提到的，基于 MRI 的 PSI 切骨导板往往不如基于 CT 来的准确。由于只能估算软骨边缘，MRI 扫描对于确定关节线的准确性也较低，会导致潜在的重建错误、切骨导板不匹配和准确性缺乏。MRI 扫描也更昂贵，需要更长的扫描时间，更容易受到患者活动伪影的影响，并且经常受到关节周围金属物的不利影响。基于 MRI 的 PSI 导板需要放置于软骨表面，这种软性接触会不精确。相反，术中一旦用电刀去除软骨和滑膜后，以 CT 为基础的切骨导板更方便进行反复定位和切骨操作。此外，大的骨赘和突出的骨性标志可以作为接触点便于术中放置基于 CT 的 PSI 导板，使外科医生之间的操作差异性最小化。

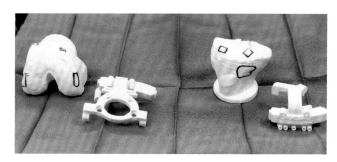

图 6.1 患者股骨远端和胫骨近端个性化的三维骨骼模型，以及对应的切骨导板

其次，本章主要作者倡导的现代设计使用了 3D 打印的骨骼模型。精确的股骨远端和胫骨近端模型经过灭菌后，供外科医生在术中使用（图 6.1）。在进行实际的切骨之前，这种方法可直观地预估切骨量、角度和组件位置。带有蚀刻标记的 3D 实体模型方便确定切骨导板的接触点。预期的切骨可以在骨骼上直观地进行确认，并与模型进行对照参考。此外，对于在导板上附加了力线杆的插槽，可以通过增加髓外力线杆用于二次检查切骨导板的准确放置。因此，除了骨表面形态注册更加精准之外，在实际完成切骨之前，这些带有蚀刻切骨线的 3D 实体模型和力线杆插槽还可以用于计划切骨的二次检查。

PSI 辅助运动学对线全膝关节置换术：外科技术

在 TKA 的运动学平衡中，第一个目标是恢复骨关节炎发病前股骨和胫骨原有的关节面[2, 3]。首先要对股骨远端和后髁进行精确的"解剖性表面替换"。这恢复了原有的股骨 - 胫骨屈伸轴和膝关节的髌股屈伸轴[1, 18]。PSI 的优势在于术前规划可以服从于外科医生的偏好，并根据畸形的程度进行调整（图 6.2）。在由本章主要作者完成的病例中，计划进行 7mm 的股骨远端切骨和 6 mm 的股骨后髁切骨。如果我们假设股骨远端和后髁软骨的平均厚度为 2 mm，这对应总的软骨和骨切除厚度分别为远端 9 mm 和后髁 8 mm，这正是作者使用的股骨组件远端和后髁的准确厚度。切骨量需要与假体的厚度相匹配，根据锯缝调减 1 mm。通过切骨时提供即时反馈，在每一步切骨之后用卡尺测量切骨的厚度，以确保在进行下一步之前 100% 的准确性。这是一种基于 CT 的 PSI 系统，因此切骨量是精确的，卡尺测量的结果仅仅受残余软骨的影响。

术前计划

根据一种特定的算法（© Medacta International）进行 CT 扫描，使用 512×512 像素获取 0.5 ~ 1 mm 层厚的膝关节轴面图像和 2 mm 层厚的髋关节和踝关节轴面图像。多数商用假体可使用 PSI，并且很容易适用运动学对线原则。与市场上其他基于下肢全长 CT 扫描的 PSI 系统不同，该系统只对膝关节、髋关节和踝关节进行有限的低剂量 CT 扫描。图像通过安全服务器上传到瑞士的一个专门的工程团队，他们根据我们的运动学对线膝关节置换的偏好创建 PSI 计划（图 6.2）。主要目的是替换股骨远端表面，并将切骨量设置为与股骨组件的对应厚度相匹配（股骨远端 9 mm 和股骨后髁 8 mm）。因此，在股骨远端 7 mm 处和股骨后髁 6 mm 处进行 PSI-CT 切骨设计。这些切骨部位假定有 2 mm 的原生软骨厚度，这将使股骨远端表面被假体替换为原有的形态，从而恢复股骨的三个运动轴。胫骨切骨厚度为 6 ~ 8 mm，取决于医生的选择和患者的不同。8 mm 的骨性切骨量的结果是总切骨量约 10 mm（假设软骨厚度为 2 mm），这与使用最薄的 10 mm 聚乙烯垫片的胫骨组件的厚度完全相同。胫骨上更保守的 6 mm 切骨量可能是首选，以便在必要时重新切骨以平衡膝关节。胫骨切骨的最终目标是均匀地去除胫骨内侧和外侧平台，使胫骨表面重新等量替换，同时尽可能保留宿主骨，并使用 10 mm 的聚乙烯垫片。在后面的章节中，我们将介绍切骨和屈伸间隙平衡的关键性评估。在股骨表面被解剖性替换后，需要通过胫骨重新切骨来平衡膝关节。根据我们的经验，在计划的胫骨切骨上少 2 mm 适合于：①对这项技术还不够熟练的医生；②显著畸形的病例；③显著外翻畸形的病例；④显著的骨缺失（在显著胫骨骨缺失的情况下可能需要减少 4 mm 胫骨切骨）。所幸每个案例都由专门的 PSI 工程团队进行严格评估。如果工程师发现任何异常，外科医生就会收到警示，并可以根据异常的解剖结构、残留的金属内植物或骨缺损情况来调整计划，然后创建最终的 PSI 切骨导板模型。外科医生在 3D 术前计划表上确认手术计划，然后 3D 打印机打印切骨导板和骨骼模型并发货（见图 6.1）。从 CT 扫描到配送到手术室的时间一般为 3 周。

卡尺校验的股骨切骨

在 KA 技术中，股骨组件按解剖位置植入对膝

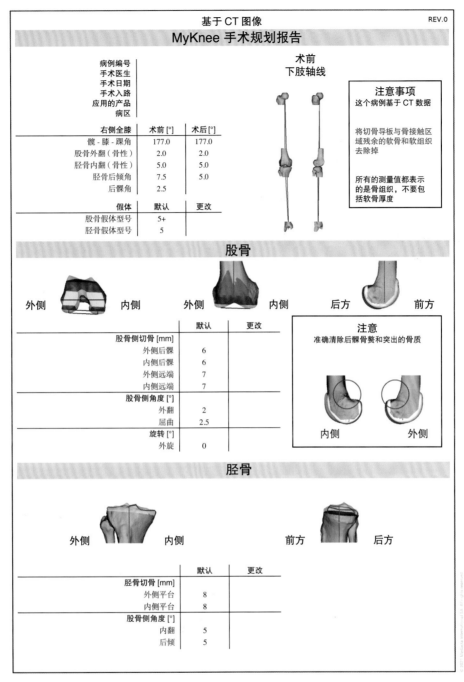

图 6.2　患者个性化运动学平衡膝关节置换术中的静止膝关节对线和切骨计划（©Medacta International 公司版权所有）

关节的整体平衡至关重要。它确定了胫骨在股骨上的自然屈伸弧和髌骨在股骨上的自然屈伸弧[2, 19]。使用 KA TKA 传统器械的髓内杆确定股骨组件的矢状面位置时，股骨远端的开孔位置具有一定的不确定性。然而，PSI 导板在这个平面上允许的变化非常小，所以恢复原有矢状面位置的可重复性非常好[9, 13]。

医生可以选择熟悉的入路显露膝关节，我们在应用这些基于 CT 的 PSI 导板时，使用过标准的髌旁内侧入路、微创髌旁内侧入路、股内侧肌下入路和经股内侧肌入路。股骨充分显露后，医生拿起塑料的股骨模型，特别要注意代表股骨 PSI 导板接触点的 4 个蚀刻标记（图 6.3）。使用带排烟器的电刀和额外的吸引器，去除这 4 个接触点上的所有软组织以显露软骨下骨。电刀去除软骨、滑膜和任何其他软组织，同时留下下面的软骨下骨足印。不需要用咬骨钳或刮匙来移除任何骨组织，因为这些 PSI 导板

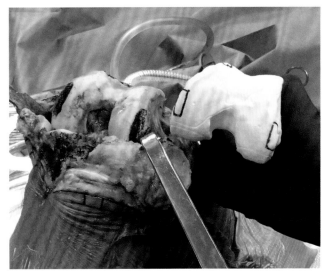

图 6.3　显露的股骨旁侧的股骨模型（紫色标记显示股骨远端切除）（译者注：原书错误。该处紫色标记是 PSI 远端接触的足印区）

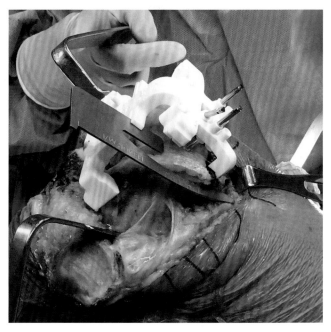

图 6.4　固定的股骨导板，天使翼显示前侧预期切骨

是设计接触在骨组织上的，通常大的骨赘也会被用作硬性接触点。然后，医生应该先将股骨导板放置在股骨模型上，检查导板和模型是怎样紧密适配的。导板与骨的适配过程为：先将 PSI 近端的触角与股骨前侧皮质的足印区对接，然后屈曲导板使其远端触角与骨接触。将股骨导向器稳定放置于股骨远端后，在股骨前面用两个平行钉和一个交叉钉固定。必须小心确保所有 4 个接触点都与骨表面贴紧。如果任何接触点没有与骨贴紧，则必须拆卸固定钉和导板，然后重新定位。

　　前方参考孔用于确定组件旋转，以确定四合一切骨导板的位置。PSI 股骨导板有许多内置的次级参考，允许医生在进行实际的切骨前仔细评估预期的切骨。图 6.4 显示了 PSI 模块上的前参考槽，以确保正确的前方切骨和避免前方过切。图 6.5 显示了预期的股骨远端切骨和塑料骨模型上蚀刻的切骨线在视觉上的对比。一旦确定 PSI 导板置于合适的位置，医生通过 CT-PSI 股骨导板的远端切骨槽进行股骨远端切骨。远端切骨块用标记笔区分内侧和外侧。然后医生测量切骨情况并记录在工作表上。根据我们的经验，这些切骨块通常是准确的或在预期厚度 1 mm 的误差之内，较小的修正很容易达到。在评估切骨厚度时，医生必须评估是否有全层的软骨磨损（2 mm）、部分软骨磨损（1 mm）或没有软骨磨损。我们的目标是对股骨远端进行匹配的切骨，同时考虑不同的软骨磨损情况。如果远端内侧或外侧髁有 1 mm 的切

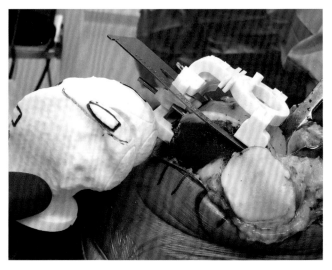

图 6.5　固定的股骨导板显示计划的股骨远端切骨，并与骨模型对照

骨不足，我们会将再次通过 PSI 的远端切骨槽，从股骨远端额外切除 1 mm 的骨质。如果股骨远端存在过度切骨的情况，可以在斜面切骨前在股骨远端切骨面上放置 1 mm 或 2 mm 的垫圈，以确保股骨远端正确的表面替换。例如，如果一侧远端髁被过度切除 1 mm，我们在四合一切骨导板的这一侧放置一个 1 mm 的垫圈，以适当地重新修复股骨远端（图 6.6）。这导致斜面切骨后远端有 1 mm 的间隙，假体固定时在过度切除的股骨远端表面上多覆盖 1 mm 厚的骨水泥，但与股骨远端其他切骨面须紧密接触。再次强

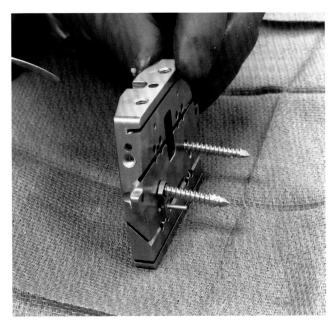

图 6.6　在四合一切骨导板一侧髁放置 1 mm 垫圈的照片

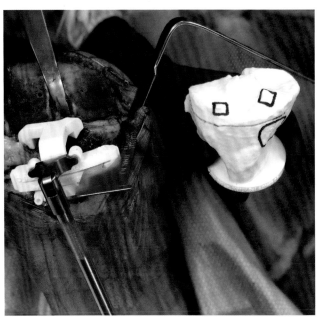

图 6.7　带有紫色标记接触点的胫骨模型，并与原生胫骨对比

调，我们的目标是等量替代股骨，保留膝关节的三个固有运动学轴线，并避免改变关节线。

　　在卡尺校验的股骨远端切骨完成后，将四合一导板置于前钉孔并固定。首先进行股骨后髁切骨，然后由医生仔细测量，需再次考虑任何可能的软骨磨损。根据我们的经验，这些切骨块在测量时通常是相等的，很少有后髁软骨磨损。注意在严重外翻膝的外侧髁后方可能有软骨丢失。非常少见的情况是，在完成股骨切骨之前，我们会调整四合一导板的位置来使后髁的切骨量相等。可以通过前后平移导板，也可以内外旋转导板进行调整。剩余的切骨随后通过四合一导板完成。

卡尺校验的胫骨切骨

　　胫骨近端切骨使用类似的原理。如果没有发现骨磨损，则在胫骨上做一个均匀的切骨替换，以恢复骨关节炎发病前的原有对线。在术前计划中考虑内翻或外翻对线可以实现运动学平衡。我们最常将胫骨近端切骨设置在 8 mm 处。根据医生的判断和所使用的垫片类型，可以保留胫骨的原有后倾。

　　一旦胫骨显露完毕，医生将参考标记有胫骨三个接触点的 PSI 胫骨模型，用于指引胫骨导板的放置。图 6.7 显示了用笔标记的便于参考的接触点，然后以类似于股骨准备的方式，电刀去除胫骨接触点的所有软骨和软组织，直至暴露软骨下骨。胫骨导

板在胫骨上的定位容易发生屈伸方向上的变化，因此必须小心确保所有接触点都与骨表面贴紧。胫骨导板牢固地放置在骨表面上，并用两个平行钉和一个交叉锁定钉固定。然后进行二次检查，包括将天使翼通过导板的切骨导槽放置，并将打算切除的胫骨与模型上的蚀刻切骨线进行比较。可以确定切骨厚度、内外翻角度和后倾。也可以将力线杆连接到 PSI 导板上，以确定正确的导板位置，如图 6.8 所示。在计划的胫骨运动学切骨中，力线杆设计成与踝关节中心对齐。胫骨切骨后，我们使用 C 形卡尺（图 6.9A）测量 PSI 骨模型上平台中心蚀刻点对应的切骨厚度。应去除该部位的软骨，以确保准确地测量切骨量。在这个阶段，我们记录切骨厚度，评估残余软骨厚度，然后将数据记录在我们的工作表上（图 6.9B）。我们不会根据这个阶段记录的测量切骨量来调整胫骨切面，而是进入到评估屈伸间隙的环节。我们使用内侧和外侧胫骨平台切骨的数值来预测任何潜在的间隙不对称。例如，如果股骨表面已经完全等量替换，考虑到软骨厚度，内侧胫骨平台切骨比外侧平台薄 2 mm，那么我们可以预期，使用间隙测块时膝关节内侧在屈曲和伸直时都会紧张。

　　在规划使用交叉韧带保留（cruciate-retaining，CR）、后稳定（posterior stabilized，PS）、高度形合（ultracongruent，UC）或内侧稳定（medial-stabilized，MS）设计时，应特别考虑矢状面的对线。在应用 CR 垫片时，可以匹配胫骨后倾。在 PS 或 MS 设计中，

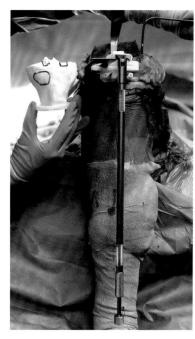

图 6.8　带有力线杆和天使翼的固定好的胫骨导板，以及手持的胫骨模型

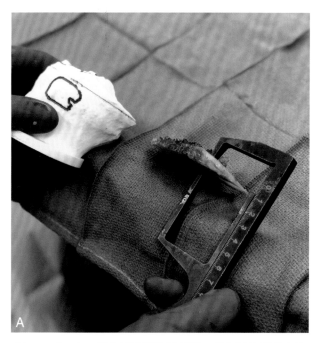

图 6.9　（A）C 形卡尺测量胫骨切骨，并与胫骨模型比较

由于后交叉韧带被切除，胫骨后倾应限制在 5° 以内，以减少屈曲不稳定的发生。在使用本章主要作者提倡的 MS 垫片时，不对称的解剖型胫骨基座降低了旋转不良的可能性，并且在皮质骨上获得了更好的平台覆盖。胫骨组件的旋转对线可以通过许多不同的

方式标记，包括使用 PSI 设置旋转，通过屈伸活动让胫骨试模在股骨组件上自由转动来标记旋转，或者使用一条经过髁间棘和胫骨结节中内 1/3 的连线来设定旋转。总的来说，当与 3D 模型比对时，模型的蚀刻切骨线提供了对计划切骨的二次检查。卡尺测量切骨厚度被作为第三级确认。

通过切骨测量的相互参照评估屈伸间隙

我们使用特制的 1 mm 进制屈伸间隙测块对完全伸直、中段屈曲和屈曲 90° 时的膝关节韧带张力和平衡性进行严格评估。这些间隙测块的两端分别标记为 FLEX（屈曲）和 EXT（伸直），以区别股骨组件远端和后髁 1 mm 的厚度差异（图 6.10）。在测块测量平衡之前，必须注意确保没有残余的边缘或后髁骨赘。在完全伸直时，我们寻求几乎没有内翻和外翻松紧度，以及内侧和外侧平衡。在屈曲中，内侧稳定性方面我们寻求外翻应力下 1~2 mm 的内侧张开度；而在外侧我们预计会有更多生理性松弛，因为原生膝关节屈曲间隙应该是梯形的以及更多的外侧松弛[19]。我们也证实了在屈伸间隙达到适当平衡后，假体试模置入后具有良好的矢状位稳定性。通常，我们工作表上卡尺测量的切骨厚度可以预测膝关节是否平衡，是否需要胫骨二次切骨。例如，如果股骨切骨完全按照计划进行，胫骨切除的内侧和外侧相同，我们可以常规预测达到适当平衡所需的间隙测块的厚度，并预测最终的聚乙烯垫片厚度。如果目标胫骨内侧和外侧切骨均为 8 mm，我们测量的切骨量为 9 mm，这通常需要 11 mm 间隙测块和最终的 11 mm 聚乙烯垫片以保持稳定性。另外，如果内侧胫骨平台相对于外侧平台有 2 mm 的切骨不足，我们预计会有内侧屈伸间隙的紧张以及后续应用我们的 2° 预设导板进行增加 2° 内翻的胫骨二次切骨（图 6.11）。如果矫正仅需 1 mm，我们在内侧 2° 内翻切骨导板下放置一个 1 mm 的天使翼，以实现 1°/1 mm 的胫骨内翻再次切骨（图 6.12）。

最后的准备和假体的骨水泥固定

经过仔细的切骨、卡尺测量和平衡后，置入假体试模组件，确认矢状面稳定性、髌骨轨迹和间隙平衡。完成股骨和胫骨的最后准备后，骨水泥固定假体组件以及髌骨表面置换。

运动学对线 GMK SPHERE 假体全膝关节置换验证检查记录表

病例编号

注意
计划切骨包括锯缝的厚度，但不包括软骨的厚度。
应从用来做术前规划的标记点处进行测量

前后偏距
暴露时 ＿＿＿＿ mm　　试模复位时 ＿＿＿＿ mm　　差异 ＿＿＿＿ mm

前交叉韧带情况
☐ 完好　　☐ 撕裂　　☐ 重建移植

股骨远端切骨
MyKnee KA 计划 = 7 mm
目标测量值：磨损侧 = 6 mm/ 非磨损侧 = 8 mm

内侧髁	**外侧髁**
☐ 非磨损　　☐ 磨损	☐ 非磨损　　☐ 磨损
卡尺测量值 ＿＿＿＿ mm	卡尺测量值 ＿＿＿＿ mm
二次切骨厚度 N Y ＿＿＿＿ mm	二次切骨厚度 N Y ＿＿＿＿ mm
最终值 ＿＿＿＿ mm	最终值 ＿＿＿＿ mm

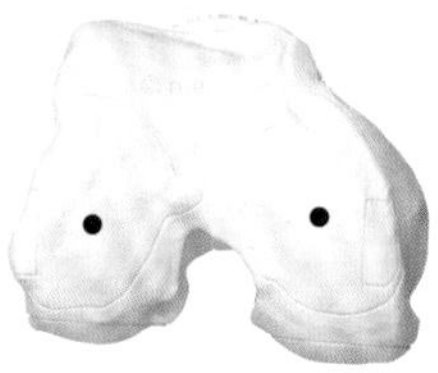

股骨后髁切骨
MyKnee KA 计划 = 6 mm
目标测量值：磨损侧 = 5 mm/ 非磨损侧 = 7 mm

内侧髁	**外侧髁**
☐ 非磨损　　☐ 磨损	☐ 非磨损　　☐ 磨损
卡尺测量值 ＿＿＿＿ mm	卡尺测量值 ＿＿＿＿ mm
二次切骨厚度 N Y ＿＿＿＿ mm	二次切骨厚度 N Y ＿＿＿＿ mm
最终值 ＿＿＿＿ mm	最终值 ＿＿＿＿ mm

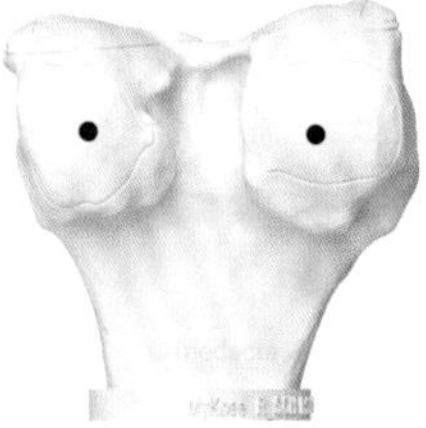

胫骨切骨
MyKnee KA 计划 = 8 mm
目标测量值：磨损侧 = 7 mm/ 非磨损侧 = 9 mm

内侧平台	**外侧平台**
☐ 非磨损　　☐ 磨损	☐ 非磨损　　☐ 磨损
卡尺测量值 ＿＿＿＿ mm	卡尺测量值 ＿＿＿＿ mm

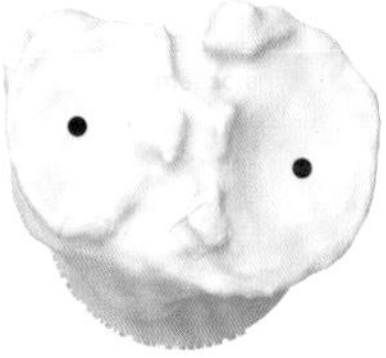

切骨调整　　内外翻 ＿＿＿＿　　☐ 后倾 ＿＿＿＿　　☐ 切骨厚度 ＿＿＿＿ mm

后交叉韧带情况
☐ 完好　　☐ 撕裂　　☐ 切除

插入间隙测块和胫骨组件后的最后查验
☐ 伸直位可忽略的内外翻松弛
☐ 屈曲 15°～30° 内翻应力时 2～3 mm 外侧张口

股骨型号	胫骨型号	垫片厚度	髌骨型号
		☐ CS	
		☐ CR	

图 6.9　（续）（B）卡尺验证工作表（©Medacta International 公司版权所有）

现代 PSI 的术后结果

任何 PSI 系统的质量都取决于术者之间和同一术者多次使用的可靠性。大量已经发表的工作证实了现代 PSI 的成功。在我们发表的 132 例患者的回顾性研究中，HKA 轴平均恢复到 179.4°，在我们预期目标的 1° 以内[20]。在另一项 222 个膝关节的研究中[21]，与传统 TKA 相比，现代 PSI 技术可以获得更接近的平均机械轴恢复度和更低的离群值。虽然整体下肢轴线在运动学平衡中相关性较小，但这些研究强调了

PSI 在实现预期目标方面的精确性。然而，结果也喜忧参半。Cavaignac 等[22] 的 meta 分析对比了 PSI 与常规器械，结果显示其放射学结果没有差异。然而，作者指出了其方法学上的重大缺陷，即把使用 MRI 成像和 CT 为基础的研究混杂在了一起；此外，仅使用了下肢站立位全长 X 线片来评估 HKA。不同的是，为了更精确地评估使用 PSI 后的对线情况，Nabavi 等[23] 报道了 CT 评估的术后 HKA 在 3° 偏差内的准确率为 98%。使用这种现代 PSI 系统，矢状位、冠状位和旋转方向的预期值均超过 90%。

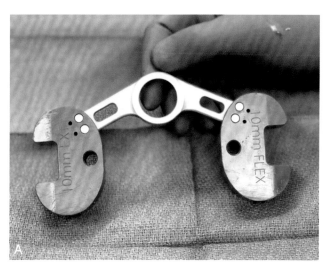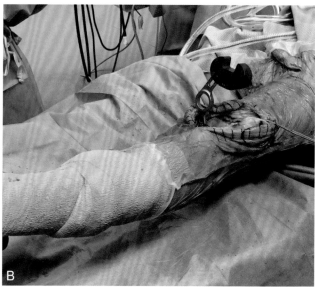

图 6.10 （A）、（B）屈伸间隙平衡工具（与股骨后髁相比，假体远端厚 1 mm ）

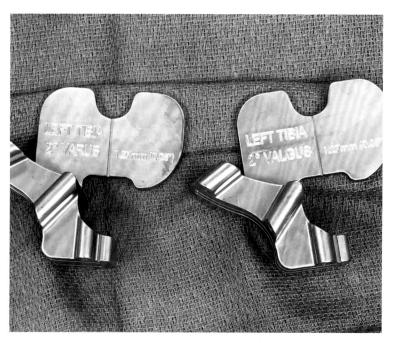

图 6.11 2° 的内翻 - 外翻再次切骨导板

Calliess 等[4] 对 200 名患者进行了前瞻性随机研究，比较了 PSI KA 膝关节和非 PSI MA 膝关节。与 MA 膝关节相比，PSI KA 膝关节平均 KSS 评分和 WOMAC 评分的改善更明显。然而，KA 组中有一些离群值个体的评分结果较差，这些离群值与 PSI 计划的偏差相关。Laende 等[8] 比较了使用 PSI 的 KA 和使用计算机辅助手术的 MA 方法，在 47 例患者的 2 年随访中，胫骨组件的纵向移位没有差异，两组

的平均迁移量都低于可接受的阈值。他们的结果还显示，膝关节对线或非中立位的胫骨组件位置与迁移量之间没有相关性，表明两组的假体组件都固定确实。

之前的文献显示使用 PSI 与否没有临床差异，这可能是由于精确度与准确性的概念对比。PSI 同其他导向系统一样，在实现特定目标和减少目标离群值方面是精确的。然而，常规使用的 MA 可能本身

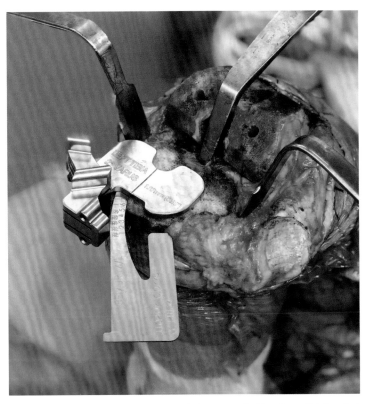

图 6.12　内翻二次切骨导板，在导板内侧垫上天使翼，将 2° 的矫正改为 1°

是一个错误的目标，从而产生不良的结果。因此向 KA 的转变，加上 PSI 提供的精确性，可能会更准确地重现原生解剖特征并带来更好的临床结果。

除了更精确地实现目标切骨和更少的离群值，PSI 还有一些固有的优势。术前建模可以发现任何小的关节外畸形。如果不干扰假体或截骨导板的安装，则无须移除原有膝关节周围的金属内植物。例如，PSI 设计的过程可以预测每个固定钉和锯片切骨的轨迹，并确定它是否会干扰股骨钢板螺钉或先前植入的前交叉韧带（ACL）螺钉。它也避免了股骨开髓，这可以减少脂肪栓塞和 TKA 的总体失血量 [24, 25]。如果是用 TKA 翻修之前失效的单髁置换术（UKA），根据我们的经验，现代 PSI 设计可以帮助实现与初次 MA 或 KA 相近的精度。除了比传统器械更好地预测假体的对线和型号外，PSI 还允许向一次性使用系统的平稳过渡 [26]。由于 CT 扫描允许术前规划组件尺寸，因此可以优化整体效率，尤其是在灭菌能力有限的独立门诊手术中心（ASCs）。

许多公司正在推广使用计算机导航和机器人作为精准 TKA 的现代解决方案。根据我们的经验，这些计算机和机器人增加了大量的资金成本，在手术室中增加了大量的数据采集时间，并且与这里描述

的现代 PSI 技术相比，更容易受到使用者自身错误的影响。当将 PSI 与各种机器人辅助或导航系统，甚至定制假体进行比较时，PSI 的成本是具有一定优势的 [26, 27]。

PSI 也有一些局限性。首先，它需要对患者进行 CT 扫描，这增加了使用传统器械时不需要的额外成本和辐射。其次，通常有 3 周的准备期，在此期间制作导板和 3D 骨骼模型。这些成品同样有 6 个月的有效期。由于扫描完成后，膝关节炎畸形可能加重，骨表面形态可能发生改变，因此有必要给这些模型设定一个失效日期。此外，如果在术中发现与切骨导板有关的解剖结构异常，PSI 很难允许术中对原计划进行大幅度调整。

结论

PSI 在 TKA 中是一项实用的技术，在术前规划、手术精度和手术室效率方面具有优势。虽然 PSI 在过去的文献中有着不同的结果，但现代的基于 CT 的 PSI 系统可以比传统技术更准确。它应用在 KA 中有几个好处，主要是允许预切骨的验证和间隙平衡的即时反馈。PSI 应用于运动学对线至少与传统器械一

样有前景，并且有一些独特的优势，使其成为未来几年中一种可供选择的工具。

（ANKIT BANSAL, MD ｜ DAVID CRAIG LOUCKS,
MD, FRCSC ｜ ROBERT GREENHOW, MD, FRCSC ｜
RUSSELL PRESLEY SWANN, MD 著
温　亮 译　曲铁兵 审校）

参考文献

1. Lee YS, Howell SM, Won YY, et al. Kinematic alignment is a possible alternative to mechanical alignment in total knee arthroplasty. *Knee Surg Sports Traumatol Arthrosc.* 2017;25(11):3467–3479.
2. Howell SM, Papadopoulos S, Kuznik KT, Hull ML. Accurate alignment and high function after kinematically aligned TKA performed with generic instruments. *Knee Surg Sports Traumatol Arthrosc.* 2013;21(10):2271–2280.
3. Howell SM, Howell SJ, Kuznik KT, Cohen J, Hull ML. Does a kinematically aligned total knee arthroplasty restore function without failure regardless of alignment category? *Clin Orthop Relat Res.* 2013;471(3):1000–1007.
4. Calliess T, Bauer K, Stukenborg-Colsman C, Windhagen H, Budde S, Ettinger M. PSI kinematic versus non-PSI mechanical alignment in total knee arthroplasty: a prospective, randomized study. *Knee Surg Sports Traumatol Arthrosc.* 2017;25(6):1743–1748.
5. Dossett HG, Estrada NA, Swartz GJ, LeFevre GW, Kwasman BG. A randomised controlled trial of kinematically and mechanically aligned total knee replacements: two-year clinical results. *Bone Joint J.* 2014;96-B(7):907–913.
6. Shelton TJ, Howell SM, Hull ML. A total knee arthroplasty is stiffer when the intraoperative tibial force is greater than the native knee. *J Knee Surg.* 2019;32(10):1008–1014.
7. Shelton TJ, Howell SM, Hull ML. Is there a force target that predicts early patient-reported outcomes after kinematically aligned TKA? *Clin Orthop Relat Res.* 2019;477(5):1200–1207.
8. Laende EK, Richardson CG, Dunbar MJ. A randomized controlled trial of tibial component migration with kinematic alignment using patient-specific instrumentation versus mechanical alignment using computer-assisted surgery in total knee arthroplasty. *Bone Joint J.* 2019;101-B(8):929–940.
9. Li Z, Yang Z, Liao W, et al. Fewer femoral rotational outliers produced with CT- than with MRI-based patient-specific instrumentation in total knee arthroplasty. *Knee Surg Sports Traumatol Arthrosc.* 2020;28:2930–2941.
10. Kosse NM, Heesterbeek PJC, Schimmel JJP, van Hellemondt GG, Wymenga AB, Defoort KC. Stability and alignment do not improve by using patient-specific instrumentation in total knee arthroplasty: a randomized controlled trial. *Knee Surg Sports Traumatol Arthrosc.* 2018;26(6):1792–1799.
11. Zhu M, Chen JY, Chong HC, et al. Outcomes following total knee arthroplasty with CT-based patient-specific instrumentation. *Knee Surg Sports Traumatol Arthrosc.* 2017;25(8):2567–2572.
12. Nunley RM, Ellison BS, Zhu J, Ruh EL, Howell SM, Barrack RL. Do patient-specific guides improve coronal alignment in total knee arthroplasty? *Clin Orthop Relat Res.* 2012;470(3):895–902.
13. Yamamura K, Minoda Y, Sugama R, et al. Design improvement in patient-specific instrumentation for total knee arthroplasty improved the accuracy of the tibial prosthetic alignment in the coronal and axial planes. *Knee Surg Sports Traumatol Arthrosc.* 2020;28(5):1560–1567.
14. Cucchi D, Menon A, Compagnoni R, Ferrua P, Fossati C, Randelli P. Significant differences between manufacturer and surgeon in the accuracy of final component size prediction with CT-based patient-specific instrumentation for total knee arthroplasty. *Knee Surg Sports Traumatol Arthrosc.* 2018;26(11):3317–3324.
15. Huijbregts HJ, Khan RJ, Fick DP, et al. Component alignment and clinical outcome following total knee arthroplasty: a randomised controlled trial comparing an intramedullary alignment system with patient-specific instrumentation. *Bone Joint J.* 2016;98-B(8):1043–1049.
16. Zhang QM, Chen JY, Li H, et al. No evidence of superiority in reducing outliers of component alignment for patient-specific instrumentation for total knee arthroplasty: a systematic review. *Orthop Surg.* 2015;7(1):19–25.
17. Sassoon A, Nam D, Nunley R, Barrack R. Systematic review of patient-specific instrumentation in total knee arthroplasty: new but not improved. *Clin Orthop Relat Res.* 2015;473(1):151–158.
18. Eckhoff DG, Bach JM, Spitzer VM, et al. Three-dimensional mechanics, kinematics, and morphology of the knee viewed in virtual reality. *J Bone Joint Surg Am.* 2005;87(Suppl 2):71–80.
19. Roth JD, Howell SM, Hull ML. Native knee laxities at 0 degrees, 45 degrees, and 90 degrees of flexion and their relationship to the goal of the gap-balancing alignment method of total knee arthroplasty. *J Bone Joint Surg Am.* 2015;97(20):1678–1684.
20. Lyras DN, Greenhow R, Loucks C. Restoration of the mechanical axis in total knee arthroplasty using patient-matched technology cutting blocks. A retrospective study of 132 cases. *Arch Bone Jt Surg.* 2017;5(5):283–289.
21. Anderl W, Pauzenberger L, Kolblinger R, et al. Patient-specific instrumentation improved mechanical alignment, while early clinical outcome was comparable to conventional instrumentation in TKA. *Knee Surg Sports Traumatol Arthrosc.* 2016;24(1):102–111.
22. Cavaignac E, Pailhe R, Laumond G, et al. Evaluation of the accuracy of patient-specific cutting blocks for total knee arthroplasty: a meta-analysis. *Int Orthop.* 2015;39(8):1541–1552.
23. Nabavi A, Olwill CM, Do M, Wanasawage T, Harris IA. Patient-specific instrumentation for total knee arthroplasty. *J Orthop Surg (Hong Kong).* 2017;25(1):2309499016684754.
24. Leon VJ, Lengua MA, Calvo V, Lison AJ. Use of patient-specific cutting blocks reduces blood loss after total knee arthroplasty. *Eur J Orthop Surg Traumatol.* 2017;27(2):273–277.
25. Cucchi D, Menon A, Zanini B, Compagnoni R, Ferrua P, Randelli P. Patient-specific instrumentation affects perioperative blood loss in total knee arthroplasty. *J Knee Surg.* 2019;32(6):483–489.
26. Attard A, Tawy GF, Simons M, Riches P, Rowe P, Biant LC. Health costs and efficiencies of patient-specific and single-use instrumentation in total knee arthroplasty: a randomised controlled trial. *BMJ Open Qual.* 2019;8(2):e000493.
27. DeHaan AM, Adams JR, DeHart ML, Huff TW. Patient-specific versus conventional instrumentation for total knee arthroplasty: peri-operative and cost differences. *J Arthroplasty.* 2014;29(11):2065–2069.

第 **7** 章 导航工具辅助下的运动学对线全膝关节置换术

引言

近 20 年来，在全膝关节置换术（TKA）中建立冠状位和矢状位中立位对线的准确性和精确度方面，计算机辅助手术（computer-assisted surgery，CAS）或导航一直是金标准。准确性指的是测量值与"真实"值的接近程度，而精确度指的是一系列测量值之间的接近程度。就个体解剖而言，股骨远端、胫骨近端和肢体的冠状面中立位对线通常不代表"真实"值，因为它在正常个体之间存在显著差异[1,2]。同样，对于绝大多数个体来说，对称的屈曲间隙并不代表一个"真实"值，因为在正常状态下，屈曲间隙通常是不对称的[3,4,5]。因此，对于绝大多数个体来说，导航辅助下机械对线（MA）的 TKA 精确地复制了非解剖性的对线目标。

运动学对线（KA）在这方面与 MA 不同，因为

它的对线目标是解剖上的"真实"值（即每个患者的精确的、骨关节炎发病前的正常值）。因此，当目标是"真实的"而不是人为制造的目标时，导航等精密工具在实现对线目标方面具有更高的准确性和精确度。在追求非中立位和多变的肢体对线目标时，这可能更加重要，因为在执行恢复正常解剖的计划中，可能会出现偏差的叠加，而其原因是显而易见的。

尽管使用导航工具 KA 的基本原理与前面章节中概述的原理相同，但是从导航手术的角度来回顾这些原理，有助于理解如何最大限度地利用这一技术的潜在优势。本章讨论了使用导航工具的基本原理，该主题的相关文献，关于膝关节软组织袖套适用于导航原则的假设，导航系统的最佳规划要求，使用导航规划和执行 KA TKA 的常规技术，以及使用导航 KA TKA 处理最常见复杂畸形的技术。KA 是一种先进的技术，本章的内容假定了读者能充分理解计算机辅助 TKA 技术。

为什么要使用导航

澳大利亚骨科协会国家关节置换注册报道称，与非导航 TKA 相比，导航 TKA 后假体无菌性松动翻修的风险率（hazard ratios，HR）显著降低。年轻和老年患者队列均如此（小于 65 岁，风险率 HR 0.63，$P < 0.01$；大于 65 岁，HR 0.71，$P < 0.001$）[6]。许多 meta 分析报道了导航的准确性和精确度优于其他器械平台[7,8,9]，并在一定程度上改善了患者报告的结果[10,11]。

由于无菌性松动导致的假体失效在 KA 中并不常见。在包括 222 例关节的队列研究中，以无菌性松动为终点的 10 年生存率为 98.5%[12]。本系列报道的无菌性松动失效的单个病例是由于胫骨侧矢状面定位错误所致。在一个更大的队列研究中，至少有 2 年的随访，无菌性松动导致的早期胫骨组件失效率为 0.3%，并且与过大的胫骨后倾相关（失效组 11°，对照组平均 5°）[13]。股骨组件的无菌性松动在 KA 队列研究中尚无报道，但股骨组件位置的矢状面错误与髌股关节

不稳定（patellofemoral instability，PFI）相关（PFI组平均组件屈曲11°，对照组平均5°）[14]。

大部分讨论都集中在MA和KA胫骨组件和下肢的冠状面力线。比如从MA的视角来看，KA中通常有许多患者的冠状面力线将被视为"异常"，但从人体解剖学的视角来看却是正常分布的。到目前为止，还没有文献报道由于冠状面力线方面的差异导致的KA TKA队列胫骨组件失效率增加或临床结果不佳的情况。同样，矢状面对线不良也与KA TKA的临床失败无关。好在导航工具不仅可以避免矢状面对线不良，而且还能在执行任何切骨操作前进行微调，以匹配每个膝关节的解剖差异。

在实现冠状面和矢状面的对线目标方面，导航系统具有较高的准确性和精确度。然而在轴面上，股骨内外旋转（IR-ER）、胫骨内外旋转（IR-ER）以及组件间相对旋转均不那么可靠[7]。组件旋转对线不良可能会导致一系列问题，因为股骨组件的轴向旋转会影响不同屈曲角度的平衡和内翻-外翻对线（完全伸直时除外），当假体膝关节屈曲至90°时，其影响程度最大[15]。所有计算机辅助系统都使用骨表面解剖标志确定股骨的旋转轴。这些标志在精确注册方面是不可靠的[16, 17]。即使可以获得精确的注册，这些标志在个体间都可能存在很大的差异。后髁轴（PCA）是在注册的准确性和精确度方面最可靠的轴[18]，但大多数导航系统都忽视了该轴，反而使用MA医生更常用的前后轴（A-P，或称为Whiteside's线）或通髁轴。

在导航TKA中，远端股骨的表面定位是膝关节模型配准过程中不可或缺的一部分。股骨后髁易于定位且可靠性高，在设置股骨旋转时可以用来替换一致性不好的其他表面标志。胫骨的运动学屈伸轴在20°至120°之间时，是股骨髁的圆柱形轴，因此，KA TKA通过匹配股骨远端和后髁能可靠地重建骨关节炎发病前的股骨PCA，避免了其他高变异性旋转参考轴的影响[19]。有证据表明股骨骨缺损在骨关节炎中并不常见[20]。因此，在计算股骨远端切骨以匹配病前股骨关节线时，只需要考虑股骨远端软骨的缺失。相比之下，胫骨骨缺损较常见并且难以量化。因此，计算恢复发病前的胫骨高度、后倾和冠状面成角所需的匹配切骨量是不可靠的。使用传统器械时，这种不确定性可以通过进行保守的初始胫骨切骨、评估平衡，然后根据需要修改胫骨切骨来控制。有了导航之后，在虚拟规划阶段就可以避免这种情况，虚拟假体的大小和位置可以在注册的膝关节模型上进行调整。首先，去除骨赘，然后拉

紧关节磨损一侧的副韧带，使膝关节完全伸直。外翻应力施加在内翻膝关节的内侧副韧带（MCL），内翻（译者注：原著中此处为"valgus"，经与原著作者沟通，应为"varus"，译为内翻）应力施加在外翻膝关节的外侧副韧带（LCL）。导航应用程序将自动测量髋-膝-踝角（HKAA）。这时的HKAA就是目标HKAA。目标股骨远端外侧角（lateral distal femoral angle，LDFA）可以通过在规划软件中放置虚拟股骨试模来确定，并获得必要的股骨远端和后髁的匹配切骨。目标胫骨近端内侧角（medial proximal tibial angle，MPTA）的计算公式为：MPTA=HKAA-LDFA。这个公式基于"减法原理"，即知道其中两个变量便可以让医生计算出缺失的第三个值，通常是MPTA。在确定了MPTA后，可以在冠状面设置胫骨切骨的角度，调整胫骨切骨的高度，以允许插入最薄的垫片、最少量切骨。矢状面胫骨切骨的后倾也可以在规划软件中与未磨损的间室进行匹配，然后检查切骨后的虚拟间隙，并对规划的假体位置进行微调，以优化切骨间隙。

当根据规划进行最终的切骨时，大多数情况下无须进一步松解软组织或胫骨二次切骨就可以实现完美的KA TKA平衡。如果医生使用限定冠状面对线的有限制的运动学对线技术，那么在进行任何切骨术之前，"异常值"就会被识别出来，并进行必要的调整。在这种情况下，可能需要软组织松解来达到韧带的平衡。

运动学TKA对线，虽然通常被认为是切骨过程，但本质上是一种软组织平衡过程。在此过程中，忽略了武断的中立位对线目标，因为这样做会不可避免地改变关节线，同时通常需要软组织松解，以使每个患者独特而复杂的生理性软组织套袖与新的非生理性关节线相匹配。以正常膝关节为例，在所有角度上，膝关节外侧都比内侧更松弛[3-5, 21, 22]。完全伸直时，这种差异非常小，正常的膝关节在完全伸直时可以被认为是对称平衡的[4]。一旦屈曲膝关节，后关节囊变松弛，外侧关节囊也随之放松便形成内轴运动[23]。这种不对称性在屈曲早期[5, 21, 22]、中期[4]和晚期都存在[3-5]。此外，女性的韧带整体松弛程度明显大于男性[21, 22]，交叉韧带切除对其影响也有所不同。前交叉韧带（ACL）切除增加伸直位松弛，但对屈曲松弛的影响很小。后交叉韧带（PCL）切断后作用相反[3]。导航可以在术前对虚拟植入物的大小和位置进行微调，这样就可以复制这些非常复杂的关系，以尽可能少的松解或胫骨二次切骨来重现自然的软组织张力[24]。

导航辅助下运动学对线全膝关节置换术的文献回顾

本节回顾了导航下 KA TKA 的文献。有 5 项已发表研究[24-28]。所有研究均采用无图像系统、胫骨侧骨水泥固定技术和后交叉韧带保留型假体。在这些研究中，使用了有限制的 KA 技术，对部分或全部的术中冠状面下肢力线和假体角度加以限定（表 7.1）。有学者认为这些限定并不能如实反映纯 KA 的情况。其中 4 项研究使用了相同的假体（Stryker Triathlon, Stryker）[24-26, 28] 和 Stryker 导航平台。在两项研究中[25, 26] 使用了一个小型的导航平台（Orthomap ASM, Stryker）。在两项研究中，术中 HKA 的限制均为 ±3°，但在 1 年后，一项研究的站立位 HKA 范围为内翻 7.4° 至外翻 6.3°[25]；另一项研究则为内翻 5.2° 至外翻 7.6°[26]。在 McEwen 的两项研究中[24, 28]，使用了具有集成软组织规划能力的 KA 导航平台（Precision CAS, eNact 膝关节导航系统 v4.0 软件, Stryker Leibinger）。术中假体组件和 HKA 的限制被设定为 ±6°，在 2 年及以上时，一项研究的站立位 HKA 为 9° 内翻至 5° 外翻[24]；另一项研究为 6° 内翻至 4° 外翻[28]。其中一项研究（双侧 KA 对比 MA 的随机对照试验）比较了基于术中导航的和术后站立的 HKA 频次分布。在 KA 队列中，术中测量的 HKA 数据可以与术后 2 年时站立位 X 线片保持一致。然而，在 MA 队列中，术中频次分布在 2 年后并没有保持一致，实际上与 KA 组在统计学上相似。此外，在 2 年随访结束时，那些 MA 导航的膝关节位置会与使用 KA 技术（虚拟 KA）的相匹配。因此可以得出结论，不论当初手术采用的是何种对线技术，随着时间的推移人工膝关节会逐渐倾向于病变前的力线。在这种情况下，KA 技术由于本身就以关节炎发病之前的力线为目标，又不需要进行软组织松解，就显得非常有意义了。

根据 Bellemans 的工作[1]，准确的非限制性 KA 技术将导致大约 24% 的下肢 HKA 偏离中立位力线 ±3° 以外。这与目标 HKA 窗口最宽的（±6°）两个导航研究相一致，其中 ±3° 以外的百分比分别为 36%[24] 和 24%[28]。在这两项研究中，男性患者显著偏多（卡方检验，$P=0.0228$ 和 $P=0.00424$），从而增加了 HKA 内翻超过 3° 的病例数[1]。然而，大量的有关传统器械与导航 MA TKA 对比的 meta 分析显示，在传统器械组中，HKA 在 ±3° 以外的百分比在 25% ~ 30%[7-9]。综上所述，基于关节炎发病前解剖形态的预期，导航 KA 技术出现的 HKAs 在 ±3° 外的比例与使用传统工具 MA 技术出现的 HKAs 在 ±3° 外的比例相似。但是，KA 膝关节比 MA 膝关节在获得平衡时需要进行的软组织松解更少[28]。

如前所述，尚没有一篇 KA 论文报道过与 HKA ±3° 以外相关的胫骨组件无菌性松动失效率增加或有不良的临床结果。在导航 KA 的短期研究中，没有胫骨组件无菌性松动失效的报道。在预测长期稳定性的短期数据方面，放射立体测量分析（radiostereometric analysis，RSA）是金标准，术后 2 年的位移低于设定的阈值可预测长期的稳定性[29]。最近发表的 RSA 研究比较了 KA 组和 MA 组骨水泥固定的 Triathlon 胫骨组件位移[30]，KA 队列的 HKA 范围为 9° 内翻至 1° 外翻，假体 MPTA（pMPTA）范围为 8° 内翻至 1° 内翻。胫骨组件的位移或导致的假体移位在两组之间没有差异，均低于可接受的阈值。同样，力线与胫骨组件的位移之间、力线与导致的假体移位之间也没有相关性。这些结果并不一定适用于其他假体，最终需要长期的数据来明确回答力线和胫骨组件无菌性失效的问题。

表 7.1	使用导航的运动学对线研究的总结						
作者	研究类型	例数 (KA)	随访年限	pLDFA 限制 (°)	pMPTA 限制 (°)	HKA 限制 (°)	站立位 HKA(°)
Hutt J	病例系列	100	2.4(1 ~ 3.7)	±5	±5	±3	−0.5(−7.4 ~ 6.3)
Hutt J	病例系列	55	短期 - 无具体信息	±5	±5	±3	−0.1(−5.2 ~ 7.6)
Matsumoto T	RCT	30	1	无限制	全部设定为 -3	无特殊限制	−1.8(−6 ~ 1.5)
McEwen P	病例系列	192	3.5(2 ~ 5)	±6	±6	±6	−0.7(−9 ~ 5)
McEwen P	RCT	45	2 ~ 4	±6	±6	±6	−1.0(−6 ~ 4)

- 表示内翻

HKA，髋 - 膝 - 踝角；pLDFA，假体股骨远端外侧角；pMPTA，假体胫骨近端内侧角；RCT，随机对照研究。

过大的胫骨组件后倾与无菌性胫骨组件失效有关[12,13]，股骨组件过度屈曲放置与髌股关节不稳定有关[14]。3个导航KA研究报道了假体矢状面位置。在一项研究中，根据制造商的要求，胫骨后倾被设置为7°[27]。在另外两项研究中[24,28]，胫骨组件的后倾与胫骨未磨损侧的后倾相匹配，股骨组件屈曲调整以优化型号，同时保持在制造商定义的联合屈曲后倾范围内。在这些研究中，股骨的平均屈曲角度和最大屈曲角度分别为3°和8°，胫骨的平均后倾角和最大后倾角也是如此。这消除了矢状面对位不良的失效模式，成为支持使用导航系统更有说服力的理由之一。

关节线方位角（joint line orientation angle，JLOA）是指在站立X线片上胫骨平台或胫骨组件与地面之间的冠状面夹角。无关节炎膝关节双足站立时，JLOA的平均角度为内翻，尽管其范围约为12°[32]，但几乎与地面平行[31,32]。这是下肢固有中立位和内翻位的情况。这在导航KA的研究中也得到了证实，报道的平均JLOAs为-1°[26]、-1.1°[27]、-1.3°[24]和-0.9°[28]。相比之下，在双足站立时，MA膝关节平均为外翻，在单足站立时进一步外翻[27]。TKA的JLOA越外翻，当膝关节屈曲时胫骨就越内翻。如果像在MA TKA中通常做的那样，合并股骨外旋，这种效应会更加明显[33]。

导航为软组织平衡的量化和控制提供了理想的平台。如果使用运动学对线技术，平衡应反映出正常膝关节的对称或接近对称的伸直间隙和通常不对称的屈曲间隙。MA TKA中寻求的矩形屈曲间隙通常是非生理性的[3-5,21,22]，其通过内后髁过度切骨和外后髁切骨不足来实现。在深度屈曲时，将胫骨外侧平台的固有矢状凸面反转为聚乙烯垫片的凹面，从而加重了膝关节外侧的过度约束，迫使股骨向上滚入一个斜坡，而不是向下滚入一个斜坡。有报道称，当膝关节屈曲时[23]，后交叉韧带保留型MA TKA的外侧屈曲间隙松弛可以改善胫骨内旋和术后屈曲范围[34,35]。使用导航KA技术，McEwen[24]报道了平均外侧屈曲间隙松弛4.5 mm，最大8 mm。平均内外侧松弛度差为2.3 mm。增加外侧屈曲间隙松弛度和"内外侧"松弛度差异与患者报道的多项预后指标呈正相关。

只有两个RCT研究比较了导航MA与导航KA。Matsumoto[27]报道了KA组在术后1年时，在两个KSS子项中有更好的屈曲范围和屈曲净增加值，以及更好的得分。在一项双侧手术研究中，McEwen[28]

报道了几乎相同的结果评分，但患者明显倾向于KA膝关节，这与不进行韧带松解和更多的生理性JLOA有关。

骨关节炎膝关节的软组织套袖

KA TKA本质上是调整假体对线以适应侧副韧带和PCL。其中一个假设是韧带的套袖是正常的，KA可以在不松解韧带的情况下恢复病前的对线。然而，有证据表明，具有较大冠状面畸形的软组织套袖并非普遍正常。本部分对文献进行了总结，以使接下来的手术技术部分的假设更加明确。在大多数内翻的膝关节骨关节炎中，MCL并不挛缩[36-38]，尽管相关证据存在一些冲突。Bellmans[39]和McAuliffe[40]均报道了膝内翻畸形大于10°时，低屈曲角度时内侧松弛程度降低。在Bellemans的研究中，骨赘被去除了，任何无法通过用测块填充内侧伸直间隙来纠正冠状面对线到中立位的现象被解释为内侧挛缩。McAuliffe将骨赘保留在原位，并将中立位定义为一个虚拟的Macquet线穿过膝关节中间的位置，用来测量内翻负荷和中立位之间的松弛度。这两项研究都没有考虑到膝关节的固有性内翻，即"中立位"并不等同于"正常"，存在着很大范围的个体差异（更不用说保留骨赘的影响了）。

相反，Okamoto[36]的研究显示，无论内翻畸形是否超过20°，伸直时均无内侧挛缩，McAuliffe[37]对于90°屈曲位的骨关节炎膝关节研究也得出了相同的结论。在前内侧骨关节炎中，MCL会保持其长度不变，因为完好的股骨内后侧软骨在深屈曲时将接触完好的胫骨内后侧软骨[38]。这是内侧单髁膝关节置换术的基本原则之一，在这种手术中，无须进行MCL松解。然而，慢性ACL缺失可导致内后侧软骨磨损[41]，固定的胫骨前方半脱位，以及随之而来的PCL挛缩（图7.1）[42]。后者基本上是唯一不能假设MCL（和PCL）的长度是正常的情况（即使它经常是正常的）。

相反，有证据表明，外侧伸直间隙松弛可以随着骨关节炎内翻畸形的增加而增加[36,39,40]，10°内翻似乎是外侧松弛增加的临界点。在这类患者中，以卡尺为基础的KA切骨技术可能导致外侧伸直间隙变宽。这时，可能需要MCL胫骨侧的有限松解来获得平衡，而不是增加胫骨内翻切骨。上述文献综述和关于内翻膝软组织套袖的核心假设的总结详见专栏7.1。

根据畸形的严重程度、可纠正性和MCL的状态，

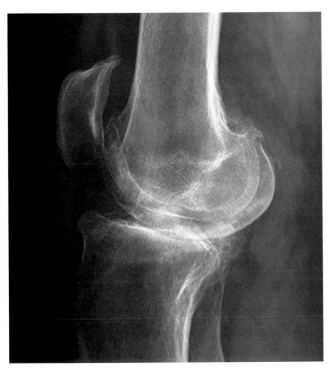

图 7.1　膝关节骨关节炎伴严重病理性胫骨后倾、后内侧磨损模式和慢性前交叉韧带缺失所致的固定前方半脱位的侧位片

进行任何切骨之前，可以量化出 MCL 病理松弛的程度。需要减少胫骨内侧切骨量以匹配 MCL 松弛的程度，外侧可能需要松解以获得平衡。Ⅲ 型是一种严重的固定畸形，MCL 功能不全，需要内外翻限制型或铰链型假体，显然不适合 KA 技术。LCL 很少会挛缩 [44]。使用 KA 技术时，股骨假体是不外旋放置的，所以 LCL 不会因为假体的放置而变得绷紧，而是在屈曲时保持自然松弛和适应的状态。因此，要减轻外翻畸形，主要需要处理紧绷的外侧伸直间隙，偶尔也需要处理松弛的内侧间隙。上述文献综述和关于外翻膝韧带套袖的核心假设详见专栏 7.2。

专栏 7.2　外翻膝

外翻膝关节术前外翻对线小于 10° 并且可以手法纠正至中立位，可以假设有正常的内侧副韧带（MCL）和正常的外侧结构。因此，只有在股骨远端外侧角过小的情况下，才需要松解，以获得医生限定的肢体力线和组件对线。如外翻对线超过 10°，MCL 可能存在病理性薄弱，可能需要侧方松解来平衡伸直间隙。

专栏 7.1　内翻膝

术前畸形小于 10° 且前内侧磨损模式的内翻膝，可以假设有正常的内侧副韧带和正常的外侧结构。因此，只有严重的胫骨内翻才需要松解，以符合医生限定的肢体和组件对线。对于超过 10° 的获得性内翻畸形，外侧伸直间隙松弛度可能会病理性增加，可能需要较少的内侧松解来平衡 2～3 mm 的不对称 [24]。

外翻膝关节曾被分为 3 个等级 [43]。这种分类虽然有意义，但假设了中立位对线是正常和手术想要获得的，那么这个前提就值得商榷。Ⅰ 型为轻度外翻膝，可被手法纠正至中立位，MCL 完全正常。根据定义，这些膝关节具有获得性的外翻力线（通常由外侧半月板缺失和关节软骨丢失引起）和正常的韧带。这些膝关节非常适合 KA 技术，很少需要额外的软组织松解。Ⅱ 型和 Ⅲ 型外翻膝关节通常存在固有性外翻对线，这主要是由股骨机械 LDFA（mLDFA）带来的 [1, 24]。Ⅱ 型为中度外翻，可能不能被手法纠正至中立位，因为膝关节最初就没有处于中立位。MCL 可能会有一些变弱，但仍然有一个稳定的终末点。通过导航设备，KA 技术最适合用于这种类型的膝关节，因为在

何种导航系统

KA 导航需要软件平台实现以下几个关键功能：
1. 测量冠状面和矢状面的 HKA。
2. 具有 6 向自由度和在毫米级切骨精度的虚拟环境中进行组件调整。
3. 在膝关节屈曲 0°、10°～15° 和 90° 时测量切骨后的间隙，以毫米为单位。

股骨假体的虚拟型号是一个有用但不重要的特征。KA 是典型的后参考技术，虚拟型号允许完美匹配的股骨后髁切骨，通过调整组件的屈曲和大小来匹配前髁切骨并达到最佳的假体覆盖。虚拟股骨型号是因假体制造商而异，而上面的三个功能是通用的功能，允许导航系统与任何假体一起使用，只要已知所选择的假体型号。

许多机器人系统也满足了这些系统要求。目前，这些系统的规划能力在优化配置的导航平台的基础上加入的很少。髌股关节平衡仍然没有完美解决，而且在任何平台上也没有评估 PCL 平衡的方法。目前，机器人系统与传统导航相比，能够进行非常精确的胫骨二次切骨是其主要优势，在 KA TKA 中具有明显的实用性。

使用导航工具的运动学对线技术

有许多导航系统满足上述最佳的、集成软组织平衡的 KA 技术。本节详细介绍了基于导航的 KA TKA 的规划和实施。对于那些习惯于使用导航的人来说，将下述的工作流程结合起来是非常简单的，一旦熟练，所增加的时间不到 2 分钟。这些额外的耗时可以通过减少的二次切骨和松解来弥补。对于那些学习导航的人来说，需要处理的数据量和需要做出的决策数量将大大增加，学习曲线是比较明显的。下面详细介绍的工作流程可以应用于任何具有上述必需功能的系统。作者的大部分经验都与 Stryker Precision 平台有关（Precision CAS，eNact 膝关节导航系统 v4.0 软件，Stryker Leibinger）。尽管这里介绍的一些细节与这个特殊的平台有关，但所有的操作都是为了制定一个通用的工作流程，以适用于其他导航平台。如前所述，除了系统整合的股骨型号外，该工作流程可以应用于任何假体组件，只需事先设定股骨髁远端、后髁和胫骨近端的切骨量。此外，由于该技术将切骨间隙纳入骨赘去除后的规划算法中，因此使用股骨优先还是胫骨优先技术变得无关紧要，除非是有本节后面讨论的复杂畸形。

工作流程如下：

1. 通过站立位 X 线片评估原有的 LDFA 和 MPTA（可选）。
2. 注册。
3. 设置目标 HKA。
4. 设置临时目标假体的 LDFA（pLDFA）和 pMPTA。
5. 设置股骨屈曲和胫骨后倾。
6. 量化临时平衡，调整假体位置以达到最佳平衡。
7. 执行计划切骨。
8. 试模复位和间隙平衡 / 二次切骨或软组织松解。

术前计划

术前计划是一项质量保证措施，通过测量站立前后位片上的 mLDFA 和 MPTA 来完成。mLDFA 和 MPTA 与 90° 的差值被指定为 pLDFA 和 pMPTA，对应于股骨远端和胫骨近端的内外翻切骨角度。pLDFA 和 pMPTA 之和就是预估的术后力线（假设是矩形的伸直间隙）。虚拟平台提供了更多的解剖学细节，但影像学规划有两个功能。首先，它作为注册后的虚拟模型的验证，两者之间任何较大的偏差，特别是

股骨远端可能没有骨缺失[20]，应进行术中核查，确认感应器是否稳定安装，且配准是否准确完成。其次，它也提醒医生存在极端解剖形态的可能性，在这种情况下，可预期并实施软组织松解。

包括胫股偏距在内的注册过程

在导航 TKA 中通过注册这个步骤，计算机可以显示患者的骨骼在空间中的位置，为切骨导板的定位提供参考。在此之前，在股骨远端和胫骨近端放置三维反射器。一旦固定好，骨骼表面就会通过软件的注册过程映射到股骨和胫骨的模型上，以创建一个非常精确的骨骼解剖的三维图示。注册过程应遵循导航仪器制造商所规定的技术；然而，注册股骨旋转轴和胫骨旋转轴需要特别注意。这些数据在不同的系统中由不同的测量方法定义，存在着准确性和精确度的问题，因此，医生必须知道如何将这些测量方法整合到虚拟的肢体模型中，从而帮助导航切骨。当使用任何 KA 技术（包括导航 KA）时，股骨假体旋转都是根据骨关节炎发病前的 PCA 进行设置的，因此不太可能出现旋转轴不准的问题。软件系统中注册的轴将定义股骨的矢状面和冠状面，因此注册轴与 PCA 越匹配，与真正的解剖结构相比，模型中的冠状面和矢状面上的误差就越少。胫骨旋转的注册是非常不准确的，在确定组件的放置时应该忽略掉这一点。然而，患者的胫骨后倾和胫骨冠状面成角与中立位的差异越大，胫骨旋转就越大，软件生成的骨模型就会受到影响。因此，与股骨旋转轴一样，胫骨旋转配准越符合患者的真实解剖结构，模型的误差就越低。如果选择 PCL- 胫骨结节方式来帮助定义胫骨的旋转，则应该记录胫骨结节的内侧边缘，而不是中内 1/3 交界处。使用胫骨外侧平台关节面长轴的测量方法更为准确[45]。穿过胫骨髁间棘的与胫骨外侧平台长轴的平行线，这条线与胫骨结节的交点也可以考虑。

导航和机器人系统的另一个不足之处是，缺乏直接测量胫骨股骨正常偏距的方法，这是测量 PCL 是否平衡的方法。实际上，在膝关节屈曲 90° 时，在股骨的一个固定点和胫骨的一个固定点之间合并重复测量是非常有效的。Howell[45] 使用一种改进的卡尺技术描述了这一点。如果使用 Precision 导航系统，可以使用该软件进行点对点测量，方法是在股骨远端和胫骨前侧面分别选择一个点。两点之间的距离自动分解为正交分量，而 A-P 分量是我们需要的值。

如果术前、术后交叉韧带都完好无损，在 90° 屈曲时重复测量后交叉韧带保留型股骨试模安放后的 A-P 偏距应与注册时测量的（任何切骨前）相同。如果 A-P 偏距大于术前，屈曲间隙可能较紧，可增加胫骨后倾或松解 PCL。如果偏距比之前小，则屈曲间隙太松。如果增加垫片的厚度或减少胫骨后倾不能解决这个问题，那么 PCL 很可能在手术过程中被损坏，可以考虑使用限制性更大的垫片，转换为 PCL 牺牲型的假体设计，或者选择一个前唇抬高的前稳定垫片。

设定髋 - 膝 - 踝目标角度

在骨骼解剖注册完成后，软件可以显示出膝关节相对于髋关节和踝关节的精确对线。通过去除股骨和胫骨周围的骨赘，充分伸直膝关节，并对畸形侧的侧副韧带施加应力直至韧带拉直，就可以很容易地确定适合 KA 的 HKA。在此过程中所获得的 HKA 就是目标 HKA。考虑到伸直间隙的松弛性，允许有一个 1° 的窗口。例如，如果膝关节有内翻畸形，清除内侧骨赘，并充分伸直膝关节施加外翻应力。如果膝关节矫正到 2° 内翻，目标 HKA 就将是 2° 内翻，可接受的内翻窗为 1°～3°。在 KA 中并不尝试"纠正"对线到中立位。而对于外翻膝方法相反。如果目标 HKA 超出了医生的选择或自己制订的对线范围，则会将目标 HKA 移至该范围内，但随后需要软组织松解以实现这种限定，由此产生的全膝关节置换将不再是严格的 KA 了。

定义临时的假体股骨远端外侧角和胫骨近端内侧角——减法原则

pLDFA（假体股骨远端外侧角）的定义是通过在虚拟模型上设置匹配的股骨远端切骨来考虑软骨的丢失。如果有软骨下骨暴露，意味着有 2 mm 的软骨丢失，就需要从切骨的匹配值中减去这 2 mm。如果有软骨部分丢失，则需要用环形刮匙将剩余的软骨清除到软骨下骨暴露，来计算约 2 mm 的软骨丢失。例如，Triathlon 假体的股骨远端髁的厚度为 8.5 mm，因此匹配的切骨厚度应为 8.5 mm。然后将切骨设置为 8～9 mm（如有 2 mm 软骨丢失的情况下就是 6～7 mm）。这样 pLDFA 就确定了。然后利用减法原理，用公式 pMPTA= 目标 HKA－pLDFA，就可以计算出 pMPTA（假体胫骨近端内侧角）。例如，如果目标 HKA 为 2° 内翻，pLDFA 为 1° 外翻，pMPTA 即为 3° 内翻（可接受的内翻窗为 2°～4°）。这种方法使得在严重病例中胫骨骨缺失无法计算的问题变得无关紧要，也是一种重要的手术质量保证措施。

（技术说明：Stryker Precision 导航平台中的虚拟规划界面允许 7 种自由度的虚拟股骨组件调整，但不允许虚拟胫骨组件的冠状面或矢状面角度的调整。为了克服这一限制，医生必须进入胫骨切骨确认步骤。进入该界面后，无须切骨，医生就可以在空间中控制验证的跟踪器，以模拟规划的胫骨运动学切骨。一旦这个位置被记录下来，医生就可以返回到规划界面，改变胫骨组件位置以匹配模拟的运动学切骨，切骨后间隙测量将准确显示 KA 切骨平面的结果。）

设定股骨屈曲和胫骨后倾

股骨组件屈曲由试模假体在患者股骨虚拟模型上的 A-P 拟合来确定。设置后髁切骨，并在屏幕上调整股骨组件的大小和屈曲，以优化股骨前端的覆盖。在大多数系统中，有可能在两种尺寸型号之间进行选择，小的型号需要更加屈曲放置，而大的型号则不需要屈曲，来避免股骨前髁的过度切骨。膝关节系统中可供选择的尺寸型号越多，不同型号之间的屈曲差异就越小。如果股骨假体有"窄版"和"标准版"的选项，则具有更大的灵活性。在某些情况下，股骨的 A-P-内外侧尺寸可能不匹配，在这种情况下，将需要更大型号的窄版假体。

在大多数膝关节中，假体的形状将与患者的解剖结构相匹配，在这种情况下，应该暂时选择两种方案中较大的一个，因为它将最大限度地减少股骨假体的屈曲。如前所述，最大限度地减少股骨组件屈曲可以在设置胫骨后倾时获得最大的灵活性（一些假体系统已经对股骨屈曲和胫骨后倾的组合进行了限制，因此使用较大的股骨假体和模板来减少屈曲，会导致设置胫骨后倾的调整余地较小）。

在 KA TKA 中，未磨损间室的后倾是设置胫骨后倾的主要参考点。如果两侧都有磨损，那么后倾设置一般为 3°，并在侧副韧带和 PCL 平衡被量化后进行调整（见下文）。导航系统应该理想地允许胫骨近端表面测绘，以给出后倾的视觉表征。大多数导航系统从平台两侧的最低配准点进行胫骨切骨，并假定平台是平坦的。胫骨内侧平台是凹面的，股骨接触点一般位于平台的最低点。因此，关键定位点应在内侧平台的中间位置。胫骨外侧平台是个凸面，该凸面在后面陡然下降。因此，如果在外侧平台的后 1/3 进行注册，那么将有过多的胫骨外侧平台被切除。因此，只应注册外侧平台的前 2/3。胫骨后倾应保持在个位数，且很少超过 8°。

量化临时的间隙平衡并调整假体位置来优化平衡

一旦在软件中设定了临时的运动学切骨，通过将关节在 0°（如果可能的话）、10°~15° 和 90° 位时，施加内翻和外翻应力来量化虚拟的切骨间隙。医生应该记住，内侧和外侧松紧度对称的唯一位置是完全伸直时后关节囊紧张的情况下。在 10°~15° 时，外侧间隙可能比内侧松弛 1~2 mm。在 90° 时，这种差异平均为 2~3 mm，最大可达 8 mm[24]。因此，在 0° 屈曲时，目标是产生一个矩形切骨间隙，该间隙应比假设使用最薄垫片的匹配切骨宽 1 mm。例如，如果使用 9 mm 的垫片，Triathlon 假体的匹配切骨应为 18.5 mm，因此目标切骨间隙为 19 mm。在 10°~15° 时，外侧可能比内侧松弛 1~2 mm。在屈曲 90° 时，目的是在切骨后形成梯形间隙，其中内侧间隙为 19~20 mm，外侧间隙每个患者都有不同的生理数值，但平均为 21~24 mm。

在大多数情况下，默认的运动学切骨将在前面概述的公差范围内平衡间隙。如果切骨间隙不平衡，选择的假体位置又按原计划执行的话，则可能需要进行软组织松解。或者，在执行计划之前，可以对假体位置做微调，以更好地平衡间隙。在大多数情况下，软件中的这些调整在 1 mm 或 2 mm 范围内时，可以对股骨和胫骨的切骨进行调整，直到切骨间隙符合预期目标。这样应用侧副韧带张力对模型进行检验，大大提高了韧带的平衡性，并满足了进行二次切骨来实现膝关节平衡的需要。

对于内翻膝关节，虚拟 KA 定位后预测出的不平衡通常包括两种固定的模式。第一种是在中度到重度的畸形时松弛的外侧伸直间隙。在这种情况下，应抬高胫骨切骨平面减小相同数量的切骨厚度以避免伸直间隙超过目标值。例如，如果在屈曲 10° 时外侧切骨间隙是 23 mm，则超过了 21 mm 的目标限制（内侧目标值是 19 mm，但是在 10° 屈曲时，2 mm 的外侧松弛是正常和可以接受的），所以计划胫骨切骨应该只多出 2 mm。在按计划进行切骨后，MCL

可能会太紧，在试模复位时，应预期使用 19G 针头对 MCL 进行微孔松解。当然，通过增加胫骨切骨和内翻切骨来平衡相同的情况是可能的，但这违反了减法原则，根据定义，如果目标 HKA 没有设置在解剖角度，则可能导致比关节炎前更大的内翻。事实上，通过调整股骨和 / 或胫骨组件的位置，可以解决这种不平衡的情况，但所有这些都会违反减法原则和打破复制发病前解剖的意图。

第二种不平衡模式是单纯的内侧屈曲间隙紧张，尽管有解剖性内翻存在。在这种情况下，MCL 和 PCL 都会太紧，但只存在于屈曲时。这种情况是由于一个非常陡的胫骨后倾被降低到一个可接受的角度（作者的做法是调整到 8°）而造成的，并可能因内侧和外侧胫骨平台之间的后倾坡度差异而加重。事实上，胫骨内侧和外侧可能有不同的后倾角度，在其他研究中也有记录，平均为 2.4°[46]，在某些个体中可能有更大的差异。如果与发病前相比自然后倾减少，外侧屈曲间隙也比原有解剖更紧，但它本身就足够松弛，足以适应绝大多数个体的后倾减少。这个情况有两种解决方案。第一种是增加股骨内侧后髁的切骨，但这会使股骨组件外旋，违反了 KA 的基本原则之一，即保留平行 PCA 的股骨旋转轴。因此不建议这样做，因为这样做会影响膝关节在整个运动范围内的运动学功能。第二种选择是在试模复位过程中松解 MCL 的前缘，必要时松解 PCL。松解 MCL 前缘对内侧屈曲间隙的影响远大于对内侧伸直间隙的影响，且不会导致伸直间隙失衡[47, 48]。由于本章前文提到的原因，应该避免两位数的胫骨后倾角度。

在外翻膝关节中，KA 定位后持续不平衡也一般包括两种固定的模式。第一种是松弛的内侧伸直间隙，发生在外翻膝中，MCL 松弛。这种情况与以前描述的内翻膝的情况相反，但有相同的解决方案。在这种情况下，可以抬高胫骨切骨平面，并预期进行腘肌腱松解和 / 或 LCL 松解。第二种是由过小的原生 LDFA 被人为调整到限定的 pLDFA 所引起的单纯伸直间隙紧张。根据残余畸形是外翻加屈曲（PC+ITB）还是单独外翻（ITB），预期是后外侧关节囊（PC）松解还是单纯髂胫束（ITB）的松解。

计划切骨的实施

导航的主要优点之一是能够确认规划内容的执行状态。因此，绝不应忽略核查步骤。保守切骨的误差比激进切骨的误差更容易得到纠正。然而，任何超出计划的过度切骨偏差都可以在验证步骤中进行量化，并可以通过胫骨切骨的反向改变来补偿。读者可参考用于这些验证步骤的导航系统说明手册。

试模复位和间隙平衡 / 二次切骨或松解

试模复位有两个目的。第一个目的是确定胫骨的旋转。这可以按胫骨解剖标志设置，或者通过胫骨试模组件在膝关节完全伸展的情况下与股骨试模的相对位置关系进行设定。考虑到胫骨解剖标志的准确性和精确度的问题，以及大多数假体系统在完全伸直时比屈曲时具有更大的旋转约束性，该"漂浮"技术至少可以防止最大约束位置时组件之间的旋转匹配不良，也是作者的首选方法（图 7.2）。

第二个目的是评估一致性和平衡性。如果平衡不理想，就需要二次切骨或软组织松解。如果遵循减法原则，则在屈曲间隙过紧时进行胫骨二次切骨以增加后倾，或在屈伸间隙都过紧时增加胫骨切骨。如前所述，通过松解来纠正内外翻不平衡，以避免违反前文所述的减法原则。单纯伸直间隙轻度紧张可通过后关节囊松解来解决，如果是明显的紧张，则可通过增加股骨切骨来解决，尽管后者很少用到。

在假体试模置入之前，不应进行软组织松解，比如在某些情况下，去除残留的后内侧骨赘或内侧

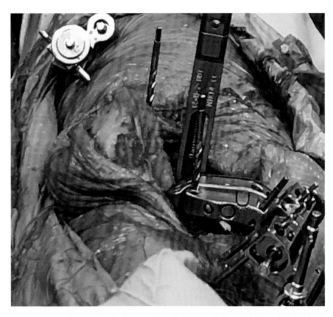

图 7.2 "漂浮"技术设置胫骨旋转的照片：胫骨试模中的手柄平行于股骨试模中的旋转指针，膝关节完全伸直

平台减容（如果尺寸型号介于两号之间）可能会平衡关节。

KA 技术的髌股关节（PF）平衡通常是令人满意的，因为在被替换的滑车中髌骨轨迹通常与在原有滑车中一样完美。然而，如果医生选择髌骨表面置换，那么 KA 原则是很重要的。髌骨的高度应该被恢复，髌骨应在正位和侧位平面均垂直切骨，以重现在解剖重建的滑车中保持稳定的原有解剖结构。与使用 MA 技术的患者相比，外侧松解和髌股关节并发症的发生率较低 [28, 49, 50]。KA TKA（或 MA TKA）术后有髌股关节不稳（PFI）风险的患者往往在术前就有同样的风险，影响着其原生膝关节 [24]。应该意识到 PFI 病史、滑车发育不良、高位髌骨和髌骨轨迹偏外等因素会增加术中 PF 平衡操作的可能性。在这些患者中，股骨假体屈曲应保持在最低限度，从而使滑车外侧高度 [51] 和近端髌骨捕获 [52] 的改变降到最低。

复杂畸形

对于常见的内翻和外翻畸形，预测、最小化和执行软组织松解的方法已经被详细描述过。下面介绍使用导航在 KA TKA 中矫正过伸和严重固定屈曲畸形的技术。

单纯的过伸畸形

在导航 TKA 中，单纯过伸畸形通常等同于单纯伸直间隙松弛（图 7.3A 和 B）。病理性过伸可发生在一些胶原相关和神经肌肉疾病，与骨骺疾病相关的真性骨骼畸形，以及手术时不慎的股骨远端过度切骨。病理性过伸很容易通过减少股骨远端切骨来矫正。

在切骨完成后，为了限制过伸，通常需要使用更厚的胫骨垫片、增加胫骨后倾，并松解软组织以平衡屈曲间隙。另外，向远端移动股骨假体是困难的，但可以实施。如果在术前能够识别出这种具有挑战性的情况，可以通过虚拟"远端化"股骨试模来优化工作流程的伸直间隙平衡过程。股骨远端切骨完成后，再加一个步骤。置入股骨试模，并在胫骨切骨前伸直膝关节（图 7.3C）。如果膝关节仍存在病理性过伸，胫骨切骨导板应抬高 2 mm，后倾角度增加 2°，最高可达 8°。然后进行胫骨切骨，按照要求完成屈曲间隙松解，并放置假体试模。这一额外步

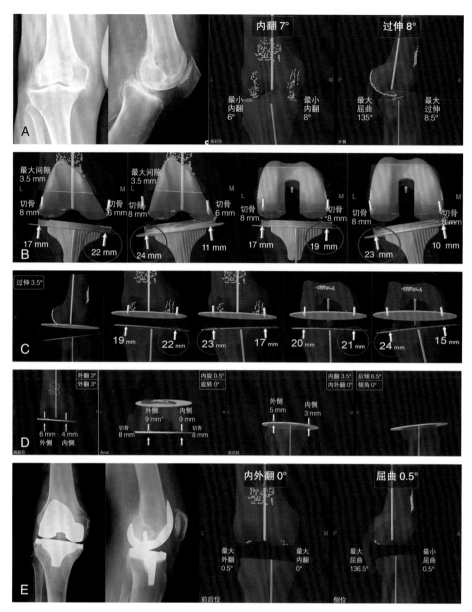

图7.3 过伸畸形膝关节的X线片和导航数据。（A）术前X线片和导航输出量化注册后的过伸畸形。（B）在运动学位置的虚拟试模复位后的虚拟间隙：伸直间隙过宽（目标间隙为19 mm）。（C）股骨试模与原生胫骨相关节后的间隙。股骨远端化切骨2 mm。膝关节仍然过伸，但现在只有3.5°而不是8°。伸直间隙仍然过宽，胫骨切骨需抬高。（D）导航输出显示最终假体位置。原有关节线倾角保持不变，股骨切骨远端化，胫骨切骨近端化和加大后倾。胫骨切骨抬高后，需对内侧副韧带前缘和后交叉韧带前外侧束进行轻微松解，以扩大内侧屈曲间隙。外侧屈曲间隙自然松弛，足以适应抬高的胫骨切骨。（E）术后X线片和最终手术导航输出显示过伸畸形完全矫正

骤消除了在初次关节置换术中使用厚垫片和继而股骨假体远端植入的需要。最终的结果将是股骨切骨远端化和的胫骨切骨近端化（图7.3D），以及无病理过伸的平衡的膝关节（图7.3E）。

严重固定屈曲畸形

在标准工作流程"量化临时的间隙平衡并调整假体位置来优化平衡"的步骤中，严重的固定屈曲畸形

必然会妨碍目标HKA的设置和平衡数据的获取。在这种情况下，设定和执行标准的股骨远端匹配切骨，然后去除后方骨赘，与过伸畸形中一样，置入股骨试模，并在胫骨切骨前伸直膝关节。如果膝关节可以伸直到至少10°～15°的位置（通常是这样），标准的工作流程可以开始第二步进行股骨试模置入。如果较大的屈曲畸形依旧存在，可以松解后关节囊并重复尝试伸直膝关节。在胫骨切骨前应避免增加股骨远端切骨、清理关节和完成完整的试模复位。

总结

解剖的准确性和手术的精确度是成功持续实施 KA TKA 的先决条件。导航是一个很好的平台，可以用来避免已证实的与无菌性松动和磨损有关的矢状面对线错误。了解骨关节炎膝关节韧带套袖的性质，并结合减法原则，消除了胫骨严重磨损骨缺失时 KA 目标的不确定性。通过一些练习和一套具有本文所描述的基本工具和功能的导航系统，一个完美平衡的 KA TKA 可以在不到 2 分钟内规划好。在绝大多数病例中，虚拟计划一旦实施，就可以获得一个解剖平衡和对线良好的关节，而不需要二次切骨或软组织松解。

[PETER J. MCEWEN, MBBS, FRACS(ORTH), FAORTHA, DIPMODLANG 著

温　亮 译　曲铁兵 审校]

参考文献

1. Bellemans J, Colyn W, Vandenneucker H, Victor J. The Chitranjan Ranawat award. *Clin Orthop Relat Res.* 2012;470(1):45–53.
2. Eckhoff DG, Bach JM, Spitzer VM, et al. Three-dimensional mechanics, kinematics, and morphology of the knee viewed in virtual reality. *J Bone Joint Surg Am.* 2005;87 Suppl(2):71–80.
3. Nowakowski AM, Majewski M, Müller-Gerbl M, Valderrabano V. Measurement of knee joint gaps without bone resection: "physiologic" extension and flexion gaps in total knee arthroplasty are asymmetric and unequal and anterior and posterior cruciate ligament resections produce different gap changes. *J Orthop Res.* 2012;30(4):522–527.
4. Roth JD, Howell SM, Hull ML. Native knee laxities at 0°, 45°, and 90° of flexion and their relationship to the goal of the gap-balancing alignment method of total knee arthroplasty. *J Bone Joint Surg Am.* 2015;97(20):1678–1684.
5. Okazaki K, Miura H, Matsuda S, et al. Asymmetry of mediolateral laxity of the normal knee. *J Orthop Sci.* 2006;11(3):264–266.
6. AOA Adelaide 2017. Australian Orthopaedic Association National Joint Replacement Registry (AOANJRR). Hip, knee & shoulder annual report. https://aoanjrr.sahmri.com/documents/10180/668596/Hip%2C+Knee+%26+Shoulder+Arthroplasty/c287d2a3-22df-a3bb-37a2-91e6c00bfcf0. 2019. Accessed 06.11.2019.
7. Cheng T, Zhang G, Zhang X. Imageless navigation system does not improve component rotational alignment in total knee arthroplasty. *J Surg Res.* 2011; 171(2):590–600.
8. Hetaimish BM, Khan MM, Simunovic N, Al-Harbi HH, Bhandari M, Zalzal PK. Meta-analysis of navigation vs conventional total knee arthroplasty. *J Arthroplasty.* 2012;27(6):1177–1182.
9. Rebal BA, Babatunde OM, Lee JH, Geller JA, Patrick DA, Macaulay W. Imageless computer navigation in total knee arthroplasty provides superior short term functional outcomes: a meta-analysis. *J Arthroplasty.* 2014;29(5):938–944.
10. Moskal JT, Capps SG, Mann JW, Scanelli JA. Navigated versus conventional total knee arthroplasty. *J Knee Surg.* 2014;27(3):235–248.
11. Panjwani TR, Mullaji A, Doshi K, Thakur H. Comparison of functional outcomes of computer-assisted vs conventional total knee arthroplasty: a systematic review and meta-analysis of high-quality, prospective studies. *J Arthroplasty.* 2019;34(3):586–593.
12. Howell SM, Shelton TJ, Hull ML. Implant survival and function ten years after kinematically aligned total knee arthroplasty. *J Arthroplasty.* 2018; 33(12):3678–3684.
13. Nedopil AJ, Howell SM, Hull ML. What mechanisms are associated with tibial component failure after kinematically-aligned total knee arthroplasty? *Int Orthop.* 2017;41(8):1561–1569.
14. Nedopil AJ, Howell SM, Hull ML. What clinical characteristics and radiographic parameters are associated with patellofemoral instability after kinematically aligned total knee arthroplasty? *Int Orthop.* 2017;41(2):283–291.
15. Zhao Z, Wang W, Wang S, Jiang L, Zhang S, Zhao Y. Femoral rotation influences dynamic alignment of the lower extremity in total knee arthroplasty. *Int Orthop.* 2014;39(1):55–60.
16. Yan CH, Yau WP, Ng TP, Lie WH, Chiu KY, Tang WM. Inter- and intra-observer errors in identifying the transepicondylar axis and Whiteside's line. *J Orthop Surg (Hong Kong).* 2008;16(3):316–320.
17. Jenny JY, Boeri C. Low reproducibility of the intra-operative measurement of the transepicondylar axis during total knee replacement. *Acta Orthop Scand.* 2004;75(1):74–77.
18. Victor J. Rotational alignment of the distal femur: a literature review. *Orthop Traumatol Surg Res.* 2009;95(5):365–372.
19. Luyckx T, Zambianchi F, Catani F, Bellemans J, Victor J. Coronal alignment is a predictor of the rotational geometry of the distal femur in the osteo-arthritic knee. *Knee Surg Sport Traumatol Arthrosc.* 2013;21(10):2331–2337.
20. Nam D, Lin KM, Howell SM, Hull ML. Femoral bone and cartilage wear is predictable at 0° and 90° in the osteoarthritic knee treated with total knee arthroplasty. *Knee Surg Sport Traumatol Arthrosc.* 2014;22(12):2975–2981.
21. Yoo JC, Ahn JH, Sung KS, et al. Measurement and comparison of the difference in normal medial and lateral knee joint opening. *Knee Surg Sport Traumatol Arthrosc.* 2006;14(12):1238–1244.
22. Deep K. Collateral ligament laxity in knees: what is normal? *Clin Orthop Relat Res.* 2014;472(11):3426–3431.
23. Matsuzaki T, Matsumoto T, Kubo S, et al. Tibial internal rotation is affected by lateral laxity in cruciate-retaining total knee arthroplasty: an intraoperative kinematic study using a navigation system and offset-type tensor. *Knee Surg Sport Traumatol Arthrosc.* 2014;22(3):615–620.
24. McEwen P, Balendra G, Doma K. Medial and lateral gap laxity differential in computer-assisted kinematic total knee arthroplasty. *Bone Joint J.* 2019;101-B(3):331–339.
25. Hutt JRB, LeBlanc MA, Massé V, Lavigne M, Vendittoli PA. Kinematic TKA using navigation: surgical technique and initial results. *Orthop Traumatol Surg Res.* 2016;102(1):99–104.
26. Hutt J, Massé V, Lavigne M, Vendittoli PA. Functional joint line obliquity after kinematic total knee arthroplasty. *Int Orthop.* 2016;40(1):29–34.
27. Matsumoto T, Takayama K, Ishida K, Hayashi S, Hashimoto S, Kuroda R. Radiological and clinical comparison of kinematically *versus* mechanically aligned total knee arthroplasty. *Bone Joint J.* 2017;99-B(5):640–646.
28. McEwen PJ, Dlaska CE, Jovanovic IA, Doma K, Brandon BJ. Computer-assisted kinematic and mechanical axis total knee arthroplasty: a prospective randomized controlled trial of bilateral simultaneous surgery. *J Arthroplasty.* 2020;35(2):443–450.
29. Laende EK, Richardson CG, Dunbar MJ. Predictive value of short-term migration in determining long-term stable fixation in cemented and cementless total knee arthroplasties. *Bone Joint J.* 2019;101-B(7_Suppl e_C):55–60.
30. Laende EK, Richardson CG, Dunbar MJ. A randomized controlled trial of tibial component migration with kinematic alignment using patient-specific instrumentation versus mechanical alignment using computer-assisted surgery in total knee arthroplasty. *Bone Joint J.* 2019;101-B(8): 929–940.
31. Hsu RW, Himeno S, Coventry MB, Chao EY. Normal axial alignment of the lower extremity and load-bearing distribution at the knee. *Clin Orthop Relat Res.* 1990(255):215–227.
32. Victor JMK, Bassens D, Bellemans J, Gürsu S, Dhollander AAM, Verdonk PCM. Constitutional varus does not affect joint line orientation in the coronal plane. *Clin Orthop Relat Res.* 2014;472(1):98–104.
33. Merican AM, Ghosh KM, Iranpour F, Deehan DJ, Amis AA. The effect of femoral component rotation on the kinematics of the tibiofemoral and patellofemoral joints after total knee arthroplasty. *Knee Surg Sport Traumatol Arthrosc.* 2011;19(9):1479–1487.
34. Matsuzaki T, Matsumoto T, Muratsu H, et al. Kinematic factors affecting postoperative knee flexion after cruciate-retaining total knee arthroplasty. *Int Orthop.* 2013;37(5):803–808.
35. Kobayashi T, Suzuki M, Sasho T, Nakagawa K, Tsuneizumi Y, Takahashi K. Lateral laxity in flexion increases the postoperative flexion angle in cruciate-retaining total knee arthroplasty. *J Arthroplasty.* 2012;27(2):260–265.
36. Okamoto S, Okazaki K, Mitsuyasu H, Matsuda S, Iwamoto Y. Lateral soft tissue laxity increases but medial laxity does not contract with

varus deformity in total knee arthroplasty knee. *Clin Orthop Relat Res.* 2013;471(4):1334–1342.

37. McAuliffe MJ, Roe J, Garg G, Whitehouse SL, Crawford R. The varus osteoarthritic knee has no coronal contractures in 90 degrees of flexion. *J Knee Surg.* 2017;30(4):297–303.

38. Mancuso F, Dodd CA, Murray DW, Pandit H. Medial unicompartmental knee arthroplasty in the ACL-deficient knee. *J Orthop Traumatol.* 2016; 17(3):267–275.

39. Bellemans J, Vandenneucker H, Vanlauwe J, Victor J. The influence of coronal plane deformity on mediolateral ligament status: an observational study in varus knees. *Knee Surg Sport Traumatol Arthrosc.* 2010;18(2):152–156.

40. McAuliffe MJ, Vakili A, Garg G, Roe J, Whitehouse SL, Crawford R. Are varus knees contracted? Reconciling the literature. *J Orthop Surg.* 2017;25(3).

41. Raju PK, Kini SG, Verma A. Wear patterns of tibiofemoral articulation in osteoarthritic knees: analysis and review of literature. *Arch Orthop Trauma Surg.* 2012;132(9):1267–1271.

42. Almekinders LC, de Castro D. Fixed tibial subluxation after successful anterior cruciate ligament reconstruction. *Am J Sports Med.* 2001;29(3):280–283.

43. Ranawat AS, Ranawat CS EM. Total knee arthroplasty for severe valgus deformity. *J Bone Joint Surg Am.* 2005;87(1 suppl 2):271–284.

44. McAuliffe MJ, Garg G, Orschulok T, Roe J, Whitehouse SL, Crawford R. Coronal plane laxity of valgus osteoarthritic knee. *J Orthop Surg.* 2019;27(1):1–8.

45. Howell SM, Papadopoulos S, Kuznik KT, Hull ML. Accurate alignment and high function after kinematically aligned TKA performed with generic instruments. *Knee Surg Sport Traumatol Arthrosc.* 2013;21(10):2271–2280.

46. Weinberg DS, Williamson DFK, Gebhart JJ, Knapik DM, Voos JE. Differences in medial and lateral posterior tibial slope. *Am J Sports Med.* 2017;45(1):106–113.

47. Mullaji A, Sharma A, Marawar S, Kanna R. Quantification of effect of sequential posteromedial release on flexion and extension gaps. A computer-assisted study in cadaveric knees. *J Arthroplasty.* 2009;24(5):795–805.

48. Krackow KA, Mihalko WM. The effect of medial release on flexion and extension gaps in cadaveric knees: implications for soft-tissue balancing in total knee arthroplasty. *Am J Knee Surg.* 1999;12(4):222–228.

49. Dossett HG, Estrada NA, Swartz GJ, LeFevre GW, Kwasman BG. A randomised controlled trial of kinematically and mechanically aligned total knee replacements: two-year clinical results. *Bone Joint J.* 2014;96-B(7):907–913.

50. Waterson HB, Clement ND, Eyres KS, Mandalia VI, Toms AD. The early outcome of kinematic versus mechanical alignment in total knee arthroplasty: a prospective randomised control trial. *Bone Joint J.* 2016;98-B(10):1360–1369.

51. Rivière C, Dhaif F, Shah H, et al. Kinematic alignment of current TKA implants does not restore the native trochlear anatomy. *Orthop Traumatol Surg Res.* 2018;104(7):983–995.

52. Brar AS, Howell SM, Hull ML, Mahfouz MR. Does kinematic alignment and flexion of a femoral component designed for mechanical alignment reduce the proximal and lateral reach of the trochlea? *J Arthroplasty.* 2016:1–6.

第 **8** 章　机器人辅助下的运动学对线全膝关节置换术

概述

最近，机器人辅助技术被重新引入全膝关节置换术（TKA），以提高手术精度和减少误差。然而，该技术仍然侧重于应用于机械对线（MA）理论，并有一些细微的改进。本章旨在强调机器人辅助的外科技术及其在 TKA 中实现真正的运动学对线（KA）的适用性，并讨论其相对于传统或其他计算机辅助技术的潜在优势。

第一部分概述了目前的机器人辅助 TKA 设备。讨论了这些系统之间的差异及其基本原理。特别关注的是基于图像的概念与 KA 三维规划的潜在优势。

第二部分概述了 KA 术前计划中每一步的方法，讨论了大家感兴趣的一些主要参数。并罗列出了该计划如何适应个体解剖变化差异。

在第三部分中，我们描述了一个独特的使用基于图像的机器人 KA 术中工作流程。它以一种混合方法，采用真正的测量切骨理念，恢复股骨的原生关节面，并采用间隙平衡技术的胫骨切骨来恢复矩形的伸直间隙。为了详细说明，通过 3 个临床案例来讨论这种假体对线和平衡技术。

运动学对线全膝关节置换术的机器人辅助技术介绍

近年来出现了几种被称为机器人手术辅助的技术。然而，机器人平台技术上的应用方法和手术实施所依赖的原则有明显的区别。这导致了 KA TKA 中不同的工作流程，及克服当前技术下或手动 KA 工具已知的局限性的潜力。

在运动学对线全膝关节置换术中使用计算机和机器人辅助的原因

越来越多的证据表明，与手动工具相比，计算机辅助技术通常可以在 TKA 组件位置方面获得更高的精确度，并减少离群值[1, 2]。然而，在 MA 的背景下，这种精确度的提高并没有获得更好的患者预后[3]。与 MA 相比，KA 具有改善患者预后的潜力。多项研究表明，并发症和效果与组件位置的精度有关[4, 5]。尤其是矢状面（股骨屈曲或胫骨后倾）发生偏离时，假体失效率较高[6, 7]。当没有达到预期的 KA 对线时，预后不佳。此外，改变原有的关节线倾斜度会导致关节负荷增加和可能更严重的磨损[8]。

这种明显需要精确的三维定位置入股骨胫骨组件的 KA TKA 引发了医生对计算机辅助技术的兴趣。然而，目前可用的技术都有其局限性。一些重要的参数，如膝关节前方和矢状面重建，在手动工具或基于导航的技术中都不能令人满意地解决[9]。单纯基于图像的技术，如患者个性化工具（PSI）也有一定限制，因为软组织不包括在计划中，而且通常很难在手术前准确预测磨损的情况。这使得术中的调整仍然是必要的。这些局限性使得 KA TKA 技术必然要进一步演变进化。

机器人辅助技术的介绍

目前有5种可用于TKA的机器人系统，根据4个基本原则可以将它们进行分类。第一种系统可以主动定位切骨模具，该模具通过机械臂被安装在所需的膝关节切骨平面上[10]（Rosa®，Zimmer Biomet，Warsaw；OMNIBotics®，Corin Group）[11]，之后医生再通过安装的模具进行传统的切骨操作。第二种，系统应用基于导航的磨钻，来磨削出假体植入的骨床或精确定位传统切骨模具（NAVIO，Smith&Nephew）。该磨钻有一个回缩机制，防止磨削任何所期望切除平面或钻孔位置以外的骨质。第三种系统应用直接装配在带有触觉控制的机械臂上的摆锯（MAKO，Stryker，Warsaw）[12, 13]。机械臂控制所需的切骨平面，并设置医生可以锯到的边界。第四种是一种自动机器人，根据医生的计划自主进行切骨（TSolutionOne® Surgical System，Think Surgical，Fremont）[14]。综上所述，这些机器人系统在程序规划和切骨方法上已经有了很大的不同。

在实际导航和规划方面，大多数系统依赖于从膝关节图集库中选择骨骼模型。在手术过程中，医生会在股骨和胫骨表面捕捉几个标志，并选择最适合的骨骼模型来代表患者的膝关节。有一种系统可以根据术前影像（基于X线片）从数据库中预先选择最匹配患者膝关节尺寸的骨骼模型（Rosa®，Zimmer Biomet，Warsaw）。这也可以在手术前按照KA原则预先规划假体位置。除了图集库模型外，另一种系统（NAVIO，Smith & Nephew）还可以在手术中创建骨骼的表面图形。根据该表面图形，在规划屏幕上创建虚拟的计算机断层扫描（CT）图像，可用于假体与股骨的运动学对线。其他两个系统都是基于图像的（MAKO，Stryker，Warsaw；TSolution One® Surgical System，Think Surgical，Fremont），依赖手术前髋、膝和踝的CT扫描，重建出患者的膝关节模型。基于此，可以在手术前创建KA的术前计划，并在手术中针对软组织进行调整（后文详述）。

文中叙述的所有系统都配备了虚拟规划软件。这意味着假体的规划最初是基于测量切骨的原则。术中记录屈伸间隙，调整假体组件的位置，无须松解即可实现关节间隙的平衡。这些调整变化是虚拟的，是在最后的切骨之前进行的。该软件预测了对间隙的影响。这些系统在规划时的区别为：一些系统分析整个膝关节的运动范围，另一些只分析伸直间隙和屈膝90°时的间隙。

目前运动学对线技术中机器人系统的优势和局限性

总的来说，上述所有技术都可以用来实现KA TKA。特别是股骨测量切骨和伸直位时胫骨间隙平衡切骨的混合方法，建立一个略紧并对称的伸直间隙，完全符合KA的概念。通过虚拟规划和精确定位的技术，误差和二次切骨被尽可能地最小化。此外，由于可以控制最后的对线，这有利于在手术过程中的决策。除此之外，每种系统都有一些优点和缺点。

与手动工具和传统导航相比，基于图集库的机器人辅助技术优势明显（例如：更高的精度、可视化对线、客观的平衡、切骨前组件位置的虚拟规划）。正如在第7章中所述，术中导航KA的工作流模拟也是如此。然而，在使用任何标准的膝关节模型时，都缺乏关于膝关节前部的信息，而这通常是膝关节中变异性最大的部位[15]。虽然与MA TKA相比，KA总体上能更好地恢复髌骨的运动学，但滑车定位与后髁线之间的个性化关系仍不清楚，因此置换手术对髌骨轨迹的具体影响也不清楚。此外，代表股四头肌力臂的个性化偏心距也是未知的。通过添加个性化的表面测绘（如第二种技术所述），可以解决这个问题。随着患者个性膝关节几何形状更好的可视化，更多的参数可用于确定正确的组件大小、屈曲定位和内外侧（M-L）位置。然而，这种模型的创建和规划是在手术过程中完成的，这需要时间。此外，探针难以触及膝关节较为靠后的位置。因此，基于骨面的技术有其局限性，特别是在胫骨后倾的可视化方面。

与基于骨面定位的技术相比，基于图像的技术有几个优势，特别是在KA TKA的应用中。首先，类似于上述表面模型，个体的膝关节前部是可见的，并适合做适当的规划。此外，胫骨后倾可以在基于CT图像的规划中可视化，精确调整到原有的状态（见"基本伯尔尼运动学对线规划工作流程"）。其次，可以创建新的方法，以参考股骨横向运动学轴来设置胫骨旋转，见下文。这在图集库导航中很难控制，在这种导航中，只有医生定义的标志可用。第三，影响软组织平衡的骨赘清晰可见。基于图像的导航，可以在手术中识别骨赘，并通过导航控制去除骨赘（参见"伯尔尼手术流程机器人辅助运动学对线全膝关节置换术"部分）。这有助于确保系统进行可靠的软组织分析，特别是在困难的病例中。最后，基于图像的模型可以在手术过程中测量个体的软骨厚度，从而有可能更好地恢复个性化的关节线。在模型或基于骨面的方法中，通常假设软骨平均厚度为 2 mm[16, 17]。

从外科手术的角度来看，KA 中医生对机器人设备本身的兴趣要小于实际的导航组件。从理论上讲，不同机器人系统之间的一个区别可能是每个系统的精度。但是，目前没有可比较的数据。另一方面可能是机器人系统的软组织主动保护功能[13]。这适用于有回缩功能的磨钻或具有边界反馈功能的锯片，但不适用于与传统摆锯一起使用的切骨模具系统。同样，关于患者预后的积极影响的信息还很少。

总之，作者注意到了基于图像的规划和手术相对于无图像的机器人或手动工具的几个优势，使这些技术成为实现 KA 的一个有意思的方式。这种技术使个体膝关节形态、大量骨赘或骨缺损而引起的潜在缺陷更容易被发现，这有助于增加手术的可重复性和安全性。关键是能正确地使假体与关节炎发病前的膝关节表面共轴共线。采集的信息越多，效果越好。除此之外，膝关节的平衡也是具体化的。该机器人设备有助于将术前规划转化到膝关节中，对于具有切骨边界保护的系统来说，潜在的好处是对软组织套袖的保护。接下来，我们会详细描述一个借助特定的基于图像的机械臂辅助手术系统的 KA 计划和手术流程。

基于图像的运动学对线术前规划

KA 的基本原理是用假体重建骨关节炎发病前的膝关节表面，从而使假体的运动轴与原生膝关节的运动轴共轴。在基于图像的机器人辅助手术中，组件的正确解剖位置主要是通过术前 CT 扫描重建的个体膝关节的计算机模型来确定的。作为成功的关键因素，这种规划应该遵循标准化的工作流程，如下所述。

运动学对线基础规划流程

股骨

根据 KA 的原则，首先对称设置股骨远端和后髁的切骨，使远端和后髁与假体的厚度匹配。由于模型是基于 CT 图像的，需要额外考虑软骨的厚度来恢复原生的关节线。以股骨髁软骨平均厚度为 2 mm 计算，以对称的 8 mm 假体厚度为目标，将骨骼模型的远端和后髁切骨厚度数值设置为 6 mm（图 8.1）。这可以实现股骨个性化的内外翻（V-V）方向和相对于后髁轴（PCA）0° 外旋。这种旋转与通髁轴（TEA）无关。

在设置完股骨远端和后髁的切骨后，第三个参数是股骨前方包括滑车的大小和几何形态的重建。这在 CT 扫描的轴向横切面上是最好规划的。其思路是在不产生假体悬挂的情况下，选择合适的型号重建股骨前偏距。根据作者的经验，匹配 M-L 尺寸的最大号组件可能最合适。M-L 位置应最大程度上重建滑车沟的位置。

股骨规划的第三步，也是最后一步，即调整股骨假体的屈曲。因为方向、位置和大小已经确定，屈曲的调整可以使假体前翼到股骨前皮质平滑地过渡并降低过切的风险。使用与膝关节尽可能匹配的最大号的组件，相对于髋关节中心，通常平均屈曲是传统的 0° ~ 5°。当调整屈曲时，需要注意不要影响其他位置参数。因此，该组件屈曲的旋转中心应位于假体的运动学中心（图 8.1）。

依上步骤，股骨侧就根据运动学对线理论预先规划好了。在手术中，根据软骨厚度、潜在的骨缺损或滑车沟位置，只需对该计划做微调，这部分会在"基于图像的运动学对线规划的陷阱、提示和技巧"部分中叙述。

胫骨

胫骨组件的位置是一种初步规划，这基于一定程度上的切骨不足，为术中确定胫骨切骨的 V-V 和

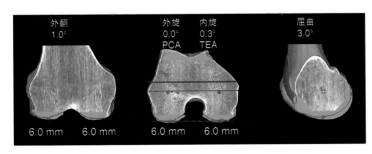

图 8.1 遵循 KA 原则，远端和后髁切骨设为 6mm。在本例中，股骨假体外翻 1°，旋转为与通髁轴（TEA）呈 -0.3°（中间图像中的横向粉红色线代表后髁轴 [PCA] 和 TEA）。型号大小最好满足前偏距和内外径。屈曲调整为平稳过渡到股骨前皮质，旋转中心大约在股骨的运动轴内（红点）

后倾留下了微调的空间。由于胫骨比股骨更容易发生骨缺损，因此正确估计原始关节线的方向和高度要困难得多。因此，胫骨的最终对线是由手术中伸直时软组织的平衡决定的，以达到在完全伸直时可以忽略的 V-V 松弛，就像原生膝关节一样（见"机器人辅助运动学对线全膝关节置换术的伯尔尼外流程"）。

根据骨骼情况，我们通常将胫骨切骨的方向设定在我们认为的原始关节线倾斜的方向。在冠状位 CT 横切面上可以看到，切骨方向平行于未磨损侧的平台（图 8.2）。根据作者的经验，在开始时最好保守一些（通常为 0°~3° 胫骨内翻），所以不要过度内翻切骨。此外，切骨厚度也应适当保守，以便更容易调整和二次切骨。通常，我们根据基于 CT 模型的骨骼形态，将初始的最大切骨量设定在 4~5 mm。此时确定的切骨水平对设置正确的角度或切骨厚度不是很有帮助。通常，切骨标记直接放置在磨损的平台上。因此，切骨数值可能与骨缺损有关。此外，软骨表面在原始 CT 模型中是不可见的。因此，基于未磨损软骨的术中调整可以用于设置正确的切骨厚度和方位，见后文所述（基于图像的运动学对线规划的陷阱、提示和技巧）。

胫骨侧的第二个参数是组件的旋转。以往的手术操作中，胫骨旋转是参照后交叉韧带（PCL）止点和胫骨结节内侧 1/3 来确定的。然而，这很容易出错，而且并不遵循 KA 的对线原则。因此，我们在方案中改变了这一方法，并参照股骨的横向运动轴（胫骨和髌骨的屈曲和伸直围绕该轴）来确定胫骨的方向。在软件系统的"病例规划"界面中，可以单独设置旋转标记。在轴向横切面上，图像层面可以从胫骨向上滚动到股骨。在我们的方案中，胫骨旋转对线主要参考以滑车沟为中心的 PCA。这可以通过胫骨平台和胫骨结节的几何形状来验证。以平行于股骨假体的 A-P 轴为标志，胫骨假体的 A-P 轴平行于该标志。在确定了正确的旋转之后，型号大小及 M-L 位置也会随之确定下来。

第三步，也是最后一步为胫骨后倾的规划。在 KA 中，我们的想法是复制胫骨内侧平台的原有后倾。然而，我们必须注意通常的解剖学后倾定义，指的是与胫骨平台最突出的前后方向连线的切线。这种测量方法可能受到骨赘的影响，有将原有后倾过大估计的倾向。因此，在我们的方法中，后倾仅仅指胫骨内侧平台的后 2/3，而不考虑后方的骨赘。假体组件被设置为平行于该区域，可以在矢状位 CT 断层切面上看到（图 8.3）。根据 Pinskerova 和 Freemann 的观点[18]，这是在屈曲时股骨在内侧平台上发生后滚的区域。

在后稳定（PS）假体设计中，我们通常会恢复生理后倾或将其减小 1°~2°，以解决 PCL 切除后屈曲间隙过大所造成的影响。为了评估减小后倾的必要性，重要的是对已切除的前、后交叉韧带进行软组织分析。PS 假体的胫骨后倾的极限值是股骨和胫骨组件的联合屈曲必须在公司给定的极限内（例如 Triathlon 系统是 8°）。如果由于骨缺损无法估计后倾，建议从保守的后倾开始（1°~3°），并根据手术中屈曲间隙的松紧度来反复验证后倾角度。

基于图像的运动学对线规划的陷阱、提示和技巧

标记和切骨水平

必须说明的是，系统中显示的所有参数和数字都是参考了 CT 扫描上定义的标记后人为设置的。其中大部分数值在 KA 中意义不大，例如实际的 V-V 方向或旋转角度。与此相反，确定切骨水平的参考标记以及胫骨旋转标记是主要的标志点，因为这些直接影响到组件的对线。需要注意的是，股骨上的参考标记代表了真正的股骨髁最远端和后方。这很难在一个三维模型上确定，因此需要专有的标准工作流程。因此，作者建议直接在"规划屏幕"上查看 CT 横断面上的标记。在一些膝关节影像中，冠状面上可以见到股骨的外侧髁相当地倾斜（图 8.4）。这种情况下正确设置参考标记是非常困难的。通常，添加软骨会使骨性不对称变得平衡一些，这些区域软骨的平均厚度通常超过 2 mm。因此，我们通常将切

图 8.2 胫骨组件定位的初步方案示例。冠状面内翻估计为 3° 的生理性内翻。旋转设置为 0°，平行于所述胫骨旋转标志。胫骨后倾平行于内侧平台的后 2/3。胫骨切骨厚度最初保守的计划在 4~5 mm（软骨厚度不包括在切骨测量中！）

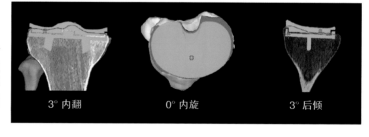

3° 内翻　　　0° 内旋　　　3° 后倾

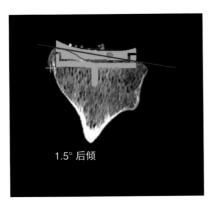

图 8.3　后倾应参考胫骨内侧平台的后 2/3，也可以是"解剖后倾"（红线）。传统的解剖后倾受骨赘影响太大，不能反映膝关节的运动情况。此外，髁间棘周围的软骨测绘可以帮助了解严重磨损的膝关节的生理后倾的方向（黄色点）

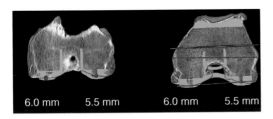

图 8.4　骨面倾斜的股骨外侧髁示例。切骨标志（紫色点）并不代表骨的最远端和后方。因此，切骨水平应调整为外侧 5.5 mm，甚至是 5 mm

骨水平设置为距外侧髁参考标志点 5.5 mm 或 5 mm。在有骨缺损或膝关节磨损严重的情况下，切骨厚度也需要相应减小。特别是外翻膝骨关节炎情况下，可能存在股骨远端和后髁的骨性磨损，必须调整相应的切骨水平（参见病例 3）。在内翻 OA 中额外的骨性磨损是非常罕见的，通常集中在远端后方，这取决于前交叉韧带（ACL）的完整性（参见病例 2）。

个体软骨厚度

在经典的 KA 技术中，假设软骨厚度平均为 2 mm[17]；然而，也有文献报道了外侧间室软骨厚度有比较大的变异性[19]。基于图像的机器人系统有一个优点是，在手术过程中，可以将未磨损的软骨表面数字化并加载在 CT 模型表面，从而可以通过数字化模型表面与软骨下骨之间的差值计算出个体软骨的厚度。该信息可用于组件对线和切骨水平的微调（图 8.5）。在我们的方法中，手术中确定滑车沟位置，以调整股骨的 M-L 位置。并且，评估股骨未磨损侧的软骨厚度。在此基础上，可将切骨水平调整为 5.5 mm 或 5 mm。身材高大男性的软骨往往比身材矮小的男性厚 1 ~ 2 mm。

在严重磨损的膝关节中，胫骨平台即使有骨缺损，靠近胫骨髁间棘的区域可能有几乎完整的软骨，该区域可作为判断胫骨正确切骨水平和 V-V 方向或后倾的良好参考。在此基础上，在进行任何切骨之前，对预先设定的对线进行验证或调整。

不对称或发育不良的膝关节形态

在 KA 中，股骨组件与 PCA 呈外旋 0°，严格地与胫股关节线重合。一般而言，髌骨屈曲和伸直的运动轴平行于股骨的主要运动轴[20, 21]。因此，在大多数膝关节中，使用对称假体可自动重建髌骨旋转轴。然而，在一些膝关节形态中，股骨的内外侧髁是不对称的（髁的半径不同），髌骨轴不是完全平行于胫股轴[15, 22]。在轴向 CT 横切面上可以看到 PCA 和滑车沟线之间的关系。在上述形态中，与生理滑车剖面相比，KA 可能形成相对内旋的滑车沟和髌骨轴。在这些情况下，轻微调整旋转对线可能具有意义，使假体与髌骨轴中立位对线。重点是不要影响内侧髁，而只是减少后外侧切骨。该方法也可用于评估

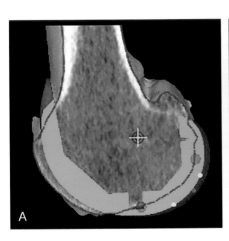

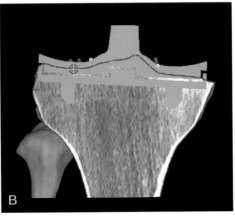

图 8.5　未磨损股骨髁（A）和胫骨平台（B）软骨映射示例。分别调整切骨水平，用假体重建原始软骨关节线。即使在严重磨损的胫骨内侧平台上，完整的软骨图像也可以映射到髁间棘附近

和补偿外翻膝（OA）的外侧髁骨缺损。因此，切骨水平可能为股骨远端和内后髁 6 mm，外后髁 4～5 mm，以弥补后髁缺损或股骨髁不对称（见病例 3）。

机器人辅助运动学对线全膝关节置换术的伯尔尼外科流程

装配、手术切口和骨骼注册

最初，KA 手术技术与标准的机器人辅助手术并无不同。简而言之，在手术前，公司的员工和器械护士会对机械臂进行设置、无菌包裹和校准。手术切口、膝关节暴露、胫骨和股骨感应器的位置以及骨骼配准都与传统的工作流程类似。与无图像系统相比，骨骼配准意味着用尖锐的探针在每块骨骼表面收集 40 个随机的点，探针需要穿透软骨直接到达软骨下骨或皮质表面。外科医生不需要定义具体的标志，只需要定义骨骼形态。计算机将点阵与重建的膝关节模型进行匹配，并在下一步进行验证。

对术前规划的术中验证

KA 的第一个具体步骤是确定软骨的厚度。使用钝头探针将软骨表面映射到"假体计划"屏幕上的第二层。捕获滑车沟、股骨远端和后髁以及胫骨平台上靠近髁间棘的软骨信息。基于此信息，验证预先的规划，以便准确地恢复原生关节面。此过程中也可能会调整切骨厚度，如术前基于图像的运动学对线规划中所述（图 8.5）。

胫骨预切骨和骨赘去除

为了完美的 KA 对线和获得正确的屈伸间隙，最重要的一步是小心地去除所有骨赘。通常情况下，如果不预先进行切骨，这是无法实现的。特别是在有前交叉韧带撕裂的膝关节中，骨赘多位于膝关节后部，影响膝关节的伸直间隙，去除骨赘对 KA 的假体位置至关重要。这就是从预切骨开始的意义所在。出于实际原因，在我们的操作中，常规从胫骨切骨开始。正如在术前计划部分中所列出的，该胫骨切骨的方向接近估计的最终对线（V-V 和后倾），保守一些切骨 4～5 mm。这很可能涉及到胫骨和股骨上相关的骨赘。此外，胫骨的平坦表面可以容易地插入特定的平衡器或间隔器。理论上可以先进行股骨切骨，因为其位置由 KA 原则确定。然而，使

用胫骨优先技术，骨赘和后关节囊似乎更容易处理。对于有严重伸直障碍的膝关节，我们通常按照上述方法预切胫骨，并遵循 KA 原则进行股骨远端和后髁切骨。这是为了在分析软组织情况之前，创造足够的空间来处理后面的骨赘和关节囊。当应用 PS 假体时，在评估间隙前也应切除 PCL。

由于基于图像技术中骨赘的可视化，在纠正平衡时，机器人手术较传统技术是有优势的。借助基于 CT 的导航技术，绿色的探针能使骨赘与骨之间的界限可视化，并可以精确控制额外骨质的切除（图 8.6）。这是 KA 技术的常规操作，因为骨赘的去除对正确的对线和平衡至关重要。

软组织分析和平衡

接下来是借助软组织信息，确定胫骨组件的确切位置。在上述胫骨（和/或股骨）预切骨和骨赘去除完成后，使用平衡器、两个撑开器或间隙测块分析是否有挛缩以及伸直和屈曲间隙的平衡。导航可以获取两个骨骼切面之间的空间，并预测当前假体对线完成时的空间高度和内侧/外侧间隙（毫米）。

KA 的目标是生成一个完全对称且稳定的伸直间隙。屈曲间隙是个性化的，外侧间隙通常比内侧间隙松弛，屈曲间隙通常比伸直间隙松弛。根据作者的经验，伸直时内外侧间隙应该在 18～19 mm 之间（假体厚度为 17 mm）。屈曲时内侧间隙通常在伸直

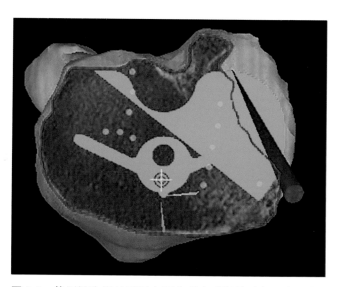

图 8.6 使用钝头探针可以在原位观察到胫骨后方巨大骨赘。在屏幕上可以看到探针的位置（绿色箭头），因此可以用电刀标出骨赘与平台之间的界限。此外，骨赘是否完全去除也可以被验证

间隙 ±1 mm 内。屈曲时的外侧间隙在 19~25 mm 之间，更倾向于接近 19 mm。

为了达到上述原生膝关节的平衡参数，假体的位置是逐步确定的。在 KA 中，调整的关键参数是胫骨切骨的 V-V 方向。调整后倾角度可以调整屈曲间隙。当使用 PS 假体时，PCL 切除后会导致屈曲间隙增加，减小后倾角度往往是必要的。必须注意的是，不要将后倾角度恢复到原生状态，这样会增加胫骨组件后方过载的风险，从而导致后方下沉或垫片后方的磨损。在 KA 的概念中，股骨远端和后髁切骨在任何情况下都不应增加超过 6 mm。

在间隙平衡过程中，必须注意到可能导致错误的原因。由于捕获技术的原因，屈曲间隙通常比系统中的伸直间隙更紧一些。大多数外科医生通常通过将患者的脚撑在手术床上来评估膝关节的屈曲间隙。由于体重的原因，这导致屈曲间隙受到更大的压力，这也解释了之前提到的间隙紧张的问题。因此，在大多数情况下，这些值并不代表自然松弛状态下屈曲间隙的精确测量结果。因此，间隙平衡应以伸直间隙为主。在这些情况下，增加后倾或股骨后髁加截通常是不必要的。如果有疑问，应在安装假体试模后重新评估屈曲间隙。只有当屈曲间隙太紧时，才会导致屈曲时胫骨垫片和 / 或股骨试模组件弹出，此时需要调整胫骨后倾，而不是调整股骨后髁切骨。

下面展示了三个具体的病例，可以看到一些典型的情况和"平衡"方法。再次强调，每一个决定的基本原则是尽可能不改变自然解剖结构，而是进行真正的股骨测量切骨。

病例 1

在病例 1 中，股骨切骨严格按照运动学对线规划，股骨远端和后髁 6 mm 切骨。这使得力线与股骨机械轴呈 0°，以及相对于 TEA 的 2° 内旋（与 PCA 呈 0°，未显示）。在胫骨侧，计划并实施 1° 内翻、3° 后倾和外侧平台 5 mm 厚度的切骨。所有骨赘去除后，获得了初始的屈伸间隙，如病例 1 图 A 右下角所示。这表明内侧伸直间隙比外侧紧 2 mm（14 mm 对 16 mm）。此外，整体间隙高度少了 2 mm（病例 1 图 A、B）。

为了平衡，胫骨 V-V 方向和切骨厚度需要调整。首先，胫骨内翻 3° 切骨为的是内外侧伸直间隙相等。之后胫骨切骨厚度增加 2 mm。这得到了一个对称的 18 mm 的伸直间隙。在屈曲时，内侧间隙等于 18 mm，

对应于对称的伸直间隙。而外侧 20 mm 会表现为生理松弛，得到梯形的屈曲间隙（病例 1 图 C、D）。

病例 2

病例 2 与病例 1 非常相似：股骨计划切骨 6 mm，得到 1° 外翻对线和相对于 TEA 的 3° 内旋。根据 CT 横切面，胫骨预计有 1° 内翻和 0° 后倾。规划的下肢力线为 0° 对线。

现在，对间隙的分析显示，内侧伸直间隙相对于外侧有 1mm 的松弛。屈曲间隙显示已经很好。有意思的是，在撑开器就位后，整体的下肢力线是内翻 1°（显示为"下肢内翻"），因此这应该是目标对线（病例 2 图 A、B）。

为了平衡膝关节，我们将讨论几个选项。首先是胫骨增加 1° 内翻。这将使伸直间隙达到 20 mm，屈曲间隙外侧达到 22 mm，内侧 20 mm。如果可能，胫骨切骨可减少 1 mm 或使用厚的垫片。这将得到理想的 1° 整体内翻（1° 股骨外翻、2° 胫骨内翻）。

在股骨远端骨缺损的情况下，内侧远端切骨减少 1 mm 是一个有效的选择。这会得到了 19 mm 的伸直间隙，以及内侧 19 mm 和外侧 22 mm 的非对称屈曲间隙（病例 2 图 C）。同样，下肢力线为 1° 内翻。

病例 3

病例 3 为典型的骨性外翻，但表现为内翻 OA 的膝关节。单纯从骨骼解剖角度来规划这个病例，会导致股骨 5° 外翻、胫骨 3° 内翻（整体 2° 外翻）。然而，这类患者外侧间室的软骨通常很厚（本例中为 3.5 mm）。因此，外侧切骨需要减少。有意思的是，外侧切骨减少后滑车方向也变得中立，而内侧切骨仍保留为 6 mm（病例 3 图 A~C）。

在此基础上，进行胫骨切骨，去除胫骨后方骨赘，评估间隙。如病例 3 图 B、C 所示，通过这种对线方式，伸直间隙已经达到了完美的平衡；屈曲间隙也是这样（显示比实际紧张 1 mm）。这里唯一不足的是间隙有些松了，所以减少 2 mm 胫骨切除是更好的选择。

最终的切骨、验证检查和试模复位

在虚拟 KA 规划确定了最佳的间隙平衡后，切骨将在机械臂的协助下进行。需要完成所有的股骨切

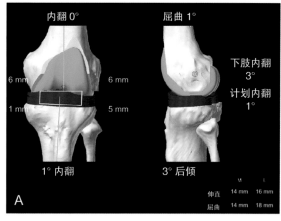
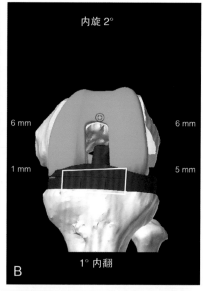
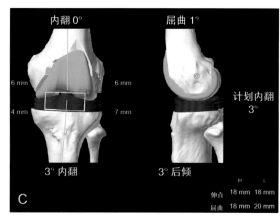
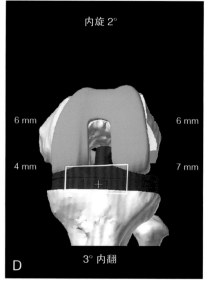

病例 1 图

骨，如果有必要，胫骨二次切骨也要做。那些正在学习使用机器人手术的医生应该用卡尺检查验证切骨的厚度，以确定术前规划是否正确和准确地执行。所有描述过的验证检查都适用于手工技术。在测量中，必须考虑到机器人锯片的厚度为 2 mm，而手工锯片的厚度为 1.25 mm。如果检查出有任何与规划的偏差，则可在规划中调整假体位置，并进行重新切骨。有趣的是，不仅可以以 0.5 mm 或 0.5° 的增量进行重切，而且还可以在角度修正的情况下改变枢轴点。例如，如果内侧切骨已经很完美，切骨平面则以内侧为基准进行修改。或者以靠近平台后侧为基准调整后倾，只影响伸直间隙；亦或以靠近平台前侧为基准调整后倾，只影响屈曲间隙。

一旦完成了所有切骨，就可以按照计划安装试模组件。其中有一个技巧，除了胫骨组件的旋转外，组件的 M-L 位置可以通过基于 CT 的导航进行控制。通过使用钝头探针，期望的试模位置可以在规划屏幕上显示出来。与标准技术相比存在的优点是，本技术可以优化股骨假体 M-L 定位和使胫骨组件的旋转对线与股骨假体完全一致。

在安装试模后，机器人系统的导航软件可以对平衡进行复核和客观评估。如果出现不平衡，可以重新定位胫骨侧，必要时也可以二次切骨。唯一不受导航控制的参数是 A-P 稳定性和旋转稳定性。因此，可以如手工技术中所述的使用卡尺测量胫骨股骨偏心距。对于 PS 或内轴假体，这一点意义不大。

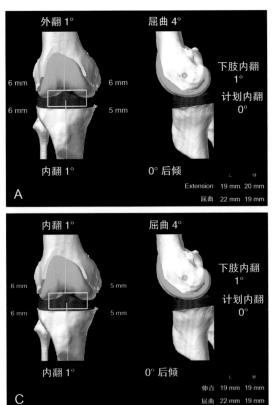

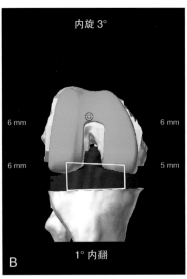

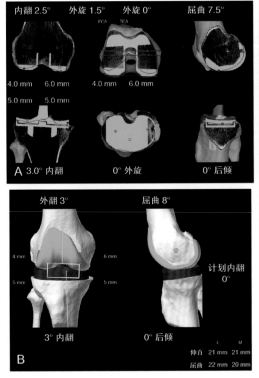

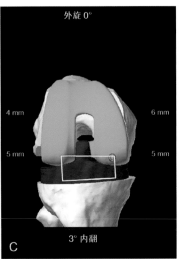

病例 2 图

病例 3 图

总结

在目前可用的 TKA 辅助技术中，基于图像的机器人辅助似乎是可以减小 KA 误差的一个很有前途的选项。关键参数是可视的，可以客观地进行控制。工作流程包括膝关节的三维分析和遵循 KA 原则的术前规划。对于远端和后髁厚度为 8 mm 的股骨假体，在补偿 2 mm 的软骨后，内侧和外侧髁的股骨切骨均设置为 6 mm；以重建最佳前偏距为目标来确定组件的型号，并个性化调整假体屈曲位置。根据 V-V 方向和切骨厚度对胫骨进行初步规划。术中调整以形成稳定对称的伸直间隙。在屈曲间隙方面，外侧室的自然松弛可以接受。胫骨后倾的定位是为了恢复内侧平台后侧面的原有后倾。KA 特定的手术流程首先是将软骨平面额外映射到 CT 表面，从而根据个体情况微调切骨水平。对于最终的假体位置和平衡，进行胫骨预切骨，在导航控制下去除骨赘，并评估间隙。所有平衡膝关节的调整都是在胫骨侧进行的，以实现 KA。因此，手术方案采用混合方法，即真正的股骨测量切骨和胫骨侧的间隙平衡方法，以创造稳定和对称平衡的伸直间隙。与其他 KA 手术技术不同，我们的机器人工作流程首先进行胫骨切骨，但这只是初步的，以确保在计算机辅助下正确分析软组织情况。

（ TILMAN CALLIESS, MD, PHD ｜ BERNHARD CHRISTEN, MD, MHA 著

温　亮 译　曲铁兵 审校）

参考文献

1. Fu Y, Wang M, Liu Y, Fu Q. Alignment outcomes in navigated total knee arthroplasty: a meta-analysis. *Knee Surg Sports Traumatol Arthrosc.* 2012;20(6):1075–1082.
2. Hetaimish BM, Khan MM, Simunovic N, Al-Harbi HH, Bhandari M, Zalzal PK. Meta-analysis of navigation vs conventional total knee arthroplasty. *J Arthroplasty.* 2012;27(6):1177–1182.
3. Burnett RS, Barrack RL. Computer-assisted total knee arthroplasty is currently of no proven clinical benefit: a systematic review. *Clinical Orthop Relat Res.* 2013;471(1):264–276.
4. Woon JTK, Zeng ISL, Calliess T, et al. Outcome of kinematic alignment using patient-specific instrumentation versus mechanical alignment in TKA: a meta-analysis and subgroup analysis of randomised trials. *Arch Orthop Trauma Surg.* 2018;138(9):1293–1303.
5. Calliess T, Bauer K, Stukenborg-Colsman C, Windhagen H, Budde S, Ettinger M. PSI kinematic versus non-PSI mechanical alignment in total knee arthroplasty: a prospective, randomized study. *Knee Surg Sports Traumatol Arthrosc.* 2017;25(6):1743–1748.
6. Nedopil AJ, Howell SM, Hull ML. What mechanisms are associated with tibial component failure after kinematically-aligned total knee arthroplasty? *Int Orthopaed.* 2017;41(8):1561–1569.
7. Nedopil AJ, Howell SM, Hull ML. What clinical characteristics and radiographic parameters are associated with patellofemoral instability after kinematically aligned total knee arthroplasty? *Inter Orthopaed.* 2017;41(2):283–291.
8. Ishikawa M, Kuriyama S, Ito H, Furu M, Nakamura S, Matsuda S. Kinematic alignment produces near-normal knee motion but increases contact stress after total knee arthroplasty: a case study on a single implant design. *Knee.* 2015;22(3):206–212.
9. Riviere C, Dhaif F, Shah H, et al. Kinematic alignment of current TKA implants does not restore the native trochlear anatomy. *Orthopaed Traumatol Surgery Res.* 2018;104(7):983–995.
10. Parratte S, Price AJ, Jeys LM, Jackson WF, Clarke HD. Accuracy of a new robotically assisted technique for total knee arthroplasty: a cadaveric study. *J Arthroplasty.* 2019;34(11):2799–2803.
11. Batailler C, White N, Ranaldi FM, Neyret P, Servien E, Lustig S. Improved implant position and lower revision rate with robotic-assisted unicompartmental knee sarthroplasty. *Knee Surg Sports Traumatol Arthrosc.* 2019;27(4):1232–1240.
12. Sires JD, Craik JD, Wilson CJ. Accuracy of bone resection in MAKO total knee robotic-assisted surgery. *Journal Knee Surgery.* 2019. doi:10.1055/s-0039-1700570. [Online ahead of print].
13. Hampp EL, Sodhi N, Scholl L, et al. Less iatrogenic soft-tissue damage utilizing robotic-assisted total knee arthroplasty when compared with a manual approach: a blinded assessment. *Bone Joint Res.* 2019;8(10):495–501.
14. Liow MHL, Chin PL, Pang HN, Tay DK, Yeo SJ. THINK surgical TSolution-One® (Robodoc) total knee arthroplasty. *SICOT J.* 2017;3:63.
15. Maillot C, Leong A, Harman C, et al. Poor relationship between frontal tibiofemoral and trochlear anatomic parameters: implications for designing a trochlea for kinematic alignment. *Knee.* 2019;26(1):106–114.
16. Howell SM. Calipered kinematically aligned total knee arthroplasty: an accurate technique that improves patient outcomes and implant survival. *Orthopedics.* 2019;42(3):126–135.
17. Nam D, Lin KM, Howell SM, Hull ML. Femoral bone and cartilage wear is predictable at 0 degrees and 90 degrees in the osteoarthritic knee treated with total knee arthroplasty. *Knee Surg Sports Traumatol Arthrosc.* 2014;22(12):2975–2981.
18. Freeman MA, Pinskerova V. The movement of the normal tibio-femoral joint. *J Biomechs.* 2005;38(2):197–208.
19. Coleman JL, Widmyer MR, Leddy HA, et al. Diurnal variations in articular cartilage thickness and strain in the human knee. *Journal Biomech.* 2013;46(3):541–547.
20. Vercruysse C, Vandenneucker H, Bellemans J, Scheys L, Luyckx T. The shape and orientation of the trochlea run more parallel to the posterior condylar line than generally believed. *Knee Surg Sports Traumatol Arthrosc.* 2018;26(9):2685–2691.
21. Eckhoff DG, Bach JM, Spitzer VM, et al. Three-dimensional morphology and kinematics of the distal part of the femur viewed in virtual reality. Part II. *J Bone Joint Surg Am.* 2003;85-A(Suppl 4):97–104.
22. Park A, Duncan ST, Nunley RM, Keeney JA, Barrack RL, Nam D. Relationship of the posterior femoral axis of the "kinematically aligned" total knee arthroplasty to the posterior condylar, transepicondylar, and anteroposterior femoral axes. *Knee.* 2014;21(6):1120–1123.

第9章 基于胫股关节运动学的假体设计改进策略

概述

本章回顾了低形合度假体的卡尺校验运动学对线（KA）全膝关节置换术（TKA）与原生膝关节在体外和体内胫股运动学方面的差异。运动学定义为胫骨相对于股骨的松紧度和静息位置，以及股骨髁相对于胫骨的前后（anterior-posterior，A-P）运动。松紧度是指施加于胫骨的力和力矩下分别测量的平移和旋转。"静息位"是指只有关节内压力而无其他外力的情况下胫骨相对于股骨的位置和方向。股骨髁的 A-P 运动是通过股骨髁的最低点（实际上是最近点）相对于胫骨基座平面的位置变化来表示的。低形合度的 TKA 假体是最常见设计的代表。设计特征为：垫片内、外侧关节面呈浅凹状，并固定在不对称设计的胫骨基座上，股骨侧组件为保留后交叉韧带（PCL）设计。体外研究表明，低形合度 TKA 在 30° 屈曲和不同静息位时表现出比原生膝关节更大的胫骨前移和内外旋。体内透视研究显示，16% 的 TKA 股骨髁假体对垫片后外侧边缘产生负荷，一部分原因是胫骨组件的金属基座和垫片对胫骨后外侧覆盖不足。在切除前交叉韧带（ACL）后恢复前向松紧度和静息位的策略是使用内侧球窝股骨组件搭配 1:1 高形合度的内侧凹面垫片。减少后外侧缘过载风险的策略是使用不对称的胫骨基座来覆盖后外侧切骨面，而垫片外侧面需要平坦并完全覆盖胫骨基座。

低形合度假体的卡尺校验运动学对线全膝关节置换术与其原生膝关节的松紧度和静息位置的差异

从完全伸直到屈曲 120° 的被动运动中，使用一款自制的载荷分析仪测试了 13 具尸体膝关节，在 5 个屈曲角度下测试了 8 个关节松紧度和 4 个相对静息位置[1]。8 个松紧度参数包括内 - 外翻（varus-valgus，V-V）、内 - 外旋（internal-external，I-E）、A-P 和挤压牵张（compression-distraction，C-D）下的移位，均在规定负荷下测量，V-V 为 5 Nm，I-E 为 3 Nm，A-P 为 45 N，C-D 为 100 N。在测试期间，通过在肌腱上加载 120 N 的压力来稳定膝关节。首先在原生膝关节上测量松紧度和静息位置，然后在植入低形合度 KA TKA 假体后测量相同的参数，在每个标本的两种实验条件之间进行配对分析。

低形合度 KA TKA 除了前移和内 - 外旋外，术后关节松紧度与原生膝关节相当（图 9.1）。膝关节屈曲 30° 时，KA TKA 较原生膝关节前向松紧度多 2 mm（图 9.1A），胫骨内旋多 2°（图 9.1C），外旋多 4°（图 9.1D）。

低形合度 KA TKA 除前移和内、外旋外，基本恢复了与原生膝关节类似的胫骨静息位置（图 9.2）。在屈曲 0° 时，低形合度 TKA 的胫骨比原生膝关节前移 4 mm；在屈曲 60°（或更高）时，比原生膝关节后移 2~3 mm（图 9.2A）。在屈曲 0° 时，低形合度 TKA 比原生膝关节的胫骨内旋多 4°；在屈曲 30° 时，比原生膝关节外旋多 5°（图 9.2B）。

因此，这些结果强调了改进假体设计的必要性，使得 KA TKA 术后膝关节平移和内、外旋的松紧度以及静息位置更接近于原生膝关节。

低形合度假体的卡尺校验运动学对线全膝关节置换术后，膝关节深屈曲及上台阶时垫片后外侧缘的体内载荷分析

使用单平面透视图像，测量 25 例患者在膝关节

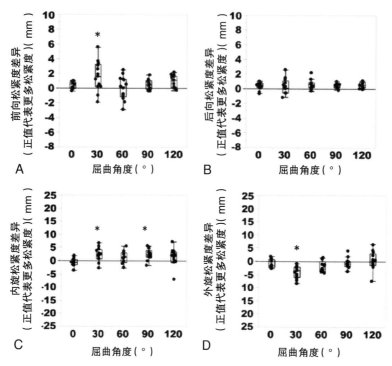

图 9.1 箱线图显示了 KA TKA 和原生膝关节之间前（A）、后（B）平移松紧度的差异以及内（C）、外（D）旋松紧度的差异。方框的两端代表四分位数；方框内的水平线表示中位数；方框的上、下线表示最大值和最小值（不包括异常值）。星号表示差异有统计学意义（P < 0.05）

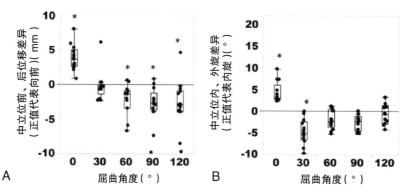

图 9.2 箱线图显示了膝关节处于中立位（即未加载的静息位）时低形合度 KA TKA 与原生膝关节在（A）前 - 后位移、（B）内 - 外旋转的位置差异。方框的两端代表四分位数；方框内的水平线表示中位数；方框的上、下线表示最大值和最小值（不包括异常值）。星号表示差异有统计学意义（P < 0.05）

深屈曲和上台阶时股骨髁组件相对于胫骨基座平面的前后位置[2]。相对位置的确定需要把股骨组件和胫骨基座的三维模型注册校准到二维 X 线影像上，深屈曲数据需要在 0°、30°、60°、90° 和最大弯曲时校准，上台阶数据需要在 0°、15°、30°、45° 和 60° 时校准。由软件计算出两个股骨髁距离基座平面最近的点，并用它表示股骨髁相对于胫骨的前后位置。参照中间型号胫骨基座的尺寸（53 mm）标准化股骨髁组件的前后位置数据，然后根据股 - 胫假体关节面的

曲率，通过最近点的位置数据计算胫骨垫片的接触位置，用来评估后外侧缘负荷的情况[3]。

16% 的患者（25 例中的 4 例）发生了股骨外侧髁和垫片后外侧边缘的过载，其中 3 个患者在深屈曲时发生这种过载，2 个患者（包括 1 个深屈曲时也发生的患者）在上台阶时发生（图 9.3）。垫片后外侧的过载是不能接受的，因为会增加短期发生胫骨基座后侧下沉的风险，而长期会增加垫片磨损的风险并导致旋转不稳[4]。这些结果表明有必要改进胫骨组

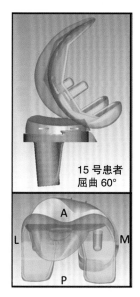

图9.3　胫骨垫片后外侧边缘过载的典型患者，图示在膝关节屈曲 60° 时股骨和胫骨组件的相对位置和方向，上图是侧面观，下图是轴面观。A 前侧；L 外侧；M 内侧；P 后侧

件的设计，以减少 KA TKA 术后垫片后外侧缘过载的发生。

为适应卡尺校验的运动学对线技术改进股骨和胫骨组件设计的策略

低形合度假体的 KA TKA 体外实验中的关节松紧度和静息位置的差异，以及体内试验中表现出在深屈膝及上台阶时令人担忧的后外侧边缘过载均表明低形合度假体无法模仿原生膝关节的关节面和软组织约束。在内侧间室，一种改善运动学的策略是用球窝关节来模拟内侧凹面关节的稳定性和轴心功能，而生理状态下该功能由原生的胫股关节面、内侧半月板和冠状韧带联合维系 [5-8]。该设计限制了股骨内侧髁的前后向运动，促使胫骨定轴旋转（内 - 外旋），该轴与胫骨内侧平台中心偏后相交，并大致垂直于胫骨关节线 [5, 9]。因此，切除 ACL 后恢复膝关节前后松紧度和静息位置的策略是采用内侧球窝样股骨组件搭配 1∶1 形合度的内侧凹面垫片。

在外侧间室，减少后外侧缘负重风险的一种策略是采用完全覆盖胫骨后外侧切骨面的不对称基座以及无后唇、关节面平坦且完全覆盖基座的垫片。不对称的设计有利于组件和切骨面的最佳匹配，所以可以选用较大型号基座并使其边缘与胫骨切骨面的骨皮质对齐，这时胫骨组件的 A-P 轴精确对线平行于原生膝关节的屈伸（flexion-extension，F-E）平

面 [10]。KA 使用膝关节 F-E 平面而不使用胫骨结节作为旋转对线的参考，这是因为胫骨结节的内外侧位置的个体间差异太大 [11]。在一项纳入 25 例患者的体内研究中，以胫骨结节中内 1/3 作为旋转定位参考的非对称性设计的胫骨基座平均位于屈伸平面外侧 4 mm[11]。因此，KA 技术相对于胫骨结节参考标准内旋了不对称基座，这会增加胫骨后外侧切骨面的覆盖不全。聚乙烯垫片不完全覆盖外侧基座会加重这种覆盖不全。4 例出现垫片后外侧缘负重的患者中，平均外侧基座前后方向覆盖不全为 15%；而 25 例患者总体的覆盖不全是 10%。外侧面平坦且无高边的垫片设计似乎很有前景，它可以减少远期垫片磨损的风险，因为它模拟了原生膝关节外侧间室有限的约束能力。原生膝关节外侧间室由略凸的关节面和外侧半月板组成，由于没有类似的冠状韧带，外侧半月板几乎不限制股骨外侧髁的前后运动 [5]。

总结

本章回顾了低形合度假体的 KA TKA 与原生膝关节在体外运动学上的差异，并参考这些结果来改进假体设计的策略。体外研究表明，低形合度假体的 KA TKA 不能在全屈曲范围内把前 - 后位移和内 - 外旋的松紧度以及静息位置恢复到原生膝关节的状态。造成这些差异的原因至少部分与 ACL 的切除以及胫骨垫片的低形合度设计相关，低形合度设计无法提供像原生膝关节那样的限制性，尤其是在内侧间室。体内透视研究显示，在简单的日常膝关节屈曲活动中，垫片后外侧边缘过载的发生率约为 16%。切除 ACL 后恢复关节前向松紧度和静息位置的策略是采用内侧球窝样股骨组件搭配 1∶1 形合度的内侧凹面垫片。减少垫片后外侧边缘过载风险的一种策略是采用能完全覆盖胫骨外侧切骨面的不对称基座以及外侧没有后唇、平坦、且能完全覆盖基座的垫片。

致谢

Josh Roth 在他博士论文研究中测量了胫股关节的松紧度，Stephanie Nicolet-Petersen 在她的理学硕士论文研究中发现了后外侧缘过载的发生，感谢两人对这一章内容的贡献。

（MAURY L. HULL, PHD 著
王志为 译　林　源　审校）

参考文献

1. Roth JD, Howell SM, Hull ML. Analysis of differences in laxities and neutral positions from native after kinematically aligned TKA using cruciate retaining implants. *J Orthop Res.* 2019;37(2):358–369.
2. Nicolet-Petersen S, Saiz A, Shelton T, Howell SM, Hull ML. Small differences in tibial contact locations following kinematically aligned TKA from the native contralateral knee. *Knee Surg Sports Traumatol Arthrosc.* 2020;28(9):2893–2904.
3. Ross DS, Howell SM, Hull ML. Errors in calculating anterior–posterior tibial contact locations in total knee arthroplasty using three-dimensional model to two-dimensional image registration in radiographs: an in vitro study of two methods. *J Biomech Eng.* 2017;139(12).
4. Harman MK, Banks SA, Hodge WA. Polyethylene damage and knee kinematics after total knee arthroplasty. *Clin Orthop Relat Res.* 2001;392(392):383–393.
5. Freeman MA, Pinskerova V. The movement of the normal tibio-femoral joint. *J Biomech.* 2005;38(2):197–208.
6. Pinskerova V, Johal P, Nakagawa S, et al. Does the femur roll-back with flexion? *J Bone Joint Surg Br.* 2004;86(6):925–931.
7. Schutz P, Taylor WR, Postolka B, et al. Kinematic evaluation of the gmk sphere implant during gait activities: a dynamic videofluoroscopy study. *J Orthop Res.* 2019;37(11):2337–2347.
8. Gray HA, Guan S, Young TJ, Dowsey MM, Choong PF, Pandy MG. Comparison of posterior-stabilized, cruciate retaining, and medial stabilized knee implant motion during gait. *J Orthop Res.* 2020;38(8):1753–1768.
9. Churchill DL, Incavo SJ, Johnson CC, Beynnon BD. The transepicondylar axis approximates the optimal flexion axis of the knee. *Clin Orthop Relat Res.* 1998;356(356):111–118.
10. Paschos NK, Howell SM, Johnson JM, Mahfouz MR. Can kinematic tibial templates assist the surgeon locating the flexion and extension plane of the knee? *Knee.* 2017;24(5):1006–1015.
11. Howell SM, Chen J, Hull ML. Variability of the location of the tibial tubercle affects the rotational alignment of the tibial component in kinematically aligned total knee arthroplasty. *Knee Surg Sports Traumatol Arthrosc.* 2013;21(10):2288–2295.

第10章　基于形态学研究的滑车设计改进策略

概述

本章回顾了使用四种不同的股骨假体运动学对线（KA）全膝关节置换的滑车形态与同一股骨 - 软骨模型下原生膝关节形态的差异。滑车形态是沿着原生滑车的弧长，通过滑车沟的内外侧位置、滑车沟与胫股关节屈伸（flexion-extention，F-E）轴的径向距离和滑车沟角三个参数来描述。对于四种股骨假体，运动学对线的假体滑车形态与原生滑车形态的差异基本一致。不同之处在于假体滑车延伸至更近端，比原生滑车高出几厘米；假体滑车沟位置近端偏外侧，远端偏内侧，因假体滑车沟比原生膝关节的径向距离更小而提示填充不足（understuffing）；假体沟角在滑车沟弧度的两端有所不同。由于这些差异，加之原生滑车沟的内 - 外侧位置以及 Q 角的高度个体差异，改进 KA 假体滑车的策略是滑车近端向外侧拓宽，使滑车沟近端更偏向外侧，并加宽近端滑车沟。另外的策略是增加滑车沟与 F-E 轴的径向距离，以纠正填充不足；加深滑车沟角，特别是在下方，以提供更明确的髌骨轨迹。

使用四种股骨组件的运动学对线假体滑车和原生膝关节滑车之间的形态差异

为了量化使用不同股骨假体的 KA TKA 和原生股骨之间的滑车形态差异，通过将计算机断层扫描（CT）和尸体股骨的激光扫描相结合，创建了 10 个三维股骨 - 软骨模型[1]。将四种不同的股骨假体按照运动学对线的方式安装到每个三维股骨 - 软骨模型上[1,2]。四种股骨假体组件分别是 Persona（Zimmero-Biomet, Warsaw, IN）、NexGen（Zimmero-Biomet, Warsaw, IN）、Vanguard（Zimmero-Biomet, Warsaw, IN）和 GMK Sphere（Medacta, Castel San Pietro, Switzerland）。后一种设计与其他三种设计的不同之处在于假体滑车与解剖形髌骨组件相关节，而其他三种滑车与改良圆顶（即草帽状）髌骨组件相关节。

假体和原生滑车的各参数测量沿着原生滑车沟的弧长进行。在三维股骨 - 软骨模型中参照股骨内、外侧髁软骨表面拟合的圆柱体建立坐标系（图 10.1）。绕圆柱体轴旋转，沿着原生滑车沟弧长以 10% 的增量构建 11 个截面（图 10.2）。这些截面同样切割假体滑车，并生成了原生滑车和假体滑车的轮廓（图 10.3）。最深的点代表滑车沟最低点，内外侧面的两个最高点代表滑车沟的边界。通过这三个点确定滑车沟的内外侧位置、径向位置以及滑车沟角并用以描述滑车的形态。

对于所有四种股骨假体，假体滑车沟的平均内 - 外侧位置与原生滑车沟位置的距离在 2.5 mm 以内（图 10.4）。然而，滑车沟的行走路径不同；展开假体滑车沟并投射到冠状面上时是一条直线，而原生滑车沟是带有外侧凸的曲线（图 10.5）。结果还显示假体滑车沟在近端 0%～30% 的弧长范围内比原生滑车沟更偏向外侧，超过 30% 的弧长后比原生滑车沟更偏向内侧。假体滑车沟的平均径向距离比原生滑车沟的距离小 5 mm。四种股骨假体中有三种滑车沟角在近端比原生的滑车沟角更陡，而远端则相对更平。一种股骨假体（Vanguard）的滑车沟角在整个弧长范围内比原生的更平[1]。实验发现四种股骨假体与原生滑车的差异基本一致，这说明很有必要重新评估用于 KA 的假体的滑车设计。

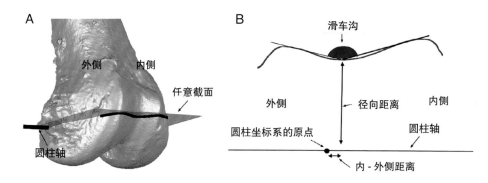

图 10.1　图示用于描述滑车形态的三个因变量。（A）三维远端股骨 - 软骨模型，圆柱轴和通过滑车的任意横截面。圆柱轴是在屈曲 10° 至 110° 之间与股骨后髁关节面最拟合的同轴圆柱体的轴。（B）滑车任意截面的关节面轮廓和用于描述滑车形态的三个因变量。三个因变量分别为：从圆柱轴中点测量的滑车沟的内外侧距离（偏内侧为正值）、从圆柱轴到滑车沟的径向距离、滑车沟角。在 11 个横截面上沿原生滑车沟的弧长以 10% 的增量确定因变量。该任意截面是为了说明测量方法

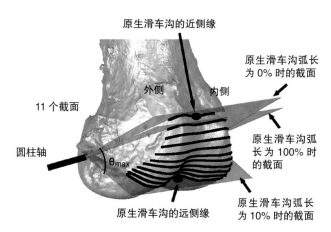

图 10.2　三维股骨 - 软骨模型侧前方视角上显示沿着滑车沟弧长的 11 个横截面相对于圆柱轴的关系。0% 横截面设置在滑车沟近端边缘，100% 横截面设置在最远端边缘。没有显示假体滑车截面的投影

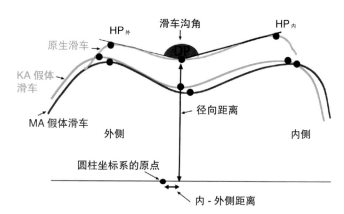

图 10.3　股骨远端代表性截面图显示了原生滑车（灰色）、运动学对线（KA）假体滑车（绿色）和机械对线（MA）假体滑车（蓝色）的关节面轮廓之间的关系。对于原生滑车和假体股骨滑车，滑车沟的最深点和内外侧面的最高点（HP）（只在原生滑车上显示）被用来确定滑车沟的内外侧距离、径向距离以及滑车沟角。内 - 外侧距离在原点内侧定义为正值

使用四种股骨组件的运动学对线假体滑车和机械对线假体滑车之间的形态差异

　　KA 相对于 MA 股骨假体外翻平均多 4.6°，内旋平均多 2.8°[1]，值得关注的是 KA 能使假体滑车形态更接近于原生滑车。MA 采用 0° 屈曲位、内外翻垂直于股骨机械轴、绕股骨内侧髁向外旋转 3° 的方式植入股骨假体。对于 KA 和 MA，在原生滑车弧长上定义的各个截面上，用假体滑车的内外侧位置、径向位置和滑车沟角减去原生滑车相对应的变量。总的来说，所有四种股骨假体，KA 与原生滑车的差异小于 MA（图 10.4）。0% 到 20% 截面，MA 假体滑车沟的平均内外侧位置比 KA 更偏向外侧，在 0% 时更是从原生滑车向外侧偏移达到 6 mm。在整个弧长范围内，

MA 的滑车平均径向位置比 KA 更凹陷。滑车沟角的差异在两种对线技术之间无明显差别。

　　两种对线方式内 - 外翻的差异比内 - 外旋的差异更明显，能解释假体滑车沟内外侧位置的差异。在近端，MA 假体滑车沟比 KA 更偏向外侧，这是因为 MA 使股骨假体比原生股骨远端关节线内翻了约 5°，而 KA 恢复了远端关节线。在 0% 截面处，MA 假体滑车沟位置比 KA 滑车沟位置更偏向外侧是有悖于解剖学的，这使得假体滑车沟比原生滑车沟更倾斜（图 10.5）。

针对运动学对线技术改进假体滑车设计的策略

　　个体间原生滑车的形态学差异以及 KA 假体滑车

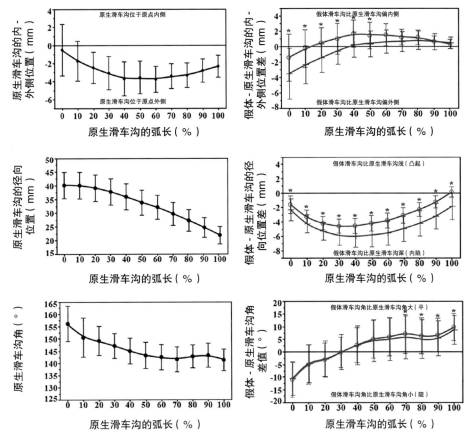

图 10.4　该系列图显示了原生滑车和采用一种股骨组件（Medacta GMK Sphere）的运动学对线（绿线）和机械对线（蓝线）假体滑车之间的差异，考察的因变量是从 0% 到 100% 标准化滑车弧长范围内滑车沟的内 - 外侧位置、径向位置以及滑车沟角。0 mm 和 0° 的水平线表示与原生滑车沟无差异的基线。用 * 标识的数据表示 KA 与 MA 差异显著（$P < 0.05$）

与原生滑车的形态学差异为改进股骨假体滑车的设计提供了参考。首先，原生滑车沟内 - 外侧位置以及与股直肌作用方向相关的 Q 角个体间差异显著。原生滑车沟内 - 外侧位置的标准差是 3 mm（图 10.4），这意味着如果设计为 ±6 mm 会囊括 95% 的人群。Q 角方向的平均值为 6.5°，标准差为 6.5°[3]，因此在从 −6.5° 到 19.5° 会纳入大约 95% 的人群。

第二个需考虑因素是髌骨假体的关节面形态。目前至少有六种不同设计的髌骨假体[4]。在我们的实验中，四种假体有三种髌骨组件为聚乙烯改良圆顶形设计，第四种假体的髌骨组件为解剖形设计。因此，假体设计时还要考虑髌骨组件和假体滑车之间的接触面。

综合上述解剖学差异，无论髌骨组件是哪种设计，一种设计策略是优化 KA 假体滑车的长度、形状和滑车沟方向。就滑车长度来讲，四种股骨组件的滑车设计特征是都超过原生滑车沟近端数厘米（图 10.5）。延长假体滑车长度有利于与髌骨的早期结合。在滑车沟的形状和方向方面，KA 相对于 MA 股骨组件内翻程度较小，这会改变滑车沟的方向（图 10.5），并减少外侧切骨面的覆盖[5]。因此，假体滑车近端的设计需要相应地向外侧加宽，以适应原生滑车沟内 - 外侧位置和 Q 角的高度个体差异，有利于捕获和容纳髌骨[6]（图 10.6）。滑车沟的宽度向远端逐渐缩窄以适应多变的髌骨轨迹（图 10.6）。假体滑车沟应更加指向外侧，这类似于 MA 股骨组件在更大的外旋位对线时滑车沟的方向（图 10.5）。这种设计非常有利于 Q 角增大的外翻膝，近端滑车沟更偏向外侧有利于减少髌骨外侧半脱位的风险，而髌骨半脱位的处理非常棘手[7]。

实验观察到假体滑车沟相对于原生滑车沟是相对内陷的（图 10.4），所以一种设计策略是增加假体滑车沟的径向距离以便 KA 技术能更好地恢复原生滑车沟的解剖。如果不置换髌骨，那么恢复假体滑车沟的径向位置是有生物力学优势的，即增加了股四头肌的力臂，使髌骨远离膝关节旋转中心，这时只需较小的股四头肌肌力就能产生一个较大的伸膝力矩，降低了髌股关节的压力。但是也应避免髌股关

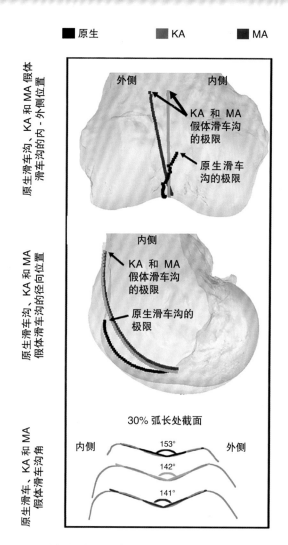

图 10.5　图示原生滑车沟（黑色）、使用示例股骨组件（Persona，Zimmer-Biomet，Warsaw，IN）的运动学对线（绿色）和机械对线（蓝色）假体滑车沟的内 - 外侧和径向位置的轮廓以及滑车沟角。注意假体滑车比原生滑车沟的最近端还向近端延伸数厘米，假体滑车沟的路径是直的，而原生滑车沟的路径是有轻微外侧隆起的曲线，假体滑车沟的径向距离是填充不足的

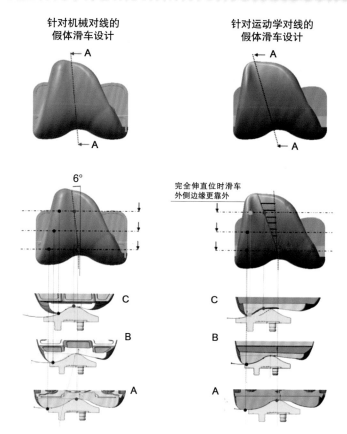

图 10.6　图示机械对线（左）假体的滑车设计经过修改以适应运动学对线（右）：滑车近端偏向外侧并加宽、滑车沟指向外侧也同时加宽，以适应外翻膝股骨组件的运动学对线以及原生滑车沟的位置和 Q 角的高度变异

节过度填充，因为这可能导致屈膝受限[8]和髌骨轨迹不良[9]等并发症。因为髌骨组件的设计从圆顶形到解剖形不一，每个厂商都须在股四头肌的力学优势和过度填充的风险之间寻求适当的平衡。

　　四种股骨假体的滑车沟角与原生滑车沟角（图10.4）的差异明显，特别是在滑车弧的后期，这提示有必要改进假体滑车沟角的设计。实验中四种股骨假体的滑车沟角均是近端最小，向远端逐渐变平。近端更小的滑车沟角有利于髌骨在屈曲早期的结合，这可能有利于降低髌骨半脱位 / 脱位的风险，因为假体的滑车沟相对于原生滑车沟是凹陷的。四种股骨组件中的三种的滑车沟角在 0% 截面处比原生滑车沟角更小，在 30%～40% 的区域比原生滑车沟角更平（图 10.4）。只有一种股骨假体（Vanguard）在 0% 截面处的滑车沟角约等于原生角，但向远端逐渐更平。因为一个更小的滑车沟角能更好地限制和引导髌骨，所以超过 30% 的远端加深滑车沟角是一种改善全屈伸范围内髌骨轨迹的策略。

总结

　　本章回顾了 KA 技术中假体滑车和原生膝关节滑车的形态学差异，可参考这些差异改进 KA 专用假体的滑车设计。基于此，可制订以下设计策略：①滑车近端向外侧增宽；②滑车沟向近端更指向外侧并逐渐增宽，向远端逐渐缩窄；③以柱状轴为基准增加滑车沟径向距离以减少髌股关节填充不足，有利于发挥股四头肌力学优势；④滑车沟远端的 60% 设计更陡，以利于生成更确切的髌骨轨迹。

致谢

　　感谢 Rocio Lozano 对本章的贡献：他分别用四种股骨组件进行了 KA 和 MA 技术的组配安装，并确定了描述滑车形态的因变量。

（MAURY L. HULL, PHD　著
王志为　译　林　源　审校）

参考文献

1. Lozano R, Campanelli V, Howell SM, Hull ML. Kinematic alignment more closely restores the groove location and the sulcus angle of the native trochlea than mechanical alignment: implications for prosthetic design. *Knee Surg Sports Traumatol Arthrosc*. 2019;27(5):1504–1513.
2. Hull ML, Howell SM. Differences in trochlear morphology from native using a femoral component interfaced with an anatomic patellar prosthesis in kinematic alignment and mechanical alignment. *J Knee Surg*. Doi:10.1055/s-0040-1716413.
3. Freedman BR, Brindle TJ, Sheehan FT. Re-evaluating the functional implications of the Q-angle and its relationship to in-vivo patellofemoral kinematics. *Clin Biomech*. 2014;29(10):1139–1145.
4. Schindler OS. Basic kinematics and biomechanics of the patellofemoral joint part 2: the patella in total knee arthroplasty. *Acta Orthop Belg*. 2012;78(1):11–29.
5. Brar AS, Howell SM, Hull ML, Mahfouz MR. Does kinematic alignment and flexion of a femoral component designed for mechanical alignment reduce the proximal and lateral reach of the trochlea? *J Arthroplasty*. 2016;31(8):1808–1813.
6. Dai Y, Angibaud LD. Fit of modern implant design on native trochlear groove. 2020:38–41.
7. Lynch AF, Rorabeck CH, Bourne RB. Extensor mechanism complications following total knee arthroplasty. *J Arthroplasty*. 1987;2(2):135–140.
8. Mihalko W, Fishkin Z, Krackow K. Patellofemoral overstuff and its relationship to flexion after total knee arthroplasty. *Clin Orthop Relat Res*. 2006;449:283–287.
9. Merican AM, Ghosh KM, Baena FR, Deehan DJ, Amis AA. Patellar thickness and lateral retinacular release affects patellofemoral kinematics in total knee arthroplasty. *Knee Surg Sports Traumatol Arthrosc*. 2014;22(3):526–533.

第 **11** 章　运动学对线全膝关节置换术的生物力学优势

概述

卡尺校验的运动学对线全膝关节置换术（kinematically aligned total knee arthroplasty，KA TKA）的基本原理是通过对称性切骨，重建病前膝关节的屈伸轴，并保持原有侧副韧带的平衡状态和关节线的方向[1]。越来越多的研究认为 TKA 要获得更好的功能，需要把传统的中立位机械对线（MA）转换成为更自然的运动学对线（KA），以保留原生膝关节的关节线和旋转轴[2, 3]。最近的系统综述和 meta 分析结果表明，KA TKA 的短期疗效与 MA TKA 相当或更好[4, 5]。据报道，KA TKA 术后 10 年的长期临床结果和假体生存率数据也同样令人刮目[6]。

虽然最近有证据表明 KA TKA 术后患者满意度更高，但能够证明 KA TKA 优于 MA TKA 的生物力学证据仍然很有限。应该从生物力学的角度阐明为什么恢复患者个体化关节线、旋转轴和韧带平衡的策略（即运动学对线）优于传统 MA。迄今有许多评估 KA TKA 的生物力学研究，或与 MA TKA 对比，或与原生膝关节对比。测量膝关节运动学的方法大致可分为五类：①基于体表标记点的步态分析[7-11]，②X 线立体摄影测量（roentgen stereophotogrammetry）[12-15]，③计算机仿真[16-19]，④体内 X 线透视[20-25]，⑤用尸体膝关节测量原位接触应力或韧带张力。无论使用哪种方法，所有研究都假设假体膝关节和原生膝关节之间存在运动学差异，这种差异不但可能影响松动或磨损等客观结果，还可能影响 TKA 术后患者的满意度[26]。现在，越来越多的医生接受了 KA 策略，许多人在对线、关节

线和软组织平衡方面也采用了各种改良措施。因此，手术医生有必要充分了解 KA TKA、MA TKA 和原生膝关节在运动学和动力学方面的差异，本章就是为读者呈现这方面的信息。

步态分析研究

基于皮肤标记的立体摄影测量是应用最广泛的 TKA 术后步态分析技术。到目前为止，已发表了一些关于 KA TKA 术后步态分析的研究。在这些研究中，KA TKA 采用了多种不同的手术技术和控制对线的方法。Blakeney 等采用了计算机导航系统结合卡尺测量校验切骨技术，报道了 45 例有限制的 KA（restricted KA，rKA）TKA 和 45 例 MA TKA 的步态分析结果[27]。按照其研究设计，rKA TKA 的胫骨冠状面切骨限制在中立位机械轴的 5° 以内，最终髋 - 膝 - 踝（hip-knee-ankle，HKA）角在中立位对线的 3° 以内。与 MA TKA 组相比，rKA TKA 组大多数患者的步态参数更接近正常膝关节。KA TKA 组的膝关节内收角和外旋角明显小于 MA TKA 组。MA TKA 术后增加的胫骨外旋是不正常的，另一名研究者[28]也发现了这个问题，它可能反映了 TKA 术后由于前交叉韧带（ACL）的缺失而导致的轴移回避步态（pivot-shift avoidant gait）。McNair 等[28]对比了 14 例使用 PSI 的 KA TKA 与 15 例使用计算机导航的 MA TKA 的步态。动力学研究结果显示，在矢状面，KA TKA 的膝关节屈曲力矩较大；在冠状面，两种对线技术膝关节的内收力矩（knee adduction moment，KAM）相当；在轴面，KA TKA 的内旋力矩较小。

值得注意的是，平均 -3° HKA 的 KA TKA 的 KAM 明显大于平均 0° HKA 的 MA TKA 的 KAM[29]。一般认为假体组件的内翻对线会增加外部的 KAM。而如果忽略关节线倾斜的影响，内翻的下肢对线还会显著增加关节内侧的接触应力，再加上 KAM 的作用，这提示重建下肢固有的内翻对线可能有胫骨组件过早松动的风险[30]。实际上，在讨论这些因素对 KAM 的影响时，应分别分析下肢对线和关节线的

倾角。根据我们的前期研究，内翻关节线会大幅降低 KAM，因此 KA TKA 重建下肢固有的内翻对线所导致的任何 KAM 增加都可能被抵消[31]。在另一项研究中，Yeo 等[32] 应用 rKA 的概念进行了一批机器人辅助 TKA，其设定对线原则是：胫骨近端内侧角（medial proximal tibial angle，MPTA）设置为内翻 2°，股骨远端外侧角（lateral distal femoral angle，LDFA）设置为外翻 2°，旋转对线参考通髁轴做 2° 内旋。术后随访至少 8 年，步态分析显示 KA TKA 组的膝关节内翻角和内外侧地面反作用力（ground reaction force，GRF；即水平 GRF）明显比 MA TKA 组低。这些结果证实了我们的理论，即 KA TKA 术后内倾的关节面更加平行于地面，从而使压力中心（center of pressure，COP）更加偏向内侧（图 11.1）。这导致质心（center of mass，COM）和 COP 的连线更加垂直于地面，到膝关节中心的力臂长度和水平 GRF 变得比 MA TKA 更小。这一机制在单腿支撑相（如行走或奔跑）时更为明显（图 11.2），最终导致 KAM 降低[33]。除了关节线倾角，步态中的步宽也会影响 COP 的位置，进而影响 KAM 的大小。据报道，步宽与老年患者的平衡控制有关[34]；另外当试验性地从侧方干扰引起姿势不稳时，步宽还与背侧肌肉控制的较迟钝的预期姿势有关[35]。步宽随着年龄的增长而增加[36]，老年患者可能由于躯干平衡能力较差、步宽较大而更适合 MA TKA，因为较大的步宽有利于保持关节线平行于地面。

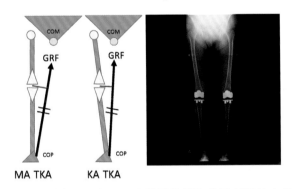

图 11.1　左图：KA 和 MA 全膝关节置换术后双腿站立位示意图。显示了力臂和地面反作用力（GRF）的方向。连接压力中心（COP）和质心（COM）的线表示假定的 GRF。GRF 的力臂在 KA TKA 组比 MA TKA 组短。右图：典型的 KA TKA 术后 X 线片。如左图所示关节线与地面平行，COP 偏向内侧。尽管下肢轻度内翻对线，由于 GRF 的力臂变短，膝关节的内收力矩减少

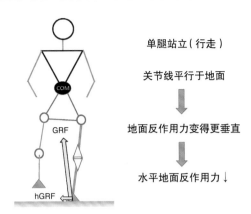

图 11.2　运动学对线全膝关节置换术后单腿站立示意图。关节线平行于地面，单腿站立的压力中心（COP）比双腿站立时更偏向内侧。膝关节内收力矩和水平地面反作用力减小。COM，质心

计算机仿真研究

Blakeney 等[37] 在三维规划软件上，使用 rKA 方法对 1000 个膝关节 CT 数据进行模拟切骨，并将结果与 MA TKA 进行比较。该研究考察了两种对线方法的切骨厚度和膝关节从完全伸直到最大屈曲范围内的软组织平衡状态。结果表明，在任何平面内韧带不平衡小于 3mm 的患者比例在 rKA TKA 组为 92%，而 MA TKA 组仅为 49%。既往的研究中也报道了 MA TKA 类似的模拟结果[38,39]。Kang 等[40] 进行了一项膝关节步态站立相和深屈曲的计算机仿真研究，用以评估 KA TKA 和 MA TKA 之间机械力的差异。结果表明，KA TKA 组内侧副韧带受力低于 MA TKA 组，KA TKA 组聚乙烯垫片内侧的最大接触应力低于 MA TKA 组。然而，仿真研究也有不同的声音。Ishikawa 等[41] 报道，KA TKA 组的股骨后滚和胫骨内旋比 MA TKA 组更大，而髌股和内侧胫股关节接触应力在 KA TKA 组偏高。Chen 等[42] 模拟了1000 万次膝关节屈伸运动后的生物力学载荷和远期磨损量。结果表明与 MA TKA 相比，KA TKA 组的内侧胫股关节接触应力峰值增加了 8.2%，而总体磨损量减少了 5.5%。此外，KA TKA 组的髌股接触应力增加了 40%。他们的结论是从生物力学的角度来看 KA TKA 没有显著优势。

尸体研究

Roth 等[43] 使用手动传统器械对 13 具尸体膝关节实施 KA TKA，未松解软组织。使用定制的压力传

感器测量胫股关节的接触力和接触位置。KA TKA 术后外侧股骨髁在胫骨上接触点的净后移足以允许膝关节深度屈曲；尽管在冠状面，膝关节线与中立位存在偏差，膝关节内、外侧间室的接触应力平均差异很小，并与原生膝关节相似。该研究与少数计算机仿真研究[41, 42]中报道的内侧间室接触应力增加相矛盾，原因可能是计算机软件没有完全模拟作用在膝关节上的力。该研究团队还进一步分析了膝关节运动学，关节面形状应与软组织张力匹配，否则 TKA 术后可能会出现运动学冲突。他们比较了以下三种状态下的膝关节松紧度和中立位相对位置：原生膝关节、ACL 缺失的膝关节以及 KA TKA[44]。在松紧度方面，KA TKA 与原生膝关节的最大差异出现在屈曲 30° 时，股骨髁平均相对前移 1.6 mm。在 0° 屈曲时，KA TKA 的胫骨相对于股骨前移比原生膝关节和 ACL 缺失的膝关节分别多 3.8 mm 和 1.2 mm，这反映了当前不保留 ACL 假体设计的缺陷。Koh 等[45]测试了 7 对尸体膝关节，每对膝关节的一侧随机分配到 KA TKA 组，另一侧膝关节分配到 MA TKA 组。结果表明，KA TKA 比 MA TKA 能更好地恢复股骨后滚、内翻软组织张力和膝关节内轴运动，并减轻股骨内侧髁的反常运动。

二维和三维透视形状匹配分析

Nicolet-Petersen 等[46]使用二维和三维（2D-3D）透视模型评估了 KA TKA 的体内胫骨接触点的前后（A-P）位置，并将数据与患者健康的对侧膝关节进行了比较。共 25 例患者接受卡尺校验的 KA TKA。在膝关节屈曲 0° 时，KA TKA 内侧和外侧的 A-P 接触位置比原生膝关节分别后移了 4 mm 和 7 mm，这个结果与 Roth 等的研究[44]几乎完全一致。Murakami 等[47]利用 2D-3D 形状匹配技术在冠状位上分析了步态支撑相的胫骨组件和关节线的动态变化。该研究对比了相对地面有 3° 内翻关节线的 KA TKA 和 MA TKA，发现 KA TKA 关节线向外倾斜较小，这与 KA TKA 组比 MA TKA 组关节线内翻多了 3° 有关。该研究结果表明：在步态的支撑相，关节面需要不少于 3° 的向内倾斜以保持与地面平行，这也支持了 Blakeney 等[38]的研究结果。

总结

越来越多的证据表明 KA TKA 优于 MA TKA，

而不支持 KA TKA 的研究很少。相关生物力学研究多以 MA TKA 和原生膝关节作为对照，将 KA 技术与平衡间隙技术进行比较的研究很少见。一个关键发现是：冠状位胫骨关节线较大倾角（MPTA＜87°）似乎不会增加 KAM 和内侧接触应力，而整个下肢的内翻对线有增加 KAM 的风险。

一些医生在临床实践中使用 rKA TKA 的方法，通过限制股骨远端外侧角（lateral distal femoral angle，LDFA）和 MTPA，以维持中立位或接近中立位的 HKA 以及冠状面上的有限内翻。然而，胫骨相对于机械轴内翻切骨的边界角度应该基于综合的膝关节生物力学，而不应随意设定对线参数。此外，虽然 TKA 组件在矢状面上的接触位置和载荷分析表明 KA TKA 比 MA TKA 更接近原生膝关节，但是由于 ACL 的缺失，在膝关节完全伸直时，KA TKA 在矢状面上表现出的胫骨前移仍非常明显，这表明该项技术仍有改进的余地。有必要进一步研究来确定双交叉韧带保留型 TKA 设计是否能更接近自然的运动学，以及完整的 ACL 是否能在这样的设计中发挥作用。

（YASUO NIKI, MD, PHD 著

王志为 译 潘 江 审校）

参考文献

1. Howell SM, Papadopoulos S, Kuznik KT, Hull ML. Accurate alignment and high function after kinematically aligned TKA performed with generic instruments. *Knee Surg Sports Traumatol Arthrosc*. 2013;21:2271–2280.
2. Lee DH, Lee SH, Song EK, Seon JK, Lim HA, Yang HY. Causes and clinical outcomes of revision total knee arthroplasty. *Knee Surg Relat Res*. 2017;29:104–109.
3. Lim HA, Song EK, Seon JK, Park KS, Shin YJ, Yang HY. Causes of aseptic persistent pain after total knee arthroplasty. *Clin Orthop Surg*. 2017;9:50–56.
4. Courtney PM, Lee GC. Early outcomes of kinematic alignment in primary total knee arthroplasty: a meta-analysis of the literature. *J Arthroplasty*. 2017;32:2028–2032.
5. Lee YS, Howell SM, Won YY, et al. Kinematic alignment is a possible alternative to mechanical alignment in total knee arthroplasty. *Knee Surg Sports Traumatol Arthrosc*. 2017;25:3467–3479.
6. Howell SM, Shelton TJ, Hull ML. Implant survival and function ten years after kinematically aligned total knee arthroplasty. *J Arthroplasty*. 2018;33:3678–3684.
7. Zeller IM. *In Vivo Mechanics and Vibration of the Knee Joint*. 6th ed. New York, NY: Elsevier Inc.; 2018338-345.e1.
8. Schulz BW, Kimmel WL. Can hip and knee kinematics be improved by eliminating thigh markers? *Clin Biomech*. 2010;25:687–692.
9. Cereatti A, Croce Della U, Cappozzo A. Reconstruction of skeletal movement using skin markers: comparative assessment of bone pose estimators. *J Neuroeng Rehabil*. 2006;3:7.
10. Wren TAL, Do KP, Hara R, Rethlefsen SA. Use of a patella marker to improve tracking of dynamic hip rotation range of motion. *Gait Posture*. 2008;27:530–534.
11. Taylor WR, Heller MO, Bergmann G, Duda GN. Tibio-femoral loading during human gait and stair climbing. *J Orthop Res*. 2004;22:625–632.
12. LaCour MT, Komistek RD. *Fluoroscopic Analysis of Total Knee Replace-*

ment. 6th ed. New York, NY: Elsevier Inc.; 2018307e311.e1.

13. Allen MJ, Hartmann SM, Sacks JM, Calabrese J, Brown PR. Technical feasibility and precision of radiostereometric analysis as an outcome measure in canine cemented total hip replacement. *J Orthop Sci.* 2004;9:66–75.

14. Benoit DL, Ramsey DK, Lamontagne M, Xu L, Wretenberg P, Renström P. Effect of skin movement artifact on knee kinematics during gait and cutting motions measured in vivo. *Gait Posture.* 2006;24:152–164.

15. Hofbauer M, Thorhauer ED, Abebe E, Bey M, Tashman S. Altered tibiofemoral kinematics in the affected knee and compensatory changes in the contralateral knee after anterior cruciate ligament reconstruction. *Am J Sports Med.* 2014;42:2715–2721.

16. Martelli S, Ellis RE, Marcacci M, Zaffagnini S. Total knee arthroplasty kinematics. Computer simulation and intraoperative evaluation. *J Arthroplasty.* 1998;13:145–155.

17. Kang K-T, Koh Y-G, Son J, Kwon O-R, Lee J-S, Kwon S-K. Influence of increased posterior tibial slope in total knee arthroplasty on knee joint biomechanics: a computational simulation study. *J Arthroplasty.* 2017:1–8.

18. Watanabe M, Kuriyama S, Nakamura S, et al. Varus femoral and tibial coronal alignments result in different kinematics and kinetics after total knee arthroplasty. *Knee Surg Sports Traumatol Arthrosc.* 2017;25:3459–3466.

19. Tanaka Y, Nakamura S, Kuriyama S, et al. How exactly can computer simulation predict the kinematics and contact status after TKA. Examination in individualized models. *Clin Biomech.* 2016;39:65–70.

20. Acker S, Li R, Murray H, et al. Accuracy of singleplane fluoroscopy in determining relative position and orientation of total knee replacement components. *J Biomech.* 2011;44:784–787.

21. Fantozzi S, Catani F, Ensini A, Leardini A, Giannini S. Femoral rollback of cruciate-retaining and posterior-stabilized total knee replacements: in vivo fluoroscopic analysis during activities of daily living. *J Orthop Res.* 2006;24:2222–2229.

22. Guan S, Gray HA, Schache AG, Feller J, de Steiger R, Pandy MG. In vivo six-degree-of-freedom knee-joint kinematics in overground and treadmill walking following total knee arthroplasty. *J Orthop Res.* 2016;35:1634e43.

23. Li G, Van de Velde SK, Bingham JT. Validation of a non-invasive fluoroscopic imaging technique for the measurement of dynamic knee joint motion. *J Biomech.* 2008;41:1616–1622.

24. Li J-S, Tsai T-Y, Wang S, et al. Prediction of in vivo knee joint kinematics using a combined dual fluoroscopy imaging and statistical shape modeling technique. *J Biomech Eng.* 2014;136:124503–124506.

25. Kuroyanagi Y, Mu S, Hamai S, Robb WJ, Banks SA. In vivo knee kinematics during stair and deep flexion activities in patients with bicruciate substituting total knee arthroplasty. *J Arthroplasty.* 2012;27:122–128.

26. Dhurve K, Scholes C, El-Tawil S, Shaikh A, Weng LK, Levin K. Multifactorial analysis of dissatisfaction after primary total knee replacement. *Knee.* 2017;24:856–862.

27. Blakeney W, Clement J, Desmeules F, Hagemeister N, Riviere C, Vendittoli PA. Kinematic alignment in total knee arthroplasty better reproduces normal gait than mechanical alignment. *Knee Surg Sports Traumatol Arthrosc.* 2019;27(5):1410–1417.

28. McNair PJ, Boocock MG, Dominick ND, Kelly RJ, Farrington BJ, Young SW. A Comparison of walking gait following mechanical and kinematic alignment in total knee joint replacement. *J Arthroplasty.* 2018;33:560–564.

29. Ro DH, Kim JK, Lee DW, Lee J, Han HS, Lee MC. Residual varus alignment after total knee arthroplasty increases knee adduction moment without improving patient function: a propensity score-matched cohort study. *Knee.* 2019;26:737–744.

30. Nakamura S, Tian Y, Tanaka Y, et al. The effects of kinematically aligned total knee arthroplasty on stress at the medial tibia: a case study for varus knee. *Bone Joint Res.* 2017;6:43–51.

31. Niki Y, Nagura T, Nagai K, Kobayashi S, Harato K. Kinematically aligned total knee arthroplasty reduces knee adduction moment more than mechanically aligned total knee arthroplasty. *Knee Surg Sports Traumatol Arthrosc.* 2018;26. 1629-1235.

32. Yeo JH, Seon JK, Lee DH, Song EK. No difference in outcomes and gait analysis between mechanical and kinematic knee alignment methods using robotic total knee arthroplasty. *Knee Surg Sports Traumatol Arthrosc.* 2019;27:1142–1147.

33. Niki Y, Nagura T, Nagai K, Kobayashi S, Harato K. Kinematically aligned total knee arthroplasty reduces knee adduction moment more than mechanically aligned total knee arthroplasty. *Knee Surg Sports Traumatol Arthrosc.* 2018;26:1629–1635.

34. Gabell A, Nayak US. The effect of age on variability in gait. *J Gerontol.* 1984;39:662–666.

35. Brindle RA, Milner CE, Zhang S, Fitzhugh EC. Changing step width alters lower extremity biomechanics during running. *Gait Posture.* 2014;39:124–128.

36. Schrager MA, Kelly VE, Price R, Ferrucci L, Shumway-Cook A. The effects of age on medio-lateral stability during normal and narrow base-walking. *Gait Posture.* 2008;28:466–471.

37. Blakeney W, Beaulieu Y, Kiss MO, Rivière C, Vendittoli PA. Less gap imbalance with restricted kinematic alignment than with mechanically aligned total knee arthroplasty: simulations on 3-D bone models created from CT-scans. *Acta Orthop.* 2019;9:602–609.

38. Blakeney W, Beaulieu Y, Puliero B, Kiss MO, Vendittoli PA. Bone resection for mechanically aligned total knee arthroplasty creates frequent gap modifications and imbalances. *Knee Surg Sports Traumatol Arthrosc.* 2020;28(5):1532–1541.

39. Niki Y, Sassa T, Nagai K, Harato K, Kobayashi S, Yamashita T. Mechanically aligned total knee arthroplasty carries a risk of bony gap changes and flexion-extension axis displacement. *Knee Surg Sports Traumatol Arthrosc.* 2017;25:3452–3458.

40. Kang KT, Koh YG, Nam JH, Kwon SK, Park KK. Kinematic alignment in cruciate retaining implants improves the biomechanical function in total knee arthroplasty during gait and deep knee bend. *J Knee Surg.* 2020;33(3):284–293.

41. Ishikawa M, Kuriyama S, Ito H, Furu M, Nakamura S, Matsuda S. Kinematic alignment produces near-normal knee motion but increases contact stress after total knee arthroplasty: a case study on a single implant design. *Knee.* 2015;22:206–212.

42. Chen Z, Gao Y, Chen S, et al. Biomechanics and wear comparison between mechanical and kinematic alignments in total knee arthroplasty. *Proc Inst Mech Eng H.* 2018;232(12):1209–1218.

43. Roth JD, Howell SM, Hull ML. Kinematically aligned total knee arthroplasty limits high tibial forces, differences in tibial forces between compartments, and abnormal tibial contact kinematics during passive flexion. *Knee Surg Sports Traumatol Arthrosc.* 2018;26:1589–1601.

44. Roth JD, Howell SM, Hull ML. Analysis of differences in laxities and neutral positions from native after kinematically aligned TKA using cruciate retaining implants. *J Orthop Res.* 2019;37:358–369.

45. Koh IJ, Lin CC, Patel NA, et al. Kinematically aligned total knee arthroplasty reproduces more native rollback and laxity than mechanically aligned total knee arthroplasty: a matched pair cadaveric study. *Orthop Traumatol Surg Res.* 2019;105:605–611.

46. Nicolet-Petersen S, Saiz A, Shelton T, Howell SM, Hull ML. Small differences in tibial contact locations following kinematically aligned TKA from the native contralateral knee. *Knee Surg Sports Traumatol Arthrosc.* 2020;28(9):2893–2904.

47. Murakami K, Hamai S, Okazaki K, et al. Preoperative tibial mechanical axis orientation and articular surface design influence on the coronal joint line orientation relative to the ground during gait after total knee arthroplasties. *Knee Surg Sports Traumatol Arthrosc.* 2018;26:3368–3376.

第12章 运动学对线全膝关节置换术恢复了胫骨侧间室压力

概述

在卡尺校验的运动学对线（KA）全膝关节置换（TKA）术后，内侧和外侧间室的胫骨侧压力备受关注的原因有以下两个：第一，胫骨侧间室压力作为一种定量指标，可以说明将代表膝关节功能的生物力学变量恢复到自然状态的程度。第二，胫骨的内、外侧间室压力差可以作为软组织"平衡"的指标。本章总结了两项研究的方法和结果：一项是测量被动运动时卡尺校验的 KA TKA 的体外胫骨侧间室压力，另一项是测量术中被动运动时胫骨侧间室压力。这些结果与第三项研究的结果进行了比较，后者测量了被动运动时原生膝关节的体外胫骨侧间室压力。基于这些比较，本章展示了卡尺测量校验的 KA TKA 在恢复患者下肢、膝关节和关节线个性化对线的同时，更好地恢复了胫骨侧间室压力以及内、外侧间室的压力平衡，也无须松解韧带。

在卡尺校验的运动学对线全膝关节置换尸体研究中，测量手术膝和原生膝关节被动运动时的体外的胫骨侧间室压力

定制的胫骨压力感受器以及使用方法介绍

为了体外测量胫骨侧间室压力，我们开发了一种定制的胫骨压力传感器[1, 2]。传感器可替代胫骨组件（即基座和垫片），并能在整个关节面上分别测量内、外侧间室的胫骨侧压力及其位置（即压力中心）。定制胫骨压力传感器的均方根误差（root mean squared error，RMSE）为 6.1 N 或传感器全量程 450 N 的 1.3%。胫骨压力传感器的关节面是可更换的，以匹配不同型号的胫骨垫片。因此，用胫骨压力传感器代替胫骨组件不会改变胫股关节的生物力学特性。

在 13 例尸体膝关节完成卡尺校验的 KA TKA 后，测量在被动运动范围内（完全伸直至屈曲 90°）的胫骨侧间室压力[3]。对股二头肌（15 N）、半膜肌／半腱肌（26 N）和股四头肌（80 N）施加较小的负荷以维持关节的稳定性。软组织张力导致的平均胫骨侧总压力是测量的胫骨侧总压力（即内侧和外侧压力之和）减去施加的平均肌肉力。胫骨间室的压力差是胫骨内侧和外侧间室压力的差值。正值表明胫骨内侧间室压力大于外侧。

与原生膝关节的对比结果

从 0° 至屈曲 90°，虽然平均胫骨内侧间室压力大于外侧，但两个间室的胫骨侧压力（图 12.1A 和图 12.1B）均出现随着屈曲角度增加而下降的相似模式。KA TKA 胫骨侧间室压力在伸直时最大，在屈曲约 5° 时迅速下降到零，在剩余的屈曲直至 90° 的范围内保持接近零。平均胫骨侧间室总压力（图 12.1C）在 0° 时最大（103 N），在屈曲 10° 时最小（0 N），然后从屈曲 15° 到 90° 时有所增加（屈曲 90° 时平均总压力 = 36 N）。从 0° 到屈曲 90°，胫骨内、外侧间室的

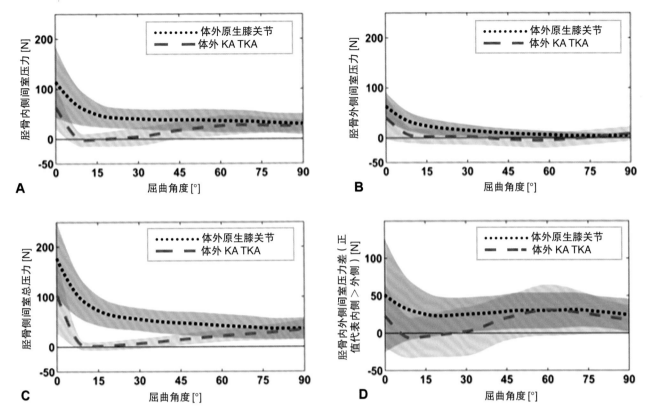

图 12.1　图示在卡尺校验的运动学对线（KA）全膝关节置换术（TKA）的体外实验中，随着屈曲角度的增加，使用定制的压力传感器测量的胫骨内侧间室压力（A）、胫骨外侧间室压力（B）、胫骨侧间室总压力（C）和胫骨内外侧间室压力的差值（D）。同时提供了体外原生膝关节的相关数据以便对比。虚线代表平均值，阴影区域代表 ±1 个标准差。注意：胫骨内侧间室压力和胫骨侧间室总压力的负值是非生理性的，因为施加肌肉力的压缩分量的校正源于基准模型，所以在数据处理中可能会出现负值

平均压力差（图 12.1D）保持在 31 N（<7 磅）以下。

　　KA TKA 术后体外实验结果显示平均胫骨侧间室压力和平均胫骨侧总压力略低于原生膝关节的压力[4]（图 12.1C）。其原因可能是本研究中软组织约束的作用是孤立的，并且缺乏被动肌力，而这两种因素在自然膝关节的测量中都存在。无论如何，较低的平均胫骨侧间室压力和总的胫骨侧间室压力表明，卡尺校验的 KA TKA 降低了软组织约束过紧的风险，而软组织约束过紧可能导致持续性疼痛、僵硬和活动受限[5,6]。

　　在膝关节屈曲过程中，卡尺校验的 KA TKA 胫骨内、外侧间室的压力差很接近原生膝关节的相应数据（图 12.1D）。这表明卡尺校验的 KA TKA 能使内、外侧间室和总的胫骨侧压力更接近原生膝关节。

在卡尺校验的运动学对线全膝关节置换术中测量被动运动时的胫骨侧间室压力

商用胫骨压力感受器以及使用方法介绍

　　使用商用胫骨压力传感器（VERASENSE, Orthosensor, Dania Beach, FL, USA）在手术中分别测量胫骨内、外侧间室压力的大小和位置（即压力中心位置）（图 12.2）。不同于在尸体膝关节上使用的定制胫骨压力传感器，该传感器每个间室的测量面积被限制在由 3 个嵌入式测压元件组成的三角区域内，在该三角区域内分布式测压的 RMSE 为 17 N[7]。虽然 RMSE 几乎是用于尸体实验的定制传感器的 3 倍，但是只要样本量合理（即 >30 个患者），VERASENSE 仍可用于体内实验，因为平均值的计算会抵消随机误差。通过将胫骨试模垫片替换为大小和形状完全匹配的 VERASENSE，它能在不影响胫股关节生物力学的同时测量胫骨侧间室压力。

　　研究共测量了 68 例卡尺校验的 KA TKA 患者的

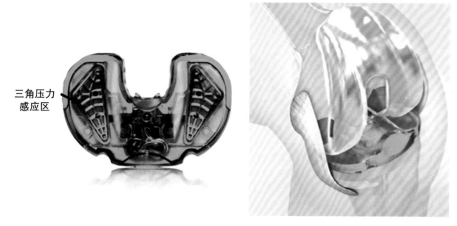

三角压力
感应区

图 12.2　VERASENSE 胫骨压力传感器的上表面照片（左）和在全膝关节置换术中使用传感器代替试模垫片的示意图（右）。传感器用来测量胫骨侧压力的大小和每个间室的压力中心位置。该传感器设计为术中使用，并将压力的数值和压力中心的位置信息无线传输到接收器的显示屏以及数据记录系统。该设计的局限是每个间室的压力感应区域仅限于由 3 个测压元件为顶点的三角区域内（Used with the permission of OrthoSensor，Inc.）

术中被动活动时胫骨侧间室的压力 [8]。被动屈伸膝关节的手法是术者将一只手的手背置于足跟后方，另一只手置于大腿后侧并远离腘窝，这种手法可以使施加在膝关节上的内、外翻和内、外旋力矩最小化。试验过程中不让医生和手术团队查看测量数据，也不允许参考这些数据用于术中软组织平衡。在 3 个被动运动周期分别测量完全伸直和屈曲 10°、30°、45°、60°、75° 和 90° 时的胫骨内、外侧压力，并取其平均值。计算胫骨侧总压力和胫骨内、外侧间室的压力差。压力差为正值时表明胫骨内侧间室压力大于外侧间室。所有患者在术后 6 个月时填写牛津膝关节评分（Oxford Knee Score）和西安大略省麦克马斯特大学骨关节炎指数（WOMAC）评分表。

与原生膝关节及机械对线技术的对比结果

各间室的胫骨侧平均压力随膝关节屈曲而变化，在整个屈曲过程中，平均胫骨内侧压力（图12.3A）大于平均胫骨外侧压力（图 12.3B）。平均总胫骨侧压力（图 12.3C）在屈曲 10° 时达到最大（平均 182 N），然后逐步下降，到屈曲 90° 时达到最低值（85N）。胫骨内外侧间室压力差（图 12.3D）在屈曲 12° 时达到最大值 76 N（内侧＞外侧），并在屈曲 90° 时达到最小值 49 N（内侧＞外侧）。

胫骨内外侧间室的压力差有可能作为患者自评分的预测指标，并反映卡尺校验的 KA TKA 的术后满意度和功能。为了确定内外侧间室的目标压力差，

使用 logistic 回归分析计算受试者工作特征（receiver operating characteristic，ROC）曲线下面积（area under the curve，AUC），以确定在任意屈曲角度下胫骨内外侧间室压力差是否能预测更好（≥34）或更差（≤33）的 6 个月的牛津膝关节评分。这种二分类变量是通过合并 Kalairajah 分类方法 [9] 中的优秀（＞41）和良好（41～34），一般（33～27）和较差（＜27）得到的。使用二分类变量的原因是如果患者 6 个月时的牛津膝关节评分 ≥34，那么术后 2 年内的翻修风险显著降低 [10]。根据粗略的分类方法，AUC 可以解释为：90%～100%＝优秀；80%～90%＝良好；70%～80%＝一般；60%～70%＝较差；而 50%～60%＝失效 [11]。无论牛津膝关节评分更好（≥34）或更差（≤33），较低的 AUC（0.56～0.58）均说明不能确定与牛津膝关节评分相关的胫骨间室的目标压力差。

将术中测量的胫骨侧间室压力结果与体外测量的原生膝关节的结果进行比较：除了完全伸直以外，卡尺校验的 KA TKA 术后内、外侧和总的胫骨侧力都偏大，但随着屈曲角度的增加而减小，其变化趋势与原生膝关节相似（图 12.3C）[4]。由于体外实验中 KA TKA 的胫骨侧间室压力与原生膝关节的数据非常接近（图 12.1），所以 KA TKA 术中较大的胫骨侧间室压力可能与被动肌肉张力有关。患者的被动肌肉张力比膝关节标本的肌肉张力大是因为活体的液体量较大 [12]。在膝关节屈伸过程中，术中测量的胫骨内、外侧间室的平均压力差的曲线与体外测量的原生膝关节的相应曲线有很好的一致性（图

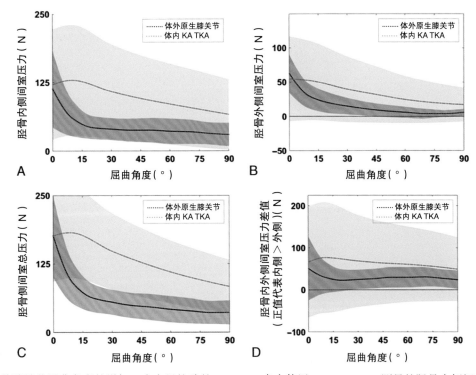

图 12.3　图示随着膝关节屈曲角度的增加，在卡尺校验的 KA TKA 术中使用 VERASENSE 测量的胫骨内侧间室压力（A）、外侧间室压力（B）、胫骨侧间室总压力（C）和胫骨内外侧间室压力差（D）。同时提供了体外原生膝关节的相关数据以便对比。实线代表平均值，阴影区域代表 ±1 个标准差（Used with the permission of OrthoSensor, Inc.）

12.3D），两个平均压力差之间的最大差值小于 50 N。

结合了一项纳入 189 例 MA TKA 患者的研究[13]，该研究术中也使用 VERASENSE 测量了胫骨侧间室压力，使我们的研究中 KA TKA 的胫骨侧间室压力可直接与其结果进行比较（图 12.4）。与我们的卡尺校验的 KA TKA 的数据相比，该研究中的 MA TKA 患者在膝关节屈曲 0°、45° 和 90° 时平均胫骨内侧压力高 3～4 倍，平均胫骨外侧压力高 5～6 倍，平均胫骨内外侧压力差高 1.5～3 倍。因此，即使经过韧带松解，MA TKA 也无法将胫骨侧间室压力恢复到原生状态，而 KA TKA 则可以在不松解韧带的情况下将胫骨侧间室压力恢复到原生膝关节水平。

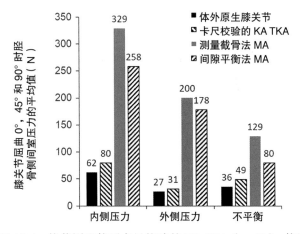

图 12.4　柱状图比较了卡尺校验的 KA TKA（n=68），使用术中导航的测量截骨法 MA TKA（n=155），间隙平衡法 MA TKA（n=34）以及体外原生膝关节（n=8）的胫骨内侧、外侧间室平均压力和平均压力差（即"不平衡"）（Used with the permission of OrthoSensor, Inc.）

总结

在被动运动的体外实验中，卡尺校验的 KA TKA 的胫骨侧间室压力非常接近原生膝关节的胫骨侧间室压力。无论在体外尸体实验还是术中测量，卡尺校验的 KA TKA 的胫骨内外侧间室压力差非常接近原生膝关节的内、外侧间室压力差。这些结果表明卡尺校验的 KA TKA 同时实现了两个目标：①恢复了原生膝关节的生物力学变量；②无须韧带松解而

实现软组织平衡。因此，卡尺校验的 KA TKA 降低了可能导致假体失效的胫骨侧间室压力过高的风险，因此也会改善由于过紧的软组织约束可能导致的持续疼痛、僵硬和活动受限[5,6]。

致谢

感谢美国国家科学基金会和 Zimmer-Biomet 提供的资金支持。感谢 Josh Roth 和 Trevor Shelton 开发了定制的胫骨压力传感器并应用在体外测量；感谢 Trevor Shelton 用 VERASENSE 测量体内的胫骨侧间室压力。最后，感谢 Anne Haudenschild 在数据处理以及制图方面（图 12.1 和图 12.3）的工作。

（MAURY L. HULL, PHD 著

王志为 译 潘 江 审校）

参考文献

1. Roth JD, Howell SM, Hull ML. Characterization and correction of errors in computing contact location between curved articular surfaces: application to total knee arthroplasty. *J Biomech Eng*. 2017;139(6).

2. Roth JD, Hull ML, Howell SM. An improved tibial force sensor to compute contact forces and contact locations in vitro after total knee arthroplasty. *J Biomech Eng*. 2017;139(4).

3. Roth JD, Howell SM, Hull ML. Kinematically aligned total knee arthroplasty limits high tibial forces, differences in tibial forces between compartments, and abnormal tibial contact kinematics during passive flexion. *Knee Surg Sports Traumatol Arthrosc*. 2018;26(6):1589–1601.

4. Verstraete MA, Meere PA, Salvadore G, Victor J, Walker PS. Contact forces in the tibiofemoral joint from soft tissue tensions: implications to soft tissue balancing in total knee arthroplasty. *J Biomech*. 2017;58(6): 195–202.

5. Babazadeh S, Stoney JD, Lim K, Choong PFM. The relevance of ligament balancing in total knee arthroplasty: how important is it? A systematic review of the literature. *Orthop Rev (Pavia)*. 2009;1(2):e26.

6. Heesterbeek PJ, Verdonschot N, Wymenga AB. In vivo knee laxity in flexion and extension: a radiographic study in 30 older healthy subjects. *Knee*. 2008;15(1):45–49.

7. Nicolet-Petersen SJ, Howell SM, Hull ML. Tibial contact force and contact location errors of the VERASENSE. *J Biomech Eng*. 2018;140(12):124502-1–124502-6.

8. Shelton TJ, Howell SM, Hull ML. Is there a force target that predicts early patient-reported outcomes after kinematically aligned TKA? *Clin Orthop Relat Res*. 2019;477(5):1200–1207.

9. Kalairajah Y, Azurza K, Hulme C, Molloy S, Drabu KJ. Health outcome measures in the evaluation of total hip arthroplasties—a comparison between the Harris hip score and the Oxford hip score. *J Arthroplasty*. 2005;20(8):1037–1041.

10. New Zealand Joint Registry 18 Year Report: January 1999 to December 2016. Secondary New Zealand Joint Registry 18 Year Report: January 1999 to December 2016. https://nzoa.org.nz/system/files/DH7827_NZJR_2017_Report_v4_26Oct17.pdf.

11. Safari S, Baratloo A, Elfil M, Negida A. Evidence based emergency medicine; part 5 receiver operating curve and area under the curve. *Emerg (Tehran)*. 2016;4:111–113.

12. Sleboda DA, Wold ES, Roberts TJ. Passive muscle tension increases in proportion to intramuscular fluid volume. *J Exp Biol*. 2019;222(Pt 21): jeb209688.

13. Meneghini RM, Ziemba-Davis MM, Lovro LR, Ireland PH, Damer BM. Can intraoperative sensors determine the "target" ligament balance? Early outcomes in total knee arthroplasty. *J Arthroplasty*. 2016;31(10): 2181–2187.

第13章 运动学对线全膝关节置换术后的临床结果、术后对线及假体生存率

概述

本章根据国际间随机对照试验（RCT）、病例对照研究、meta 分析和同一术者病例系列的结果，回顾了运动学对线（KA）全膝关节置换术（TKA）的临床结果、术后对线和假体生存率。本章第一部分描述了使用 KA TKA 和机械对线（MA）TKA 治疗的患者的临床评分和活动度的差异。本部分的特点是按照时间顺序总结了 RCTs、meta 分析以及本章作者发表的应用内轴膝假体进行卡尺校验的 KA TKA 和 MA TKA 的队列研究。许多研究在 KA 组中设置了病例纳入限制和术后力线矫正程度限制，导致的偏倚结果不利于 KA TKA，而更偏向于 MA TKA。第二部分讨论了 KA 和 MA 术后力线和关节线的对线差异以及卡尺校验的 KA 技术的准确性。第三部分报道了 KA TKA 术后中长期假体生存率，并讨论了除外感染后 KA TKA 和 MA TKA 之间的翻修率差异。本部分着重阐述了一个较前出乎意料的结果：KA TKA 后胫骨假体内翻导致 TKA 失效的长期风险可忽略不计。这个结果可以通过目前缺乏内翻对线与假体松动的证据，KA TKA 术后有更小的内收力矩和 KA TKA 恢复了原生膝关节间室压力（MA TKA 无法实现）来解释。本部分旨在提供令人信服的证据，证明 KA 有更好的临床结果，并且卡尺校验技术可以准确地恢复患者病前的关节线。可以预期的结果是：KA TKA 中长期假体失效风险较低，胫骨组件内翻失效的风险低于 MA TKA。

运动学对线和机械对线全膝关节置换术临床结果的差异

MA TKA 后患者长期的不满情绪和残留症状与普遍良好的假体生存率形成了鲜明的对比[1, 2]。这些令人失望的结果，并没有因为假体设计的进步以及导航和机器人设备的应用实现了更准确的中立位对线而得到改善，这提示了 MA 技术的局限性[3-6]。现代观点认为，MA 技术改变了原生膝关节的关节线、运动学和松紧度，这会导致临床效果不佳[7-9]。除膝关节外所有的现代关节置换术，主要目标均为重建患者功能，恢复病前关节面、软组织袖套和关节松紧度[7-12]。在过去的十年中，人们对膝关节运动学以及恢复屈伸轴重要性的理解，促进了其他对线技术的发展以及内轴膝假体的使用。这让患者获得了更高的功能评分结果和满意度，即使在活跃度高的患者中亦是如此[7, 8, 15]。

卡尺校验的 KA 技术降低了 TKA 术后患者不满意的风险。无论术前膝关节畸形如何，KA 可以通过重建胫骨间室压力、韧带长度和原生膝关节松紧度来恢复患者病前的关节线，且无须韧带松解[14, 16]。KA 是一种已有 15 年历史的个性化假体组件安装技术，KA 以膝关节内的解剖标志为参考，这与以髋、膝、踝关节中心为目标的 MA 技术有很大不同[17]。国际骨科界对 KA 非常感兴趣，基于已发表的 RCT、病例对照研究和 meta 分析，本章将进一步讨论分析 KA TKA 和 MA TKA 之间的差异。

按时间顺序综述作者的经验和国际间随机对照试验，总结运动学对线全膝关节置换术的有效性（表 13.1）

2012 年，Dossett[18] 报道了一项美国的 RCT 结果，该 RCT 对 41 名使用个性化工具（patient-specific instrumentation, PSI）进行 KA TKA 治疗的患者和 41 名使用同一种固定平台保留后交叉韧带（cruciate ligament–retaining, CR）假体、行手动工具下测量切

表 13.1	RCT研究比较KA TKA和MA TKA					
国家、作者、年份、研究设计	膝关节数量	手术器械和假体类型	随访时间（月）	主要观察指标	KA TKA 和 MA TKA 的区别	限制，评论
美国，2012，Dossett[19]，RCT	44 KA TKA；44 MA TKA	PSI 辅助 KA vs. 手动器械测量切骨 MA 假体：Vanguard 固定平台 CR 假体，髌骨置换，骨水泥固定	6	OKS，WOMAC，KSS，VAS	所有结果均有统计学差异，结果支持 KA TKA 更优	无纳入限制，无力线矫正限制恢复病前关节线无偏倚几乎全是男性患者
美国，2014，Dossett[21]，RCT	44 KA TKA；44 MA TKA	PSI 辅助 KA vs. 手动器械测量切骨 MA 假体：Vanguard 固定平台 CR 假体，髌骨置换，骨水泥固定	24	KSS，WOMAC，OKS	所有结果均有统计学差异，结果支持 KA TKA 更优	无纳入限制，无力线矫正限制恢复病前关节线无偏倚几乎全是男性患者
英国，2016，Waterson[23]，RCT	36 KA TKA；35 MA TKA	PSI 辅助 KA vs. 手动器械切骨 MA 假体：Triathlon 固定平台假体，髌骨置换，骨水泥固定	12	KOOS，KSS，UCLA，EQ-5D	所有结果均无统计学差异	纳入限制，排除内翻 / 外翻＞10° 和屈曲挛缩＞20° 的患者。无术后力线矫正限制。恢复病前关节线。偏倚结果偏向于 MA TKA
新西兰，2017，Young[24]，RCT	49 KA TKA；50 MA TKA	PSI 辅助 KA vs. 导航辅助间隙平衡法 MA 假体：Triathlon 固定平台 CR 假体，髌骨选择性置换，骨水泥固定	24	OKS，WOMAC，KSS，VAS，EQ-5D	所有结果均无统计学差异	纳入限制，排除内翻 / 外翻畸形＞15° 和固定的屈曲挛缩畸形。限制了术后力线矫正范围。术者频繁更改 KA 术前计划，使用了韧带松解。偏倚结果倾向于 MA TKA
德国，2017，Calliess[22]，RCT	100 KA TKA；100 MA TKA	PSI 辅助 KA vs. 手动器械间隙平衡法 MA 假体：Triathlon 固定平台 CR 假体，髌骨选择性置换，骨水泥固定	12	WOMAC，KSS	所有结果均有统计学差异，结果支持 KA TKA 更优	纳入限制，排除内翻 / 外翻畸形＜10° 的患者。无术后力线矫正限制。恢复病前关节线。偏倚结果偏向于 MA TKA
日本，2017，Matsumoto[25]，RCT	30 KA TKA；30 MA TKA	导航下 KA vs. 导航下间隙平衡法 MA 假体：Persona 固定平台 CR 假体或 Emotion 活动平台 CR 假体	15	KSS，膝关节屈曲度	所有结果均有统计学差异，结果支持 TKA KA 更优	纳入限制，排除外翻膝。限制术后力线矫正，胫骨内翻 3° 切骨。偏倚结果偏向于 MA TKA
澳大利亚，2020，McEwen[26]，RCT	41 例双侧 TKA：一侧为 KA，另一侧为 MA，同种假体	导航下无限制 KA vs. 导航下间隙平衡法 MA 假体：Triathlon 固定平台 CR 假体，髌骨置换，股骨侧生物固定，其他骨水泥固定	24	OKS，KOOS，FJS，KOOS JR	喜欢 KA TKA 的患者更多。KA 几乎没有韧带松解结果无统计学差异	纳入限制，排除外翻膝。限制术后 HKA 在 6° 内翻到 3° 外翻范围。偏倚结果偏向于 MA TKA
澳大利亚，2020，French[28]，RCT	两侧均为 KA，其中 44 CR，46 MBS	手动器械 KA 假体：随机 Saiph 的 MBS 假体或 Vanguard 的 CR 假体	12	FJS，KOOS，OKS，WOMAC，UCLA，EQ-5D-5L	相较于 Vanguard CR 的 KA，FJS 和 KOOS 评分更倾向于 MBS 的 KA，差异具有统计学意义。MBS 的 KA 平均 FJS（80 分）与全髋关节置换相当，比 CR 的 KA 高 16 分	未设置纳入限制和力线矫正限制。恢复病前关节线。没有偏倚

CR，保留后交叉韧带；EQ-5D-5L，欧洲 5 维健康量表；FJS，人工关节遗忘指数；HKA，髋 - 膝 - 踝角；KOOS，膝关节损伤和骨关节炎结果评分；KOOS JR，关节置换的膝关节损伤和骨关节炎关节置换评分；KSS，膝关节协会评分；MBS，内侧球窝式；OKS，牛津膝关节评分；PSI，个性化工具；VAS，视觉模拟量表；WOMAC，西安大略和麦克斯特大学骨关节炎指数；UCLA，加州大学洛杉矶分校活动评分。

骨法 MA TKA 的患者进行了研究。该研究无纳入限制和术后力线矫正限制，随访时间为 6 个月。KA 组中未进行韧带松解。KA 组的膝关节协会评分（Knee Society Score，KSS）、西安大略省和麦克马斯特大学骨关节炎指数（Western Ontario and McMaster Universities Osteoarthritis Index，WOMAC）和牛津膝关节评分（Oxford Knee Score，OKS）明显更高。在影像学上，KA 与 MA 的髋 - 膝 - 踝（hip-knee-ankle angle，HKA）角相似；但 KA 组中的关节线更为倾斜。在 2014 年发表的一篇为期 2 年的随访研究中报道，与 MA 组相比，KA 组的膝关节屈曲度增加了 8°，此外根据 OKS 和 WOMAC 评分中的疼痛量表，KA 组术后无痛的优势比分别为 3.2 和 4.9[19]。

2016 年，Waterson 等在英国进行了一项 RCT 研究[20]，该 RCT 对 36 名接受 PSI 辅助的 KA TKA 患者和 35 名使用固定平台 CR 假体行手动工具下测量切骨的 MA TKA 患者进行了研究，随访时间为 6 周至 1 年。该研究设置了纳入限制，内翻或外翻畸形大于 7° 的患者被排除，这使偏倚的结果有利于 MA TKA。而 KA 组中在早期功能改善和股四头肌峰值扭矩方面具有更高的 KSS 评分，但在 1 年随访时两组间没有统计学差异。

2017 年，Callies 等[21] 的一项德国 RCT 研究对 100 名接受 PSI 辅助的 KA TKA 患者和 100 名使用固定平台 CR 假体行手动工具下测量切骨的 MA TKA 患者进行了研究，随访时间为 1 年。该研究设置了纳入限制，内翻或外翻畸形大于 10° 的患者被排除。在 KA 组中，术后股骨远端外侧角和胫骨近端内侧角均被限制在 86°～94°，KA 组未行韧带松解。KA 组的 KSS 和 WOMAC 得分明显更高。预后不佳的 KA TKA 患者术后 X 线与术前规划的关节线存在偏差，这可能是 PSI 适配不佳造成的。

2017 年，Young 等报道了一项在新西兰进行的 RCT 结果[22]。该 RCT 对 49 名接受 PSI 辅助的 KA TKA 患者和 50 名接受使用固定平台 CR 假体行导航下 MA TKA 的患者进行了研究，随访时间为 2 年。KA 组相较于 MA 组在功能上具有显著优势。由于设置了纳入限制和力线矫正限制，使结果偏向于 MA TKA。PSI 供应商的记录显示，外科医生经常无视 KA 的术前计划，减少矫正角度，这解释了 KA 组中需要韧带松解来平衡关节的原因。KA 组的平均遗忘关节评分（Forgotten Joint Score，FJS）为 69，高于 MA 组的 66，该结果低于其他关于 KA 的报道，但

也高于先前报道的 MA 结果[23,24]。该研究的结论是，两组的功能没有显著的统计学差异。

2017 年，Matsumoto 等的一项日本研究[25] 报道了 30 名接受 KA TKA 和 30 名接受使用固定平台或活动平台 CR 假体行导航下 MA TKA 手术患者的 RCT 结果。该研究只纳入了内翻膝。力线矫正限制为 KA 组中的所有胫骨组件都放置在与 MA 呈 3° 内翻的位置。随访时间为 1 年。在 KA 组中，术后膝关节损伤和骨关节炎结果评分（Knee Injury and Osteoarthritis Outcome Score，KOOS）的屈曲和活动功能更好。

2019 年，Laende 等在加拿大进行了一项随机对照试验[26]，该研究包括 24 名采用 PSI 辅助的 KA TKA 患者和 23 名接受使用固定平台 CR 假体行导航下 MA TKA 的患者。该研究未设置纳入限制以及力线矫正限制，随访时间为 2 年。主要的观察结果是通过放射立体测量分析（radiostereometric analysis，RSA）观察胫骨组件的移位。结果表明 KA TKA 胫骨组件固定稳定，仅与可接受的假体移位相关。术后的下肢对线，特别是内翻对线，与胫骨假体移位无关。该研究得出的结论称，这些结果将继续支持胫骨假体置于中立位对线范围外的研究。两组的 OKS 结果没有显著差异，然而这两组在 2 年时的平均 OKS 得分均异常低，分别为 31 和 30。

2020 年，McEwan[27] 报道了一项来自澳大利亚的 RCT 研究。41 名患者同时进行双侧 TKA，均应用 CR 假体，两侧膝关节分别在导航下行 KA 和 MA TKA。该研究排除了外翻膝畸形。力线矫正限制为 KA 组术后 HKA 在 6° 内翻到 3° 外翻范围，随访时间为 2 年。尽管临床结果相同，但大多数患者更喜欢他们的 KA 关节，差异具有统计学意义。KA 技术几乎不需要软组织松解。患者对视觉上 HKA 的不对称并不敏感。

2020 年，French 等[23] 报道了一项澳大利亚的 RCT 结果，该研究纳入了 46 名行内轴膝 TKA 患者和 44 名行低形合度设计 CR 假体的 TKA 患者，并研究了两组之间临床结果的差异。所有患者均应用手动工具并遵从 KA 原则完成 TKA 手术，随访时间为 1 年。作者得出的结论是，内轴膝 KA TKA 在 FJS 以及 KOOS 和 KOOS-12 的生活质量量表上的得分明显高于那些接受低形合度设计 CR 假体 KA TKA 的患者，该研究将这个结果归因于后者的设计，导致假体功能类似于前交叉韧带功能丧失和部分半月板

缺损的膝关节 [28, 29]。内轴膝 KA TKA 患者的平均 FJS 为 80 分，比低形合度设计 CR 假体 KA TKA 的患者高 16 分，与全髋关节置换术相当。

2020 年，本章作者报道了一项德国的病例对照试验，该研究将连续 24 名接受卡尺校验的 KA TKA 患者与 24 名接受 MA TKA 患者相匹配 [24]。两组均采用内轴膝假体。该研究没有设置纳入限制及术后力线矫正限制，随访时间为 1 年。内轴膝 KA TKA 的平均 FJS 为 77 分，与 French 等报道的 80 分相似，比内轴膝 MA TKA 的平均 FJS 高 26 分。

在 KA TKA 中设置纳入限制和术后力线矫正限制可能会使结果偏向 MA TKA，因为 KA 与 MA 松解韧带的频率不同，排除严重膝关节畸形以及外翻畸形的患者，会造成结果的偏倚。卡尺校验的 KA TKA 不松解韧带来恢复患者病前的下肢对线。相比之下，MA TKA 需要对病前偏离中立位对线的患者行韧带松解以矫正力线。在 MA TKA 中，矫正外翻畸形时广泛的韧带松解会降低临床评分 [30]。对矫正至病前的关节线和下肢力线进行限制，会导致结果偏向于 MA TKA。因为这即是所谓的"有限制的"KA TKA（MA TKA 的"扩展"形式），该技术也需要松解韧带 [22, 27]。

运动学对线全膝关节置换术有效性的 meta 分析总结

多项 meta 分析使用随机对照试验和病例对照研究的系统评价来确定 KA TKA 和 MA TKA 之间各种主要和次要结果的差异。一项美国的 meta 分析得出结论，根据 KSS 评分衡量的功能结果，KA TKA 优于 MA TKA，并且短期随访中 KA 不会对假体生存率或并发症发生率产生不利影响 [31]。一项英国的 meta 分析得出结论，KA TKA 具有更好的临床结果，并且不会增加因假体位置而导致临床结果不佳的患者数量，即使对胫骨假体内翻放置的患者亦是如此 [32]。一项中国的 meta 分析表明，在短期随访时 KA TKA 提供了更好的功能结果和更好的屈曲活动度 [33]。一项澳大利亚的 meta 分析显示，在放射学结果和并发症发生率方面，两者之间没有差异，并且 KA TKA 可能有比 MA 有更好的功能，同时 KA TKA 手术时间更短 [34]。一项仅包含使用 PSI 进行 KA 的 RCT meta 分析研究发现 KA TKA 和 MA TKA 之间的功能结果没有差异 [35]。

运动学对线和机械对线全膝节置换术后力线的差异

使用卡尺校验的 KA TKA 目标是恢复患者病前力线和关节线对线，而不是像 MA TKA 追求中立位的 HKA（图 13.1）。尽管目标不同，RCT 中 KA 和 MA TKA 术后平均 HKA 没有显著差异。KA 和 MA 之间的不同体现在股骨远端外侧角和胫骨近端内侧角的内翻 - 外翻来源的差异。Dossett[19] 的 RCT 报道了 KA TKA 中的股骨组件的外翻增加了 2.1°，胫骨组件的内翻增加了 2.2°。McEwan[27] 同时进行的双侧 TKA 的 RCT 报道显示，KA TKA 中股骨组件的外翻增加了 1.5°，胫骨组件的内翻增加了 2.3°。KA 和 MA 技术之间关节线倾斜存在的差异，从生物力学负重来看，KA TKA 表现更好，因为胫骨假体的关节线比 MA TKA 更平行于地面 [25, 36, 37]。与此同时，二者的整体力线相差不多。

使用卡尺校验的 KA 技术在恢复患者病前关节对线上具有高度可重复性。股骨远端切骨的内 - 外翻方向按照股骨远端切骨的厚度（用卡尺测量误差在 0 ± 0.5 mm 范围内）加上补偿软骨磨损和锯口厚度后与股骨假体的厚度相等来设置。准确性分析显示 [17, 38]，股骨假体与患者病前股骨关节线的目标之间的平均误差小于 1 mm 和 1°。胫骨切骨的内 - 外翻方向按照胫骨髁间棘基底部测量的内侧和外侧胫骨平台的厚度相等来设置。胫骨切骨的内 - 外翻角度，以 1°~2° 为单位调整，直到在全活动范围内测试稳定性时，无论是间隙测块还是试模，内外翻应力下，都几乎没有张开。准确性分析还显示，假体的胫骨近端内侧角符合正常对侧膝关节对线范围内的患者比例为 97%[38]。卡尺技术的准确性超过了导航设备的准确性，在 40% 的胫骨内侧和外侧切骨中，导航设备偏离目标厚度达 ±1 mm 甚至更多 [39]。

运动学对线全膝关节置换术后的假体生存率、胫骨组件移位风险和翻修手术

MA 技术的特点是无视患者病前的关节线，将下肢力线纠正为中立位对线，这一度被认为是提高假体生存率和避免因胫骨内侧过载导致假体失效的手段。这个宗旨让术后的下肢力线类型（过度内翻、过度外翻、中立位）成为了预测假体失效风险的因素。近期的研究报道指出，初次 TKA 假体生存率与术后下肢力线类型之间的关系比之前的研究要弱，

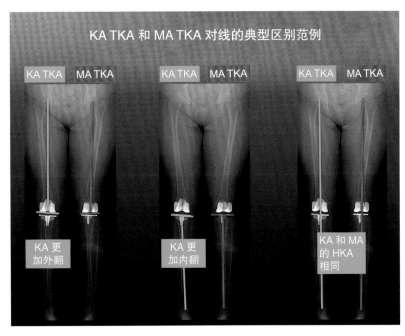

图 13.1　图示 KA TKA（绿色）和 MA TKA（紫色）在股骨远端外侧角（左）、胫骨近端内侧角（中）和髋 - 膝 - 踝角 (HKA)（右）的典型差异。相较于 MA TKA，KA 股骨假体组件更外翻，KA 胫骨假体组件更内翻，但 HKA 几乎一致。在 4 年的随访中，KA TKA 的 FJS 评分（0 ～ 100 分）结果为 78 分，MA TKA 为 24 分

且不适用于运动学对线全膝关节置换术和单间室膝关节置换术（UKA）[40-42]。

2020 年，一项中期随访研究，报道了 416 例应用 PSI 辅助行 Triathon CR 假体 KA TKA 与在新西兰及澳大利亚关节登记系统中应用同种假体 TKA 手术的对比结果，主要观察内容为假体生存率、翻修率和翻修原因[42]。KA 组患者的平均年龄为 67±8.2 岁，而另一组为 68±9.0 岁。性别分布没有差异。KA TKA 术后 7 年累积翻修百分比为 3.1%，其他 TKA 为 3.0%（风险比 =1.0；95%CI 0.6 ～ 1.8）。KA TKA 翻修的最常见原因是髌关节不稳定、髌骨磨损和关节纤维化，但没有胫骨假体失效[42]。

这些结果和一项由同一医生主刀的连续 220 例 PSI 辅助下 KA TKA 报道的假体生存率、翻修率、并发症和临床结果评分相差无几[40]。该研究没有排除术前严重畸形的患者，并且没有设置为恢复患者病前关节线和下肢力线的矫正角度限制。10 年随访假体生存率为 98.5%，仅有 1 例出现胫骨假体松动。该病例是因为不精准的 PSI 胫骨导向器将 CR 胫骨假体置于比患者病前更小的后倾而导致胫骨假体后部过载，胫骨假体后侧下沉，这与 MA TKA 发生的内侧间室过载和胫骨内翻松动的机制不同。髌骨并发症发生率为 2%，和股骨假体在矢状位与股骨解剖轴达

13°～25° 的过度屈曲有关，这一般由 PSI 适配不佳导致的股骨假体意外屈曲引起。无论术后下肢力线和胫骨假体是内翻、外翻还是中立位对线，假体生存率和临床结果评分均无差异。KA TKA 的假体生存率与同一术者的 MA TKA 假体生存率类似[43, 44]（图 13.2）。

KA TKA 术后胫骨假体内翻松动的风险可忽略不计，而 MA TKA 发生率较高，对此有多种解释[45]。首先，RSA 分析表明 KA TKA 内翻对线程度和术后 2 年假体移位不相关[26]。这与当前的理念和一项 RSA 研究结果相反，该研究报道了 MA TKA 术后对线超出中立位对线的安全范围，尤其是内翻，会导致胫骨假体移位的概率更高[46]。其次，KA TKA 术后单腿和双腿站立负重时关节线与地面平行，与 MA TKA 相比，这个特点降低了负重时膝关节内收力矩[37]。较低的膝关节内收力矩降低了胫骨假体的压力，避免了内侧间室的过载。另外，无论 MA 技术标准下的何种下肢畸形，卡尺校验的 KA TKA 均不松解韧带就恢复了原生膝关节的间室压力[47]（图 13.3）。相比之下，即使在韧带松解后，MA TKA 依然无法在大部分患者中实现原生膝胫骨间室压力的软组织平衡[47, 48]。这解释了 3212 名 KA TKA 患者随访 11 年，仅有 0.4% 胫骨假体无菌性失效（胫骨金属底座后侧下沉或垫片后缘

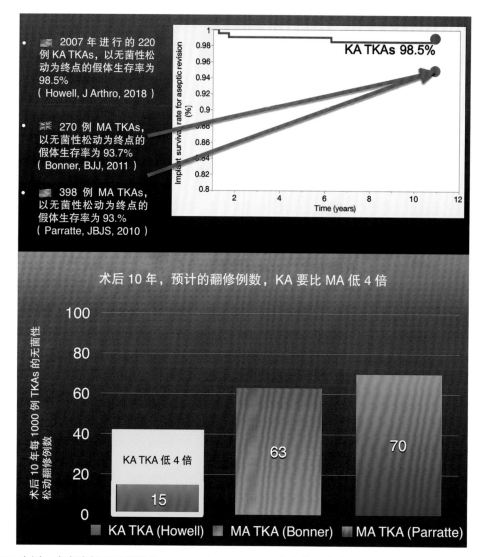

- 2007 年进行的 220 例 KA TKAs，以无菌性松动为终点的假体生存率为 98.5%（Howell, J Arthro, 2018）

- 270 例 MA TKAs，以无菌性松动为终点的假体生存率为 93.7%（Bonner, BJJ, 2011）

- 398 例 MA TKAs，以无菌性松动为终点的假体生存率为 93.%（Parratte, JBJS, 2010）

图 13.2 图示基于 3 个同一术者病例系列报道的 KA TKA 和 MA TKA 10 年假体生存率的差异。每 1000 名患者的无菌性翻修次数，KA TKA 比 MA TKA 低 4 倍（下图）

磨损），且无内翻失效的病例，其中 2725 例的最短随访时间为 2 年（见第 17 章）[45]。

排除感染病例后，在 RCT 的短期随访中，重大并发症，包括因关节僵硬而进行的假体翻修、假体失效和胫股骨不稳定，发生率在 KA 和 MA 之间没有显著差异（表 13.2）。KA TKA 髌股关节并发症发生率与 MA TKA 相当。KA 可恢复固有内翻患者病前的 Q 角，而 MA 会增加 Q 角并增加髌股关节不稳定的风险。生物力学研究表明，设计用于 MA 的股骨假体，反而在接受 KA TKA 后更符合生理的髌骨轨迹[49, 50]。3212 名接受不同品牌假体的 PSI 辅助的 KA TKA 以及卡尺校验的 KA TKA 患者，只有 0.4% 的患者出现髌股关节不稳定的问题。造成这种问题的原因与股骨假体相对于股骨远端解剖轴屈曲超过

了 6° 以及使用了圆顶型髌骨假体而不是解剖型假体相关。术中谨慎操作，限制股骨假体的屈曲以及使用解剖型髌骨假体可以降低这种不常见并发症的发生率（见第 18 章）[51]。

总结

本章基于国际间 RCT、病例对照研究、meta 分析和关节外科医生病例系列的结果，分析了 KA TKA 术后的临床结果、术后对线和假体生存率情况。KA TKA 术后患者从临床评分和运动范围两个方面均优于 MA TKA。如果设置了纳入限制和术后力线矫正程度限制，结果出现偏倚显示 MA TKA 更优。以放射学角度来看，KA TKA 和 MA TKA 的术后 HKA

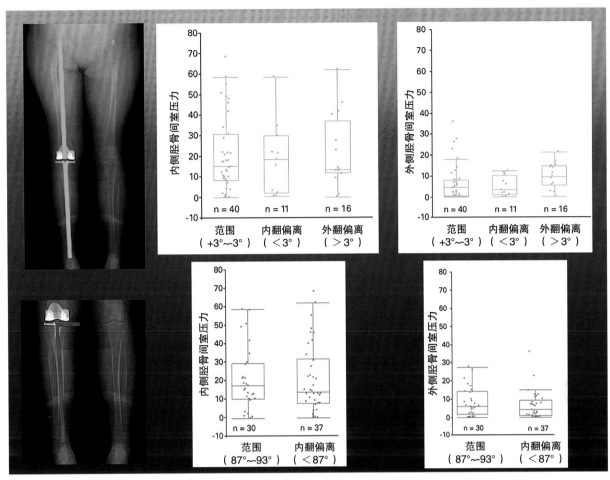

图 13.3　髋 - 膝 - 踝角（绿色）和胫骨近端内侧角（红色）的分位数点状图显示了卡尺校验的 KA TKA 在 0°、45° 和 90° 屈曲内侧和外侧胫骨间室压力的平均值，根据 MA 标准，在过度内翻、过度外翻和中立位对线患者间没有显著差异。因此，过度内翻组的内侧压力没有显示出过载的迹象，与原生的膝关节相当（From Shelton TJ, Nedopil AJ, Howell SM, Hull ML. Do varus or valgus outliers have higher forces in the medial or lateral compartments than those which are in-range after a kinematically aligned total knee arthroplasty? Limb and joint line alignment after kinematically aligned total knee arthroplasty. *Bone Joint J*. 2017; 99-B(10): 1319-1328; Verstraete MA, Meere PA, Salvadore G, Victor J, Walker PS. Contact forces in the tibiofemoral joint from soft tissue tensions: Implications to soft tissue balancing in total knee arthroplasty. *J Biomech*. 2017; 58:195-202.）

表13.2	KA TKA 和 MA TKA 的翻修比较	
国家、出版日期、随机对照试验作者；每种 TKA 类型的数量	**除感染外的 KA TKA 翻修手术**	**除感染外的 MA TKA 翻修手术**
美国 , 2014, Dossett[21]; 44 KA TKA, 44 MA TKA	2 例 MUA，2 例髌骨外侧关节面切除术	1 例髌骨外侧关节面切除术，1 例胫股不稳翻修术
新西兰 , 2017, Young[24]; 49 KA TKA, 50 MA TKA	2 例 MUA，1 例髌骨轨迹调整术	1 例髌骨轨迹调整术
德国 , 2017, Calliess[22]; 100 KA TKA, 100 MA TKA	2 例胫股不稳翻修术	1 例胫股不稳翻修术
加拿大 , 2019, Laende[57]; 24 KA TKA, 23 MA TKA	1 例更换为厚垫片	无
澳大利亚 , 2020, McEwen[26]; 41 例双侧 TKA，一侧为 KA，另一侧为 MA	2 例 MUA，1 例关节镜下腘肌松解术	2 例 MUA

KA，运动学对线；MA，机械对线；MUA，麻醉下推拿松解；TKA，全膝关节置换术。

没有差异。KA TKA 恢复了患者病前的关节线和下肢力线，所以两者的关节线倾斜度存在显著差异。对线目标的差异解释了 KA TKA 可以带来更好的结果。卡尺校验的 KA TKA ±0.5 mm 的精度甚至超过了导航设备的精度，导航设备在 40% 的胫骨内侧和外侧切骨中有 ±1 mm 或更大的误差。接受 KA TKA 治疗的患者，因力线内翻导致胫骨假体失效的风险可以忽略不计。这个结果，与目前的理念和 RSA 研究的结论相反，该研究指出 MA TKA 术后力线超出安全范围，尤其是内翻的话，有较高的胫骨假体移位率。KA TKA 不松解韧带，恢复了原生膝关节行走时的内收力矩和胫骨侧的压力，这是 MA TKA 无法实现的。使用内侧球窝设计的假体行卡尺校验的 KA TKA，可以达到和全髋关节置换相当的 FJS 评分。

（DRAGAN JEREMIC, MD 著

张雨涵　马德思 译　任世祥 审校）

参考文献

1. Bourne RB, Chesworth BM, Davis AM, Mahomed NN, Charron KDJ. Patient satisfaction after total knee arthroplasty: who is satisfied and who is not? *Clin Orthop Relat Res.* 2010;468(1):57–63.
2. Nam D, Nunley RM, Barrack RL. Patient dissatisfaction following total knee replacement: a growing concern? *Bone Joint J.* 2014;96-B(11 Supple A):96–100.
3. Rhee SJ, Kim H-J, Lee C-R, Kim C-W, Gwak H-C, Kim J-H. A comparison of long-term outcomes of computer-navigated and conventional total knee arthroplasty: a meta-analysis of randomized controlled trials. *J Bone Joint Surg Am.* 2019;101(20):1875–1885.
4. Parvizi J, Nunley RM, Berend KR, et al. High level of residual symptoms in young patients after total knee arthroplasty. *Clin Orthop Relat Res.* 2014;472(1):133–137.
5. Spencer JM, Chauhan SK, Sloan K, Taylor A, Beaver RJ. Computer navigation versus conventional total knee replacement: no difference in functional results at two years. *J Bone Joint Surg Br.* 2007;89(4):477–480.
6. Lützner J, Dexel J, Kirschner S. No difference between computer-assisted and conventional total knee arthroplasty: five-year results of a prospective randomised study. *Knee Surg Sports Traumatol Arthrosc.* 2013;21(10):2241–2247.
7. Eckhoff DG, Bach JM, Spitzer VM, et al. Three-dimensional mechanics, kinematics, and morphology of the knee viewed in virtual reality. *J Bone Joint Surg Am.* 2005;87(Suppl 2):71–80.
8. Freeman MAR, Pinskerova V. The movement of the normal tibio-femoral joint. *J Biomech.* 2005;38(2):197–208.
9. Rivière C, Iranpour F, Auvinet E, et al. Mechanical alignment technique for TKA: Are there intrinsic technical limitations? *Orthop Traumatol Surg Res.* 2017;103(7):1057–1067.
10. Hirschmann MT, Moser LB, Amsler F, Behrend H, Leclercq V, Hess S. Phenotyping the knee in young non-osteoarthritic knees shows a wide distribution of femoral and tibial coronal alignment. *Knee Surg Sports Traumatol Arthrosc.* 2019;27(5):1385–1393.
11. Hess S, Moser LB, Amsler F, Behrend H, Hirschmann MT. Highly variable coronal tibial and femoral alignment in osteoarthritic knees: a systematic review. *Knee Surg Sports Traumatol Arthrosc.* 2019;27(5):1368–1377.
12. Ferle M, Guo R, Hurschler C. The laxity of the native knee: a meta-analysis of in vitro studies. *J Bone Joint Surg Am.* 2019;101(12):1119–1131.
13. Hancock CW, Winston MJ, Bach JM, Davidson BS, Eckhoff DG. Cylindrical axis, not epicondyles, approximates perpendicular to knee axes. *Clin Orthop Relat Res.* 2013;471(7):2278–2283.
14. Howell SM. Calipered kinematically aligned total knee arthroplasty: an accurate technique that improves patient outcomes and implant survival. *Orthopedics.* 2019;42(3):126–135.
15. Bellemans J, Colyn W, Vandenneucker H, Victor J. The Chitranjan Ranawat award: is neutral mechanical alignment normal for all patients? The concept of constitutional varus. *Clin Orthop Relat Res.* 2012;470(1):45–53.
16. Howell SM, Kuznik K, Hull ML, Siston RA. Results of an initial experience with custom-fit positioning total knee arthroplasty in a series of 48 patients. *Orthopedics.* 2008;31(9):857–863.
17. Rivière C, Iranpour F, Harris S, et al. The kinematic alignment technique for TKA reliably aligns the femoral component with the cylindrical axis. *Orthop Traumatol Surg Res.* 2017;103(7):1069–1073.
18. Dossett HG, Swartz GJ, Estrada NA, LeFevre GW, Kwasman BG. Kinematically versus mechanically aligned total knee arthroplasty. *Orthopedics.* 2012;35(2):e160–e169.
19. Dossett HG, Estrada NA, Swartz GJ, LeFevre GW, Kwasman BG. A randomised controlled trial of kinematically and mechanically aligned total knee replacements: two-year clinical results. *Bone Joint J.* 2014;96-B(7):907–913.
20. Waterson HB, Clement ND, Eyres KS, Mandalia VI, Toms AD. The early outcome of kinematic versus mechanical alignment in total knee arthroplasty: a prospective randomised control trial. *Bone Joint J.* 2016;98-B(10):1360–1368.
21. Calliess T, Bauer K, Stukenborg-Colsman C, Windhagen H, Budde S, Ettinger M. PSI kinematic versus non-PSI mechanical alignment in total knee arthroplasty: a prospective, randomized study. *Knee Surg Sports Traumatol Arthrosc.* 2017;25(6):1743–1748.
22. Young SW, Walker ML, Bayan A, Briant-Evans T, Pavlou P, Farrington B. The Chitranjan S. Ranawat Award: no difference in 2-year functional outcomes using kinematic versus mechanical alignment in TKA: a randomized controlled clinical trial. *Clin Orthop Relat Res.* 2017;475(1):9–20.
23. French SR, Munir S, Brighton R. A Single surgeon series comparing the outcomes of a cruciate retaining and medially stabilized total knee arthroplasty using kinematic alignment principles. *J Arthroplasty.* 2020;35(2):422–428.
24. Jeremic D, Massouh W, Rosali A, Sivaloganathan S, Haaker R, Riviere C. Short term follow-up of kinematically vs mechanically aligned total knee arthroplasty with medial pivot components: a case-control study. *Orthop Traumatol Surg Res.* 2020;106(5):921–927.
25. Matsumoto T, Takayama K, Ishida K, Hayashi S, Hashimoto S, Kuroda R. Radiological and clinical comparison of kinematically versus mechanically aligned total knee arthroplasty. *Bone Joint J.* 2017;99-B(5):640–646.
26. Laende EK, Richardson CG, Dunbar MJ. A randomized controlled trial of tibial component migration with kinematic alignment using patient-specific instrumentation versus mechanical alignment using computer-assisted surgery in total knee arthroplasty. *Bone Joint J.* 2019;101-B(8):929–940.
27. McEwen PJ, Dlaska CE, Jovanovic IA, Doma K, Brandon BJ. Computer-assisted kinematic and mechanical axis total knee arthroplasty: a prospective randomized controlled trial of bilateral simultaneous surgery. *J Arthroplasty.* 2020;35(2):443–450.
28. Gray HA, Guan S, Young TJ, Dowsey MM, Choong PF, Pandy MG. Comparison of posterior-stabilized, cruciate-retaining, and medial-stabilized knee implant motion during gait. *J Orthop Res.* 2020;38(8):1753–1768.
29. Schütz P, Taylor WR, Postolka B, et al. Kinematic evaluation of the GMK sphere implant during gait activities: a dynamic videofluoroscopy study. *J Orthop Res.* 2019;37(11):2337–2347.
30. Peters CL, Jimenez C, Erickson J, Anderson MB, Pelt CE. Lessons learned from selective soft-tissue release for gap balancing in primary total knee arthroplasty: an analysis of 1216 consecutive total knee arthroplasties: AAOS exhibit selection. *J Bone Joint Surg Am.* 2013;95(20):e152.
31. Courtney PM, Lee G-C. Early outcomes of kinematic alignment in primary total knee arthroplasty: a meta-analysis of the literature. *J Arthroplasty.* 2017;32(6):20282032.e1.
32. Takahashi T, Ansari J, Pandit HG. Kinematically aligned total knee arthroplasty or mechanically aligned total knee arthroplasty. *J Knee Surg.* 2018;31(10):999–1006.
33. Li Y, Wang S, Wang Y, Yang M. Does kinematic alignment improve short-term functional outcomes after total knee arthroplasty compared with mechanical alignment? A systematic review and meta-analysis. *J Knee Surg.* 2018;31(1):78–86.
34. Xu J, Cao JY, Luong JK, Negus JJ. Kinematic versus mechanical alignment for primary total knee replacement: a systematic review and meta-analysis. *J Orthop.* 2019;16(2):151–157.
35. Woon JTK, Zeng ISL, Calliess T, et al. Outcome of kinematic alignment using patient-specific instrumentation versus mechanical alignment in TKA: a meta-analysis and subgroup analysis of randomised trials. *Arch*

Orthop Trauma Surg. 2018;138(9):1293–1303.

36. Ji H-M, Han J, Jin DS, Seo H, Won Y-Y. Kinematically aligned TKA can align knee joint line to horizontal. *Knee Surg Sports Traumatol Arthrosc.* 2016;24(8):2436–2441.

37. Niki Y, Nagura T, Nagai K, Kobayashi S, Harato K. Kinematically aligned total knee arthroplasty reduces knee adduction moment more than mechanically aligned total knee arthroplasty. *Knee Surg Sports Traumatol Arthrosc.* 2018;26(6):1629–1635.

38. Nedopil AJ, Howell SM, Hull ML. Deviations in femoral joint lines using calipered kinematically aligned TKA from virtually planned joint lines are small and do not affect clinical outcomes. *Knee Surg Sports Traumatol Arthrosc.* 2020;28(10):3118–3127.

39. Klasan A, Putnis SE, Grasso S, Neri T, Coolican MR. Conventional instruments are more accurate for measuring the depth of the tibial cut than computer-assisted surgery in total knee arthroplasty: a prospective study. *Arch Orthop Trauma Surg.* 2020;140(6):801–806.

40. Howell SM, Shelton TJ, Hull ML. Implant survival and function ten years after kinematically aligned total knee arthroplasty. *J Arthroplasty.* 2018;33(12):3678–3684.

41. Kennedy JA, Molloy J, Jenkins C, Mellon SJ, Dodd CAF, Murray DW. Functional outcome and revision rate are independent of limb alignment following Oxford medial unicompartmental knee replacement. *J Bone Joint Surg Am.* 2019;101(3):270–275.

42. Klasan A, Young SW. Midterm results of kinematically aligned, patient specific guide total knee arthroplasty. *Combined results from the Australian and New Zealand Joint Replacement Registries. EFORT Meeting*; 2020. Vienna, Austria.

43. Abdel MP, Ollivier M, Parratte S, Trousdale RT, Berry DJ, Pagnano MW. Effect of postoperative mechanical axis alignment on survival and functional outcomes of modern total knee arthroplasties with cement: a concise follow-up at 20 years. *J Bone Joint Surg Am.* 2018; 100(6):472–478.

44. Bonner TJ, Eardley WGP, Patterson P, Gregg PJ. The effect of postoperative mechanical axis alignment on the survival of primary total knee replacements after a follow-up of 15 years. *J Bone Joint Surg Br.* 2011;93(9):1217–1222.

45. Nedopil AJ, Howell SM, Hull ML. What mechanisms are associated with tibial component failure after kinematically-aligned total knee arthroplasty? *Int Orthop.* 2017;41(8):1561–1569.

46. Van Hamersveld KT, Marang-van de Mheen PJ, Nelissen RGHH. The effect of coronal alignment on tibial component migration following total knee arthroplasty: a cohort study with long-term radiostereometric analysis results. *J Bone Joint Surg Am.* 2019;101(13):1203–1212.

47. Shelton TJ, Nedopil AJ, Howell SM, Hull ML. Do varus or valgus outliers have higher forces in the medial or lateral compartments than those which are in-range after a kinematically aligned total knee arthroplasty? Limb and joint line alignment after kinematically aligned total knee arthroplasty. *Bone Joint J.* 2017;99-B(10):1319–1328.

48. MacDessi SJ, Griffiths-Jones W, Chen DB, et al. Restoring the constitutional alignment with a restrictive kinematic protocol improves quantitative soft-tissue balance in total knee arthroplasty: a randomized controlled trial. *Bone Joint J.* 2020;102-B(1):117–124.

49. Rivière C, Iranpour F, Harris S, et al. Differences in trochlear parameters between native and prosthetic kinematically or mechanically aligned knees. *Orthop Traumatol Surg Res.* 2018;104(2):165–170.

50. Lozano R, Campanelli V, Howell S, Hull M. Kinematic alignment more closely restores the groove location and the sulcus angle of the native trochlea than mechanical alignment: implications for prosthetic design. *Knee Surg Sports Traumatol Arthrosc.* 2019;27(5):1504–1513.

51. Nedopil AJ, Howell SM, Hull ML. What clinical characteristics and radiographic parameters are associated with patellofemoral instability after kinematically aligned total knee arthroplasty? *Int Orthop.* 2017;41(2): 283–291.

52. Verstraete MA, Meere PA, Salvadore G, Victor J, Walker PS. Contact forces in the tibiofemoral joint from soft tissue tensions: implications to soft tissue balancing in total knee arthroplasty. *J Biomech.* 2017;58: 195–202.

第14章　严重膝关节畸形的运动学对线技术

概述

　　目前，对于严重畸形的膝关节骨关节炎的定义缺乏共识。有些人认为膝内翻超过 10° 即为重度畸形。也有人认为膝内翻超过 15°，外翻超过 20° 才是重度畸形 [1, 2]。这些定义的角度都是基于 180° 的髋 - 膝 - 踝角（hip-knee-ankle angle，HKA）而言的。传统上认为每个患者的下肢力线都是中立位的，但后来研究证实人群的下肢对线是多变的 [3]。直到最近才有学者提出了一个通用的膝内翻分类系统，该系统考虑了畸形的数量和位置，以及畸形是否在干骺端或骨干 [4]。

　　无论定义的边界角度是多少，关节外科医生一致认为，严重畸形膝关节的全膝关节置换术 (TKA) 是一项挑战。因为传统的 TKA 以把下肢力线恢复至中立位对线为目标是不正确的，在此过程中会产生大量不得不处理的医源性难题。我们换一种思路，通过应用运动学对线（kinematic alignment，KA）技术实施复杂膝关节置换手术，就会避免产生这类非解剖性的难题。

　　多年来，人们一直认为重度膝关节畸形的病因

是长期被忽视的关节炎恶化导致的，包括明显的骨缺损和继发性韧带功能不全，或者是先天性病理状态，如 Blount's 病或佝偻病。后者在发达国家的关节置换术中很少见，但在世界欠发达地区仍有病例 [5]。

　　现在，从固有性对线 [6, 7] 的角度来看，这些畸形的病因可分为两个不同的组，本章将进一步讨论：

　　（1）重度的固有性内翻或外翻（单平面或多平面）畸形伴有软骨磨损和偶尔的骨缺损。

　　（2）创伤后关节内或关节外畸形。

　　目前，对于严重的膝关节畸形病例，最常见的处理方法是广泛的软组织松解，以达到间隙平衡和中立位对线，术中还有可能需要应用延长杆、垫块、高限制性假体甚至铰链型假体 [8-12]。这些假体会增加 2～3 倍的经济负担。为了获得稳定的膝关节，术者采用了多种手段，包括广泛松解、内侧副韧带止点截骨，甚至踝上滑移截骨 [13, 14]。通常认为，若不使用上述技术处理重度畸形，恢复下肢中立位对线，就会导致假体早期松动和失效。文献报道的处理严重畸形的上述方法，也主要强调假体短期生存的情况，很少关注术后关节功能 [15]。

　　在过去的 10 年中，由于对固有性对线更好的理解和定义，越来越多的学者致力于将膝关节的标准化手术策略向更自然和更符合解剖特征的重建转变 [16]。与此同时，接受人工关节置换的人群有年轻化的趋势，年轻患者对关节功能的期望更高，这对关节外科医生提出了新的挑战。在这个背景下，其他的替代方案和 KA 理念得以涌现，并开始在合并显著畸形的 TKA 中应用。

　　关于 KA 概念的相关研究日益广泛，并且成为 TKA 领域中有争议的热门话题 [17-20]。在 KA 中，重建的目标是恢复原生胫股关节面相对于胫骨、股骨解剖轴的原始对线状态，恢复在膝关节发生关节炎前的原生对线，以及原生膝关节的软组织松紧度 [21]。

　　与传统的机械对线（MA）技术不同，KA 技术的首要目标是，将股骨假体匹配原生的股骨远端三维空间位置。然后，通过补偿胫骨磨损（软骨和软骨下骨）将胫骨组件置于其病前的解剖位置，无须韧带

松解或其他软组织干预来恢复原生膝关节的旋转轴。多项研究结果显示，KA TKA 术后可以获得间隙平衡良好且感觉更自然的膝关节[22]。

在处理重度畸形时，传统的 MA TKA 强调韧带松解以恢复下肢的机械对线。MA 的目标是建立一个内外侧"平衡的间隙"，即完全伸直和屈曲 90° 时，膝关节内外侧韧带的张力相同。然而，正常膝关节的外侧间室在屈曲时相对内侧松弛[23]。患者感受的 TKA 术后膝关节不自然，我们认为是每次韧带松解或软组织操作所付出的代价。

在处理严重畸形时，我们认为 KA TKA 的优势在于可以应用与轻度畸形相同的原则，而只需考虑少数特殊因素。

本章的内容可以简要地总结为以下几个方面：

- 卡尺校验的 KA TKA 处理重度畸形的技术要点。
- 6 个 KA TKA 病例汇报，其中包括重度内翻畸形、重度外翻畸形，以及创伤后的关节内和关节外畸形。
- 重度畸形应用 KA TKA 时的注意事项。

卡尺校验的 KA TKA（连接）技术原则以及在严重畸形中的应用

KA TKA 的关键步骤是恢复股骨远端的三维空间结构，因为它是恢复膝关节运动学的前提。研究发现股骨侧很少有明显的骨缺损，大多数关节内畸形源自于胫骨近端的磨损[24]。因此，只要股骨组件的安装尽可能接近其发生关节炎前的状态（误差 0.5 ~ 1 mm 内），剩下的就是将胫骨组件的位置和股骨组件匹配，这可以通过"连接技术"（本章描述）的原则或前几章中讨论的基础 KA 原则来完成。

手术技术

暴露和软组织处理

采用膝正中略偏内切口，髌旁内侧入路切开关节囊。我们对于内翻膝和外翻膝均采用髌旁内侧入路。但如果患者为外翻畸形伴陈旧性髌骨半脱位，则选择髌旁外侧入路。暴露关节后，切除髌下脂肪垫，检查髌骨轨迹是否异常。外移髌骨至外侧沟，不翻转髌骨。去除全部骨赘。对内侧副韧带（MCL）的浅层和深层不做任何松解。切除前交叉韧带（ACL），保留后交叉韧带（PCL）。切除髌上囊滑膜，暴露股骨前髁近端皮质，以便安装股骨远端切骨导板。因

为 MCL 没做任何松解，拉钩时注意避免施加过大张力。完成切骨、安装试模测试，如屈曲挛缩没有纠正，则通过检查并切除后髁骨赘和松解后关节囊来处理。处理外翻膝时，我们采取同样的不松解原则，避免松解后外侧结构以及腘肌和外侧副韧带（LCL）。在试模测试时，唯一需要松解的结构是髂胫束，但这也很少发生。我们常规不做髌骨置换。对于 KA TKA 中髌骨轨迹不良的情况，我们遵循以下策略：

1. 如果在关节囊切开时，髌骨轨迹良好，那么在试模测试时，髌骨轨迹应与切开时相同；如果不同，再次评估内外翻平衡和胫骨旋转，因为这两点会影响髌骨轨迹。特别是，膝外翻矫正不足（大多情况是源自于胫骨侧内翻不足或股骨侧外翻过度）时尤为重要。
2. 如果髌骨轻度外移，我们做髌骨外侧关节面切除。
3. 如果仍然存在髌骨轨迹不良，则考虑髌骨置换术。
4. 外侧支持带松解是我们最后采取的方法，到目前为止的 1000 例 KA TKA 中，仅有 1 例（陈旧性髌骨半脱位）。

股骨

步骤 1：远端切骨

重度内翻和外翻膝，通过标准髌旁内侧入路暴露后，评估股骨远端的软骨磨损情况。从股骨远端去除部分磨损的软骨，暴露软骨下骨，以便远端切骨导板的安放。股骨假体屈伸轴平行于股骨远端前皮质，并垂直于远端关节面（图 14.1）。股骨的内外翻角度以及股骨组件远近端的位置，用股骨远端切骨导板经过软骨补偿后来确定。内翻膝时，在股骨远端内侧髁软骨磨损处补偿 2 mm；外翻膝时，在股骨远端外侧髁软骨磨损处补偿 2 mm。股骨组件的前后和旋转定位，依照之前章节描述的方法确定，即将后参考切骨导板紧贴股骨内外侧后髁，0° 旋转切骨（图 14.2）。

在极度屈曲膝关节时，我们用手术刀片，在股骨后髁最靠后的位置评估软骨厚度。我们希望内外侧后髁的软骨厚度是一致的。如果其中一侧磨损，则需要应用垫片补偿 1 mm 或 2 mm 的软骨磨损。

后参考股骨定位很少需要软骨补偿，因为在内翻膝病例中，内侧后髁很少出现全层软骨磨损。但在外翻膝中，外侧后髁软骨磨损比较常见，并通常表现为外侧后髁磨损的屈曲畸形。即使在重度的关节炎病例中，股骨侧的骨缺损很罕见。

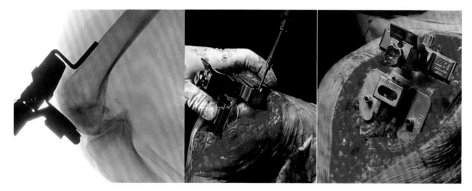

图 14.1 图示股骨远端切骨和软骨补偿后的股骨远端表面（磨损侧 – 非磨损侧）

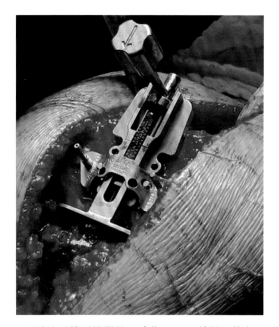

图 14.2 图示型号测量器的正确位置，0° 旋转以恢复后髁轴

步骤 2：测量股骨型号，参考原生的后髁轴，放置四合一切骨导板

股骨远端切骨完成后，应用卡尺测量切骨厚度（补偿 2 mm 软骨磨损和 1 mm 锯缝厚度）。接着测量股骨前后的大小型号，并确定旋转，放置四合一切骨导板（图 14.3）。卡尺测量股骨后髁切骨量以确定股骨的旋转切骨是否正确。

步骤 3：初步测试和间隙平衡

股骨准备完成，并使用卡尺验证切骨量准确后，安装股骨试模。然后屈伸膝关节，并使用增量为 1 mm 的半柔性勺状垫片来补偿胫骨侧磨损的软骨及骨缺损，以平衡膝关节（图 14.4）。

复位髌骨避免撞击，在全屈伸范围内测试膝关节稳定性。在完全伸直时，试模应该重现自然膝内外翻测试几乎不能张开并且没有旋转运动。随着屈曲角度的增加，内侧和外侧应呈现生理性并存在个体差异的渐进性松弛。在屈曲 90° 时，外侧应该比内侧张开更多。

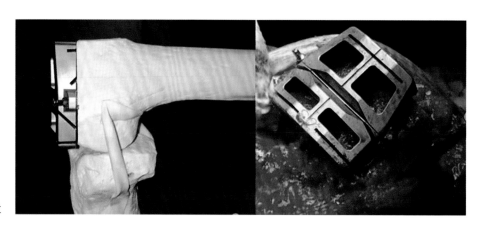

图 14.3 图示四合一切骨导板的放置

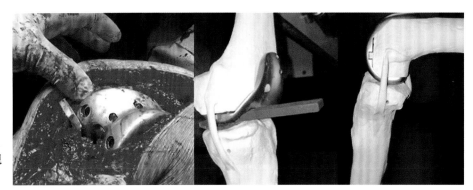

图 14.4　图示股骨第一次测试方法，应用勺状垫片补偿胫骨侧磨损实现平衡

髌骨复位下的初步测试，可以在胫骨切骨前，给医生提供非常有价值的关于平衡、软组织紧张度和髌骨轨迹的信息。

在本步骤中，胫骨切骨前，务必检查股骨试模是否与胫骨平台紧密接触，以及在胫骨内外侧的接触点。如果胫骨髁间棘存在干扰，或者使股骨试模处于非解剖位置，我们建议将其去除。

对于重度畸形病例，特别是严重的胫骨侧骨缺损（主要是内后侧），通常需要一个厚垫片甚至几个垫片来实现 KA 的平衡目标：伸直位时内外翻几乎没有松弛以及屈曲位时内翻应力下外侧可张开的松弛度。

步骤 4：连接装置（Linkage）和胫骨切骨

胫骨近端切骨可以依照前面章节介绍的方法完成。或者在股骨试模初步测试时，应用一个"连接装置"的方法进行切骨。这种技术的理念是股骨侧经过补偿软骨磨损后，安装股骨试模，在得到合适的屈伸平衡后，胫骨切骨导板要通过连接装置与股骨试模连接，参考股骨试模进行胫骨的冠状位切骨。

胫骨近端切骨的连接技术

在完成满意的初步测试后，屈膝 90°，放置勺状垫片，钻股骨组件的两侧固定孔（图 14.5）。安装一个连接这两个固定孔和胫骨近端切骨导板的装置（图 14.6），一旦连接完成，固定胫骨切骨导板，并去除连接装置。

现在，胫骨内外翻切骨角度已经确定，胫骨切骨厚度（通常胫骨平台最高点 10 mm）和胫骨后倾需调整（图 14.7）。

随后使用试模或间隙测块重新检查间隙平衡（图 14.8）。由于膝关节已经平衡并且伸直位已形成矩形间隙，因此很少需要额外的平衡；如果需要，应通过胫骨再切骨（增加 2 mm 切骨量，或 2° 的内外翻切骨）而不是松解软组织来实现。

以下病例展示在处理严重膝关节畸形病例中，如何应用这个技术。

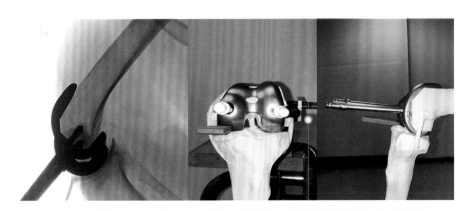

图 14.5　屈膝 90°，勺状垫片补偿胫骨侧磨损。钻股骨远端股骨组件固定孔

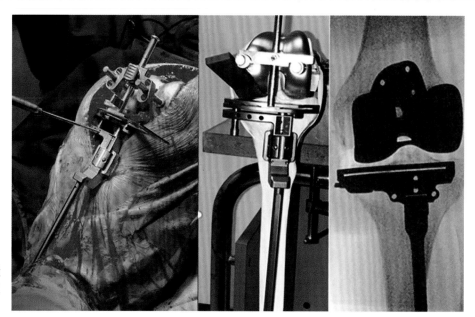

图 14.6 图示连接胫骨切骨导板和股骨试模的连接装置，这可以自动恢复患关节炎前胫骨的关节线

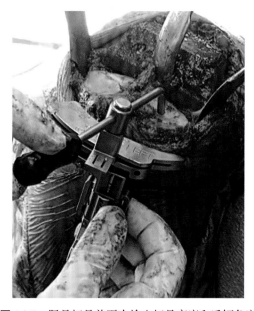

图 14.7 胫骨切骨前再次检查切骨高度和后倾角度

病例 1：重度内翻畸形的 KA TKA

72 岁老年女性患者，左胫骨平台骨折，螺钉内固定术后 22 年，左膝重度内翻畸形，伴有严重疼痛，保守治疗无效。左膝活动度 5°～100°，内翻 23°（图 14.9）。患者行 KA TKA，胫骨侧应用了延长杆以支撑取出内固定物后的胫骨近端骨质。此外，术中评估发现股骨内侧髁骨缺损，决定加用 1 mm 垫片补偿骨缺损以恢复股骨原有的三维空间形态。卡尺测量，股骨远端内侧髁切骨厚度为 5 mm，远端外侧髁切骨厚度为 8 mm。验证了股骨远端切骨平面的正确性，其中除了软骨磨损外，股骨内侧需要补偿 1 mm 的骨缺损。评估股骨后髁软骨时，我们注意到内侧后髁需要 2 mm 垫片来补偿不常见的软骨磨损，以恢复原生的后髁轴和股骨组件的前后位置。切骨后，卡尺测量内

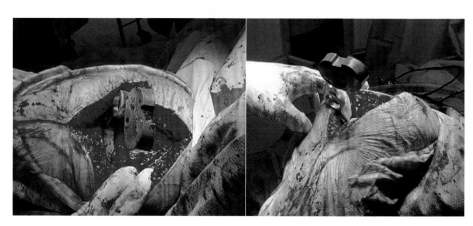

图 14.8 图示在伸直和屈膝 90° 时，应用间隙测块评估间隙平衡

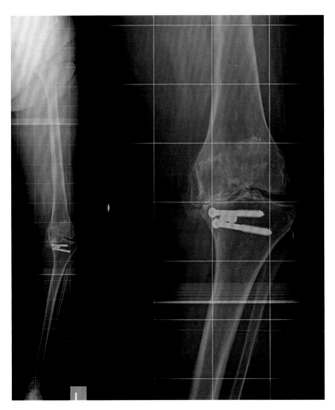

图 14.9　术前 X 线片：重度内侧间室磨损的骨关节炎

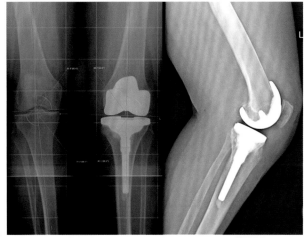

A

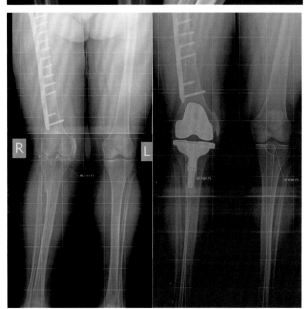

B

图 14.10　（A）术后 X 线片示与对侧膝关节对比，矫正的力线左右对称。（B）术前 X 线片示胫骨外侧平台骨折导致的创伤后外翻畸形；术后 X 线片显示 KA TKA 恢复了下肢力线和关节线倾斜的对称状态

侧后髁切骨厚度 5 mm，外侧后髁切骨厚度 7 mm。

此时，安装股骨试模，全范围活动膝关节。施加外翻应力时，内侧显著张开。应用 9 mm 的勺状垫片恢复屈伸时需要的平衡，即伸直时内外侧均没有张开，屈曲时侧方应力下，内侧轻微张开，外侧较内侧张开略大。依上述方法安装连接装置（Medacta International），固定胫骨切骨导板，进行胫骨切骨。

应用胫骨试模再次检查间隙平衡，结果满意。

1 年后随访，患者满意度高（OKS 评分 41，FKS 评分 68），活动度为 0°～115°，可以不用辅具自由行走。

本病例展示了 KA TKA 和连接胫骨切骨技术如何解决重度的内翻畸形和骨缺损。通过恢复患者的原生股骨解剖结构并利用它来确定胫骨组件的位置，同时"遵从"软组织袖套，实现了超过 20° 的内翻矫正（图 14.10A）。在负重位 X 线片上与健康的对侧膝关节比较，内翻已得到纠正，并且与原生膝相似。一般认为 KA TKA 总是会导致胫骨侧内翻放置——这个案例证明了这种看法是错误的和无关紧要的。KA TKA 会将胫骨重建到其由软组织袖套指示的正确位置，并恢复个性化对线。

相同的原则可以应用到胫骨外侧平台骨折病史的患者，KA TKA 恢复了原生的对线（图 14.10B）。

病例 2：重度外翻畸形的 KA TKA

66 岁男性患者，终末期膝关节骨关节炎，双膝重度外翻（图 14.11），保守治疗无效。患者右膝疼痛为著。

患者行右膝 KA TKA（图 14.12），术后 X 线片见图 14.13。

2 个月后，左膝行相同技术的 KA TKA。股骨远端切骨时，外侧使用了 2 mm 的补偿。卡尺测量，股

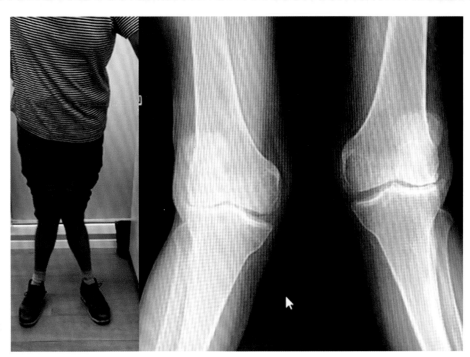

图 14.11　大体像和 X 线片示双侧膝关节重度外翻

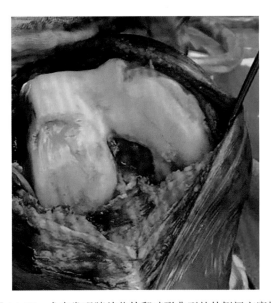

图 14.12　术中发现膝关节外翻畸形典型的外侧间室磨损

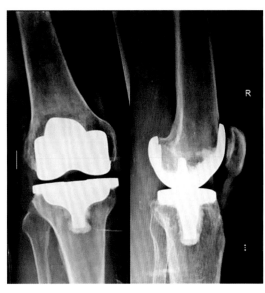

图 14.13　术后右膝 X 线片示恢复了膝关节原生的固有外翻

骨远端内侧髁切骨厚度为 8 mm，股骨远端外侧髁切骨厚度为 6 mm。

　　术中发现外侧后髁软骨磨损，确定股骨大小型号时，在股骨外侧后髁和型号测量器间放置 2 mm 垫片补偿磨损的软骨。与内翻膝不同，外翻膝常有后髁的软骨磨损（图 14.14）。

　　在股骨侧准备完成并卡尺测量确保准确的切骨厚度后，安装股骨试模行初步测试（图 14.15）。

　　把股骨试模和胫骨切骨导板使用连接装置连接。

膝关节伸直位时，在外侧间室插入垫片平衡间隙，直到侧方应力下内外翻几乎没有张开。

　　屈膝至 90°，用两个蓝色垫片补偿 5 mm 的股骨远端和胫骨近端后外侧的骨缺损和软骨磨损（图 14.16）。在安装股骨试模后，放置垫片补偿胫骨平台缺损，这可以让术者在膝关节全范围活动下，检查膝关节是否恢复平衡，即伸直位是完美的矩形，屈曲位是原生的并有一定个体差异的梯形。

　　术后负重位 X 线片见图 14.17，显示恢复了双侧

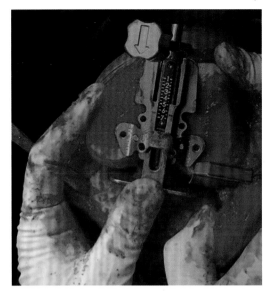

图 14.14　术中发现外翻膝典型的外侧后髁软骨磨损，需用 2 mm 垫片补偿

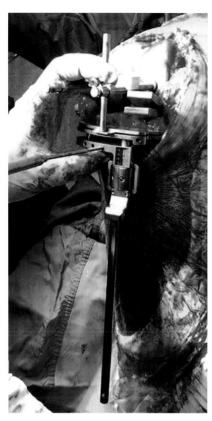

图 14.16　通过垫片补偿外侧胫骨平台的磨损，连接股骨试模和胫骨切骨导板

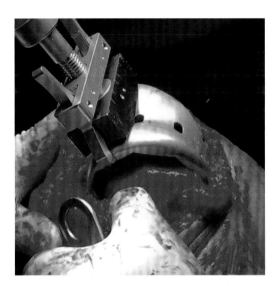

图 14.15　安装股骨试模初步测试

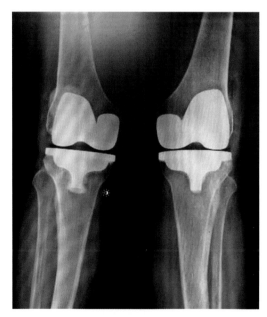

图 14.17　术后负重位 X 线片显示恢复了双侧对称性的固有外翻对线

对称性的固有外翻对线（源自于显著的股骨外翻）。

　　2 年后随访，患者满意度高，膝关节可全范围活动，运动功能良好（OXS 评分 42，FJS 评分 72）。

病例 3：创伤后重度关节外畸形的 KA TKA

　　67 岁男性患者，既往下肢严重战伤史，行石膏固定治疗，无内固定物（图 14.18）。左膝整体上相对保留了平行于地面的关节线，但右膝显著畸形。

　　2016 年患者行左膝个性化工具（PSI）辅助下的 KA TKA（图 14.19），恢复中立位对线。经过常规的

术后康复，随访时，患者表示功能满意。

　　2018 年，患者拟行右膝关节置换术，由于下肢畸形复杂，行下肢三维 CT 检查（图 14.20）。

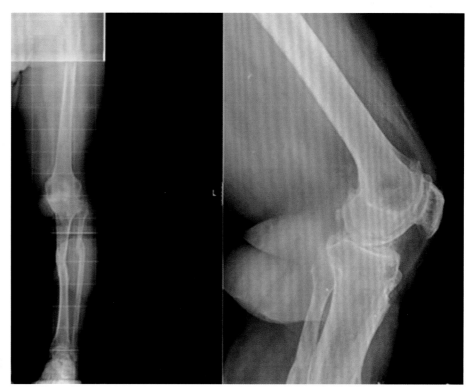

图 14.18　X 线片示重度创伤后下肢对线不良，终末期关节炎

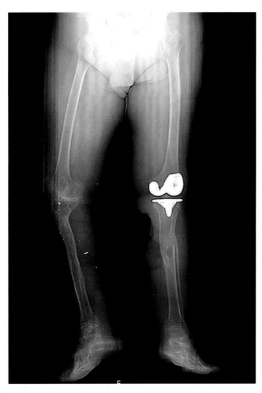

图 14.19　X 线片示左膝恢复了良好的机械力线

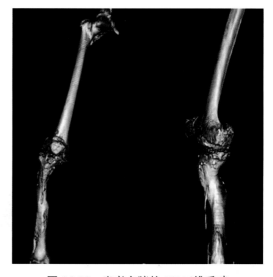

图 14.20　患者右膝的 CT 三维重建

1 年后随访，患者表示临床结果满意，并更喜欢运动学对线的右膝（左侧 OKS 评分 34，右侧 OKS 评分 36）。

病例 4：远离关节的陈旧关节外畸形的处理

59 岁女性患者，27 年前股骨近端骨折，行牵引治疗。主诉为左膝疼痛，保守治疗无效（图 14.22）。
我们的方案为忽视股骨近端畸形，行 KA TKA

右膝拟行 KA TKA，目标为维持关节线，矫正冠状位畸形，并尊重软组织袖套，不做软组织松解（图 14.21）。

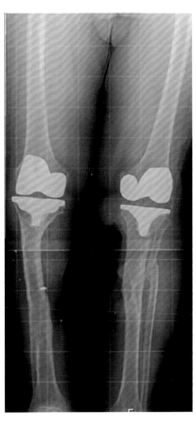

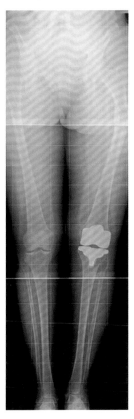

图 14.21 左膝接受了未松解软组织的 KA TKA，因为双侧膝关节均有关节外畸形，术后下肢负重位 X 线片可见关节线不对称，亦不平行于地面。任何通过膝关节的软组织袖套或韧带调整以矫正这种畸形的尝试，都会导致膝关节的不平衡，需要更多的非对称的软组织松解。在我们的实践中，这些非常稳定的膝关节有着良好的临床结果，并且没有早期失效的趋势

图 14.23 术后下肢负重位 X 线片示，没有处理股骨的关节外畸形，KA TKA 恢复了原生的膝关节力线。轻度外翻的关节线与对侧膝关节非常相近

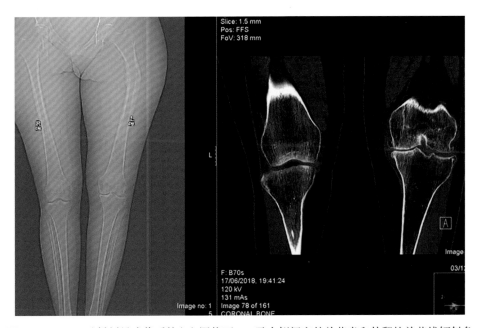

图 14.22 EOS（低剂量成像系统）和冠状面 CT 示内侧间室的关节炎和外翻的关节线倾斜角

（图 14.23 ）。尽管为活跃的年轻患者，仍有着早期满意的临床结果（OKS 评分 42，FJS 评分 72 ）。术前与患者讨论了二期行股骨截骨矫形的可能，不过，经过成功的 TKA，患者拒绝了矫形手术。

同样的重建原则应用于图 14.24A 和图 14.24B 陈旧关节外畸形（股骨近端或胫骨远端）的病例中，畸形均被忽视，TKA 仅调整软骨磨损，重建了原生的解剖形态，恢复了关节线，尊重软组织袖套，没做任何松解。

病例 5：个性化工具辅助，联合连接工具的 KA TKA 治疗创伤后畸形

30 岁男性患者，左膝枪伤 6 年。既往经历多次手术，最近一次为 2017 年行同种异体骨软骨移植（图 14.25A ）和保护性的胫骨闭合截骨矫形术（图 14.25B ）。现患者表现为软骨移植失败，广泛的创伤后软骨磨损，不能负重，MCL 稳定，膝关节僵直，活动度为 10° ~ 85°。

行 CT 检查，我们以右膝为参考，重建左膝。右膝存在固有内翻，HKA 为 176°，胫骨 7° 内翻，股骨 3° 外翻。左膝 HKA 为 168°，由于之前的截骨手术，现在胫骨内翻 16°，股骨外翻 4°。

术前计划使用垫块填充骨缺损。应用延长杆稳定假体组件，由于胫骨干外侧皮质的限制，我们不得不限制胫骨内翻角度，行有限制的 KA TKA，以尽可能地匹配创伤前的原生对线（图 14.26A 和图 14.26B ）。

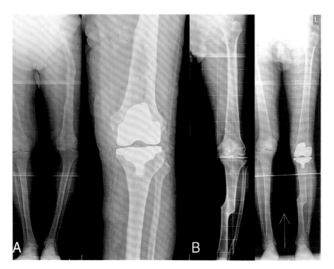

图 14.24 （ A ）股骨近端畸形的 KA TKA 和（ B ）胫骨中段畸形的 KA TKA

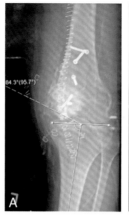
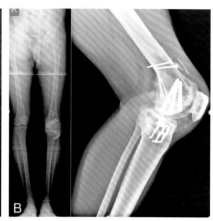

图 14.25 （ A ）示左膝同种异体骨软骨移植和保护性胫骨外侧闭合截骨术后。（ B ）X 线片示左膝创伤后的状态

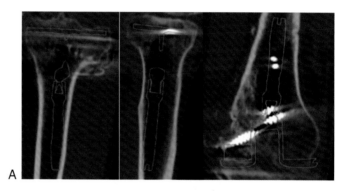

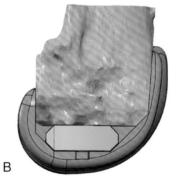
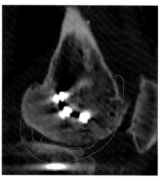

图 14.26 病例 5（ A ）由于存在骨缺损的情况，术前计划应用延长杆支撑假体组件。需要注意的是，除非限制胫骨关节线角度，否则所选择的延长杆会受到胫骨干皮质的限制。（ B ）术前计划使用垫块补偿股骨缺损，恢复对线

为减少骨丢失，我们没使用限制性假体，选择了超高形合度的假体垫片。

股骨侧应用 PSI 导板辅助切骨，恢复股骨外翻。安装股骨试模和垫块试模，全活动范围内检查平衡。胫骨侧使用本章前述的连接技术切骨（图 14.27 ）。

术后 X 线片（图 14.28 ）显示，依照术前计划，重建了下肢力线，恢复了接近原生膝的关节线倾斜。

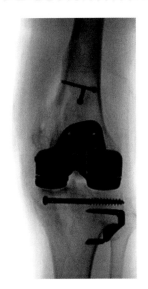

图 14.27 术中透视显示重建了术前计划的股骨外翻

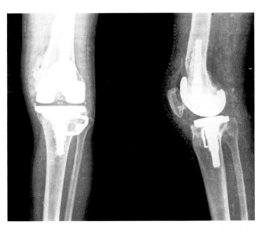

图 14.28 术后 X 线片显示，按照计划完成下肢对线并恢复了原生的关节线倾斜

患者恢复快，满意度高，术后 6 个月随访时膝关节活动度为 5°~120°（OKS 评分 39，FJS 评分 65）。

病例 6：创伤后畸形

49 岁女性终末期膝关节炎患者，右膝内翻畸形。1992 年患者股骨远端骨折，经历多次手术，包括 2017 年的胫骨闭合截骨矫形术。X 线片示终末期关节炎（图 14.29），下肢双平面畸形，股骨内翻 15°，胫骨外翻 7°，以及由于胫骨高位截骨导致的关节线外翻。

给患者提供了多种手术方案以供选择，最终患者决定接受轻微限制的 KA TKA，如果通过 KA TKA

实现的功能或对线不理想，可能在未来进行二期的股骨关节外截骨矫形手术。

手术基本步骤如下：

- 由于在手术时发现广泛的粘连和挛缩，行胫骨结节截骨术进行显露。术中通过透视评估下肢力线情况（图 14.30）。
- 股骨远端磨损情况的评估发现股骨内侧髁磨损，股骨外侧髁未磨损（图 14.31）。
- 股骨远端切骨，然后进行卡尺测量（远端内侧髁 6 mm，远端外侧髁 8 mm；图 14.32）。
- 为了矫正关节外的内翻畸形，在安放股骨远端切骨导板前，还将股骨外侧髁的软骨去除。与

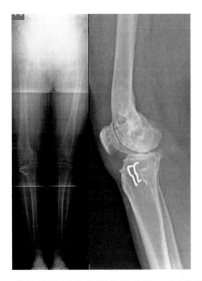

图 14.29 X 线片显示股骨和胫骨严重的、多平面、医源性、创伤后畸形

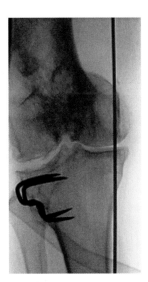

图 14.30 术中 X 线片示置于股骨头中心和距骨中心的力线杆，确定下肢力线

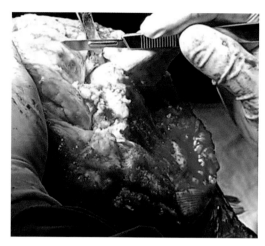

图 14.31　比较股骨髁磨损情况，发现股骨远端内侧髁没有软骨

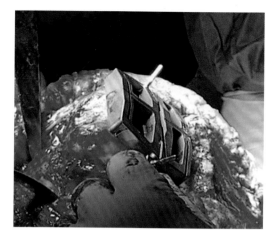

图 14.34　放置四合一切骨导板，卡尺验证后髁切骨厚度（内外侧均为 7 mm）

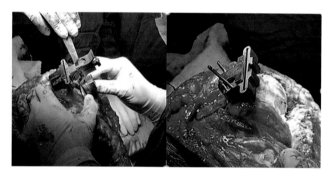

图 14.32　放置股骨远端切骨导板，行股骨远端切骨

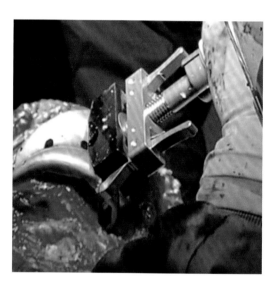

图 14.35　初步股骨试模测试

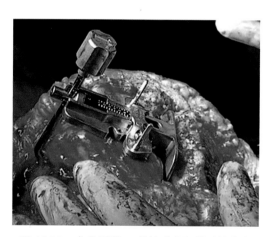

图 14.33　参考后髁 0° 外旋确定股骨型号大小

股骨远端内侧髁磨损、外侧髁未磨损相比，这样的作用是减少了内翻（图 14.33）。

- 第二个调整为，在设置股骨旋转时，不补偿外侧后髁磨损。这样做可以通过切除后髁的软骨来平衡整体减少的外翻（图 14.34 ~ 图 14.37）。注意外侧使用 2 mm 勺状垫片作为第三次调整，

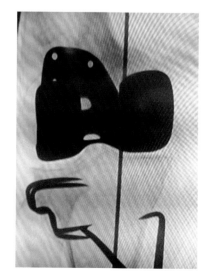

图 14.36　在最小的限制矫正下，初步评估下肢力线

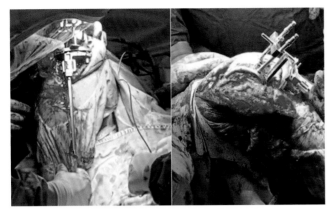

图 14.37　应用勺状垫片补偿，连接胫骨和股骨

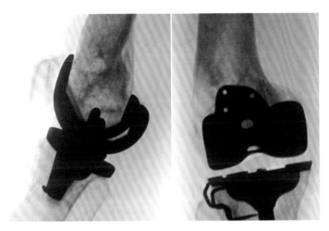

图 14.38　术中透视证实，无须通过关节外截骨矫形来恢复整体对线，仅需轻度调整假体位置，就恢复了理想的下肢对线和平衡

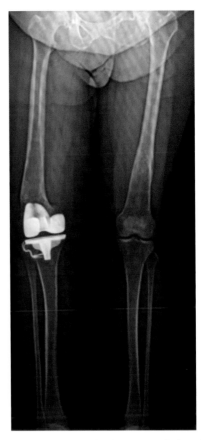

图 14.39　术后 X 线片证实关节面已经完成了表面置换

以帮助重建略小的胫骨外翻（图 14.38、图 14.39）。

术后 6 个月随访，患者诉满意度高（OKS 评分 40，FJS 评分 68），活动度 -5°~115°。

总结

我们处理重度畸形的原则源于以下理解和信念：在不干扰软组织袖套的情况下，将患者的整体力线恢复到关节炎前的状态，会重建更自然的膝关节。

我们对陈旧的关节外畸形和关节炎导致的重度畸形并不会细分处理，因为我们的目标是恢复每个患者个体的膝关节面、软组织袖套和周围的肌肉结构到"正常"的状态。对于复杂的、多平面的创伤后关节外畸形，即使膝关节不在其传统意义上的解剖位置，那也是原生的。我们治疗这些复杂畸形与普通关节炎畸形的方式相同：KA TKA 的目标是一致的。

以往的担忧主要是明显倾斜安装的假体难以长期生存，这通常在重度畸形的病例中发生。

在过去的 10 年中，随着越来越多的证据开始不支持教条的 MA 理论，这种担忧被缓慢却纷至沓来的证据减轻了[25-28]。

与 MA TKA 不同，KA TKA 在处理重度畸形时，不需要广泛的软组织松解，就能恢复患者病前的下肢力线和自然的倾斜关节线。根据我们的经验，在重度畸形的情况下，使用 KA 原则重建膝关节可以改善患者的疼痛和活动，而不会产生我们在应用 MA 原则时经常遇到的膝关节的主观感受不自然。

在这一独特的患者群体中，这种新技术未知的远期生存率与更好的功能和满意度之间存在微妙的平衡。我们建议与患者充分交流，让他们在知情的情况下做出决定。这些患者如选择 MA TKA，当然也存在已明确并证据确凿的风险。

致谢

本章作者感谢 Steven Howell 医生在 KA 领域做出的巨大贡献，不仅因为他是 KA 理念和技术的先驱和卓越的科研人员，也因为他的不懈努力给我们治病救人这一本职工作提供了手术技术上和科学上的"支持"。我们已经看到，他将引领膝关节置换向 KA 模式的转变。如果没有他最初和最新的证据，我们就不会受到启迪，也不会为了患者的获益而改变我们过去的做法。

（ YARON BAR ZIV, GABI AGAR, KONSTANTIN LAMYKIN, GIL EYAL 著

马德思 译　温　亮 审校）

参考文献

1. Kamath AF, Israelite C, Horneff J, et al. Editorial. What is varus or valgus knee alignment? A call for a uniform radiographic classification. *Clin Orthop Relat Res.* 2010;468:1702.
2. Rossi R, Rosso F, Cottino U, Dettoni F, Bonasia DE, Bruzzone M. Total knee arthroplasty in the valgus knee. *Int Orthop.* 2014;38:273–283.
3. Bellemans J, Colyn W, Vandenneucker H, Victor J. The Chitranjan Ranawat Award: Is neutral mechanical alignment normal for all patients? The concept of constitutional varus. *Clin Orthop Relat Res.* 2012;470:45–53.
4. Thienpont E, Parvize J. A new classification for the varus knee. *J Arthroplasty.* 2016;31:2156–2160.
5. Mullaji AB, Padmanabhan V, Jindal G. Total knee arthroplasty for profound varus deformity: technique and radiological results in 173 knees with varus of more than 20 degrees. *J Arthroplasty.* 2005;20:550–561.
6. Hirschmann MT, Moser LB, Amsler F, Behrend H, Leclercq V, Hess S. Phenotyping the knee in young non-osteoarthritic knees shows a wide distribution of femoral and tibial coronal alignment. *Knee Surg Sports Traumatol Arthrosc.* 2019;25:2873–2879.
7. Hirschmann MT, Karlsson J, Becker R. Hot topic: alignment in total knee arthroplasty-systematic versus more individualised alignment strategies. *Knee Surg Sports Traumatol Arthrosc.* 2018;26:1587–1588.
8. Mullaji AB, Shetty GM. Surgical technique: computer-assisted sliding medial condylar osteotomy to achieve gap balance in varus knees during TKA. *Clin Orthop Relat Res.* 2013;471:1484–1491.
9. Morgan H, Battista V, Leopold SS. Constraint in primary total knee arthroplasty. *J Am Acad Orthop Surg.* 2005;13:515–524.
10. Mullaji A, Marawar S, Sharma A. Correcting varus deformity. *J Arthroplasty.* 2007;22:15–19.
11. Mullaji AB, Shetty GM. Correction of varus deformity during TKA with reduction osteotomy. *Clin Orthop Relat Res.* 2014;472:126–132.
12. Mullaji AB, Shetty GM. Surgical technique: computer-assisted sliding medial condylar osteotomy to achieve gap balance in varus knees during TKA. *Clin Orthop Relat Res.* 2013;471:1484–1491.
13. Verdonk PC, Pernin J, Pinaroli A, Ait Si Selmi T, Neyret P. Soft tissue balancing in varus total knee arthroplasty: an algorithmic approach. *Knee Surg Sports Traumatol Arthrosc.* 2009;17:660–666.
14. Kuo CC, Bosque J, Meehan JP, Jamali AA. Computer-assisted navigation of total knee arthroplasty for osteoarthritis in a patient with severe post-traumatic femoral deformity. *J Arthroplasty.* 2011;26(976):e917–e920.
15. Hazratwala K, Matthews B, Wilkinson M, Barroso-Rosa S. Total knee arthroplasty in patients with extra-articular deformity. *Arthroplast Today.* 2016;2:26–36.
16. Hirschmann MT, Karlsson J, Becker R. Hot topic: alignment in total knee arthroplasty-systematic versus more individualised alignment strategies. *Knee Surg Sports Traumatol Arthrosc.* 2018;26:1587–1588.
17. Howell SM, Papadopoulos S, Kuznik KT, et al. Accurate alignment and high function after kinematically aligned TKA performed with generic instruments. *Knee Surg Sports Traumatol Arthrosc.* 2013;21(1):2271–2280.
18. Eckhoff DG, Bach JM, Spitzer VM, et al. Three-dimensional mechanics, kinematics, and morphology of the knee viewed in virtual reality. *J Bone Jt Surg Am.* 2005;87(2):71–80 Suppl.
19. Howell SM, Hull ML. Kinematic alignment in total knee arthroplasty. In: Scott S, ed. *Insall and Scott Surgery of the Knee.* Philadelphia: Elsevier; 2017:1784–1796.
20. Dossett HG, Estrada NA, Swartz GJ, et al. A randomized controlled trial of kinematically and mechanically aligned total knee replacements: two-year clinical results. *Bone Joint J.* 2014;96-B(7):907–913.
21. Roth JD, Howell SM, Hull ML. Native knee laxities at 0 degrees, 45 degrees, and 90 degrees of flexion and their relationship to the goal of the gap-balancing alignment method of total knee arthroplasty. *J Bone Joint Surg Am.* 2015;97(20):167–1684.
22. Takahashi T, Ansari J, Pandit HG. Kinematically aligned total knee arthroplasty or mechanically aligned total knee arthroplasty. *J Knee Surg.* 2018;31(10):999–1006.
23. Ferle M, Guo R, Hurschler C. The laxity of the native knee: a meta-analysis of in vitro studies. *J Bone Joint Surg Am.* 2019;101(12):1119–1131.
24. Nam D, Lin KM, Howell SM, Hull ML. Femoral bone and cartilage wear is predictable at 0° and 90° in the osteoarthritic knee treated with total knee arthroplasty. *Knee Surg Sports Traumatol Arthrosc.* 2014;22:2975–2981.
25. Oussedik S, Abdel MP, Cross MB, Haddad FS. Alignment and fixation in total knee arthroplasty: changing paradigms. *Bone Joint J.* 2015;97(B):16–19.
26. Parratte S, Pagnano MW, Trousdale RT, Berry DJ. Effect of postoperative mechanical axis alignment on the fifteen-year survival of modern, cemented total knee replacements. *J Bone Joint Surg Am.* 2010;92:2143–2149.
27. Howell SM, Shelton TJ, Hull ML. Implant survival and function ten years after kinematically aligned total knee arthroplasty. *J Arthroplasty.* 2018;33(12):3678–3684.
28. Hunt NC, Ghosh KM, Athwal KK, et al. Lack of evidence to support present medial release methods in total knee arthroplasty. *Knee Surg Sports Traumatol Arthrosc.* 2014;22:3100–3112.

第15章 膝关节单髁置换的运动学对线技术

概述

运动学对线（KA）技术已经在膝关节单髁置换术（unicompartmental knee arthroplasty，UKA）中成功开展多年并表现出潜在的优势。本章内容将帮助手术医生理解如何进行卡尺校验的 KA UKA。本章第一部分对 KA UKA 进行定义；第二部分讲述了其基本原理；第三部分列出了其潜在优势并对相关证据进行了汇总；最后一部分简要介绍了内侧间室 KA UKA 的手术技术。我们的目的是鼓励手术医生使用 KA UKA，它简单、安全并且更符合生理特性。相较于机械对线（MA）技术，KA UKA 具有诸多潜在优势，但还需进一步研究证实其临床效果以及假体组件对线的安全边界。

定义

传统的部分或全膝关节置换术（TKA）要求假体组件按照系统的对线方式植入，而忽略了个体的解剖学差异。过去的标准是假体组件在冠状面应分别垂直于股骨和胫骨机械轴，且胫骨侧采用相同的后倾角度，即 TKA[1] 和 UKA[2] 的 MA 技术。尽管 MA 技术植入假体会改变膝关节解剖和生理性软组织平衡，但有利于假体植入的可重复性。然而，虽然 MA TKA 在假体设计和手术精准性方面获得了长足进步[5,6]，但术后膝关节功能和感受并没有显著提升[3,4]。这时运动学对线技术（KA；图 15.1）[1,7] 应运而生，它是一种更个体化和更符合生理特性的假体植入技术，并遵从个体的膝关节解剖和软组织平衡。

与 KA TKA 相似，KA UKA 的目标是按照膝关节运动轴对线安装 UKA 组件，而膝关节运动轴主导了胫骨围绕股骨的原生运动模式[8,9]。因此，假体组件分别平行于股骨圆柱轴并垂直于胫骨长轴（图 15.2）。简而言之，KA UKA 致力于"真正的表面置换"，在植入假体的膝关节间室恢复原生关节线高度和方向（图 15.3）。对于内侧间室 UKA，个体的胫骨内侧平台的内翻和后倾、股骨内侧髁在冠状位和轴位的方向都应获得重建（图 15.3）。数十年前，KA UKA 以"Cartier 角"技术而为人所知[10,11]。Philippe Cartier 于 1970 年代基于 Christophe Levigne 和 Michel Bonnin（Lyon School）描述的胫骨近端干骺端 - 骨骺轴（proximal tibia metaphyseal-epiphyseal axis）[12] 开发了这项技术。

KA 和 MA 的手术步骤截然不同（参见本章最后手术技术部分），这是因为假体组件的对线目标不一样[8]。因此术后影像学评估 UKA 假体组件时，先区分所使用的对线技术是 KA 还是 MA 是非常重要的（图 15.4）。对线技术的术语因单髁组件对线的参考标志而异：KA 和 MA 分别参考膝关节运动学轴线和长骨的机械轴线（图 15.4 和图 15.5）。

原理

KA 是一种个体化、更符合生理特性的技术，致力于恢复不同个体膝关节软组织平衡和运动学，并优化骨承载和假体组件间的动态相互作用（图 15.1、图 15.2、图 15.4、图 15.5）。而 MA 的胫骨后倾角和冠状位的倾斜角通常会改变膝关节内侧间室的解剖、韧带平衡和生物力学[8,9]，因此不符合人体生理特性。

因为遵从个体膝关节的解剖，即关节线高度和关节面方向，KA 技术的生物力学会更好。假体组件的对线参考了主导胫骨围绕股骨生理性运动的膝关节原生运动学轴线，这有利于保持原本的内侧副韧带张力和膝关节运动学。除此之外，胫骨组件垂直软骨下骨小梁安装。而骨小梁的排列遵从 Wolff 定律，顺应机械负荷的方向[13]，并在步行过程中平行于地

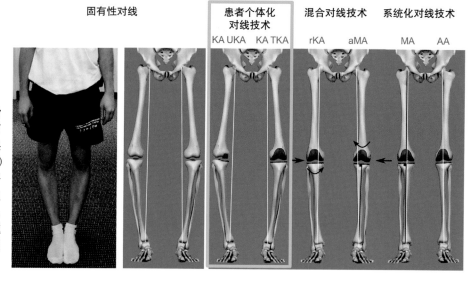

图15.1 本图展示了膝关节置换术治疗内翻膝骨关节炎的多种选择。只有单髁置换术（UKA）和全膝关节置换术（TKA）的运动学对线技术（KA）能恢复患者患病前的解剖和软组织平衡。它们实际上是个体化和符合生理特性的膝关节假体组件植入方法。AA，解剖学对线；aMA，调整的机械对线；MA，机械对线；rKA，有限制的运动学对线

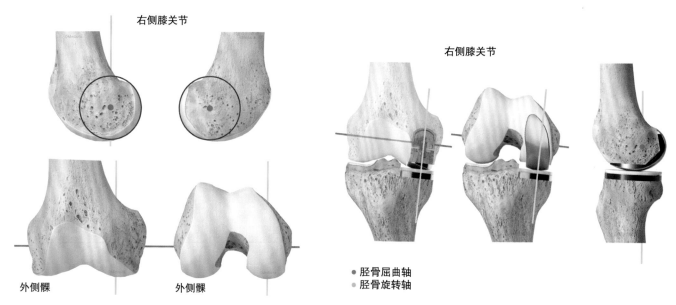

图15.2 本图展示了运动学对线内侧间室膝关节单髁置换术的"学术定义"。假体平行于圆柱轴（或胫骨屈曲轴——绿线）和垂直于胫骨长轴（或胫骨旋转轴——黄线）安装。这些运动学轴线主导了胫骨围绕股骨的运动

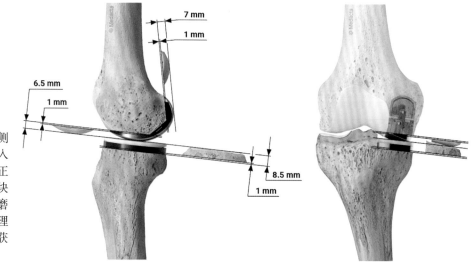

图15.3 本图展示了运动学对线内侧间室单髁置换术的"简单定义"。植入假体致力于膝关节内侧间室的"真正的表面置换"。假体厚度等于截骨块厚度、1 mm锯缝厚度与2 mm软骨磨损厚度的总和。如此，应能恢复生理性膝关节软组织平衡和运动学，并获得最优临床效果

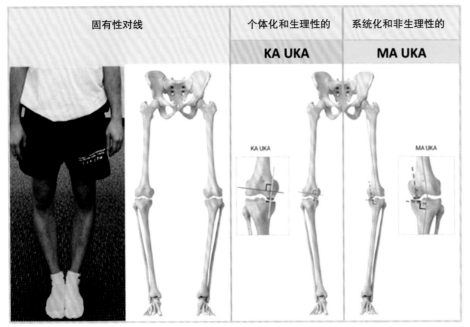

图 15.4　本图展示了内侧间室单髁置换术（UKA）假体组件的两种对线方式。运动学对线（KA）技术的目标是将假体组件与主导胫骨围绕股骨运动的运动学轴线对齐。机械对线（MA）技术参考长骨的机械轴放置假体，这种方式并不符合人体生理特性。绿线：圆柱轴；黄线：胫骨长轴；蓝线：股骨机械轴（上方）和胫骨机械轴（下方）

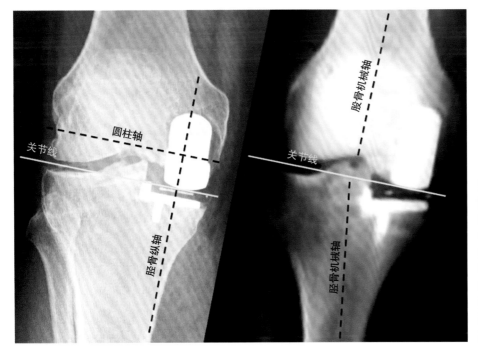

图 15.5　本组 X 线片展示了运动学对线（左图）和机械对线（右图）内侧间室单髁置换术（UKA）的冠状位影像学特征。在运动学对线，UKA 假体组件置于主导胫骨围绕股骨运动的运动学轴线上。在机械对线，UKA 假体组件沿着胫骨和机械轴放置。如图所示，机械对线技术可能造成胫骨假体在内侧皮质处应力集中，导致股骨组件对聚乙烯垫片的轻偏心承载

面 [14]。胫骨的负荷越符合生理特性，假体 - 骨界面的剪切应力越小，因此可能有利于延长假体寿命。

与 KA TKA 相似，参考膝关节解剖植入 UKA 假体组件，充分恢复了膝关节原生软组织平衡和运动学，并获得了最佳临床效果 [1, 8, 15]。这一方法与许多研究的结果相呼应，这些研究均报道了在植入内侧 UKA 假体时改变了平台的解剖会造成不良后果 [16-19]。

预期优势和证据

尽管 KA UKA 和 MA UKA 均致力于恢复固有的站立位下肢和膝关节对线，但 KA 似乎能更好地恢复原本的动态下肢 / 膝关节冠状位对线，尤其在膝关节屈曲时，这是因为 KA 没有改变个体的胫骨倾斜角度。因此通过减少改变解剖和软组织平衡，KA 能够更加生理性地恢复膝关节生物力学。

KA UKA 相较于 MA 有许多理论优势，然而一些优势尚未被科学证实。证据匮乏的原因是目前关于 UKA 组件对线的讨论较少，也缺乏不同对线理念的对比研究[8]。然而，KA 原则的很多方面在理论上是可供 UKA 效仿的。

第一，KA 技术相比 MA 技术维护了胫骨骨量并使胫骨负载更符合生理状态（朝向干骺端）[20-22]。这减少了不良应力和胫骨皮质过度负荷的风险，所以有利于预防诸如胫骨平台骨折和骨重塑导致残留疼痛等并发症[20-22]。第二，保留原生胫骨平台后倾使 KA 技术避免屈伸间隙（包括 90° 和 10° 屈膝）不匹配，因此更有可能获得生理性的软组织平衡。这可能有助于减少诸如残余痛和关节僵硬等并发症的发生，并能避免临床上不利的膝关节假体运动学[23]。第三，KA 技术能使假体组件在膝关节全活动范围内保持相互垂直，因此优化了假体组件间动态相互作用，这会减少与垫片边缘负载（包括活动垫片的脱位、固定垫片的聚乙烯加速磨损）相关的并发症。第四，有证据表明 Oxford® UKA 组件使用 KA 技术能更好地与切骨面匹配，减少了因假体悬出或切骨面覆盖不足而采取的妥协措施[9]，这也有助于减少残余痛的风险并延长假体寿命。第五，KA UKA 的胫骨组件垂直于软骨下骨小梁安装[13]，在负重时平行于地面（减少组件固定界面的剪切应力）是有生物力学优势的[14]。通过减少组件固定界面的剪切应力和实现生理性干骺端的载荷传导，也会有利于 KA TKA 的远期效果。

许多研究报道了 KA UKA 良好的远期效果：具体表现为令人满意的假体寿命、良好的功能表现、关节自体感觉良好和较高的患者满意度[10, 12, 24-27]。Rivière[9] 等在 40 例膝关节骨关节炎模型上模拟实施内侧间室 Oxford® KA UKA，发现假体组件的方向总是位于 Oxford Group 推荐的可接受的对线范围内，并且相较于 MA 技术，KA 假体组件和宿主骨间的形态匹配获得改善。3 个放射立体测量学研究发现 KA 假体组件固定确实，术后 2 年假体组件移动较少，且胫骨组件内翻 6° 以内均可接受[28-30]。相反，许多研究报道了 UKA 植入假体时改变胫骨内侧平台解剖导致了不良后果[16-19]。最近的一项系统回顾发现 9 个研究间接比较了 KA UKA 和 MA UKA[8]。这些研究共纳入 593 例 KA UKA，随访 3.2～12 年。结果显示 KA UKA 患者具有较高的 KSS 评分（87～95 分）、满意度评分 88% 和较低的翻修率。翻修原因主要包括以下几类：胫骨平台骨折（0%，无病例），无法解释的疼痛（0.8%），胫骨组件松动（2%），任何原因导致的无菌性失效（5.6%）。研究发现虽然术后下肢力线和胫骨组件对线呈内翻状态（平均 3°～5°），但是在站立时关节线和胫骨组件平行于地面。研究的结论认为 KA UKA 具有良好的中远期安全性和有效性，但并不能确定哪种对线技术更好。作者们认为有必要开展进一步研究来专门对比 KA UKA 和 MA UKA 的结果。

手术技术

与 KA TKA 相似，KA UKA 是一种测量切骨技术，可以简单可靠地通过手动器械和基于卡尺测量的切骨厚度核查来完成。能实施 3D 规划的辅助技术（如 PSI[31] 和机器人）很有吸引力，但不太可能成为"规则改变者"，因为 KA 技术更依赖于简单易得的关节内解剖标志。KA UKA 并不需要关节外标志去确定长骨机械轴，术者只需在术中通过检查和必要时的调整切骨来确保对线正确[31]。KA 和 MA 手术技术在准备阶段每步均有区别，除了胫骨组件的轴向旋转和股骨组件的矢状位旋转是相同的（表 15.1）。

似乎目前市场上大部分 UKA 假体（固定或旋转平台；带金属基座或全聚乙烯型胫骨组件；覆盖式或嵌入式股骨组件）都适合 KA 技术；然而，只有很少的配套手术器械可以支持 KA。本章第一作者目前使用 Oxford®（Zimmer-Biomet）开展 KA UKA，使用的是第三代手动器械。第三代器械比 Microplasty® 器械优势在于，后者只能使用 MA 技术安装假体组件。作者在过去的 2 年中使用手动器械共完成 80 例 Oxford® 假体内侧间室 KA UKA。在这些患者中，1 例患者进行了膝前清理术，成功治愈了残留的膝前痛；无其他并发症或翻修记录（国家关节注册数据）。1 年期随访平均牛津大学膝关节评分（OKS）和患者满意度评分分别为 44 和 98%（未发表的数据）。

胫骨切骨（图 15.6）：胫骨切骨可以简单地徒手完成，参考置入关节间隙内的 1 枚克氏针和股骨内侧髁屈曲面的前后轴[32]。这些参考标志分别代表原

表 15.1	在内侧间室膝关节单髁置换术中机械对线和运动学对线假体目标植入位置的差异		
		机械对线技术	**运动学对线技术**
股骨组件	屈曲	相同	
	冠状面切骨	垂直于股骨机械轴	平行于胫骨切骨面
	后髁切骨	平行于胫骨机械对线截骨面	平行于胫骨切骨面
胫骨组件	旋转对线	相同（平行于股骨内侧髁外侧壁）	
	冠状面方向	垂直于胫骨机械轴	垂直于内侧髁屈曲面前后轴线
	矢状面后倾	系统性后倾，介于 2°～7° 之间，因假体公司和假体设计而异	符合内侧平台后倾

两种技术存在明显区别，只有股骨组件的屈曲和胫骨组件的旋转对线遵循相同的对线目标。

生胫骨内侧平台固有后倾和内倾（图 15.6）。切骨完成后，观察胫骨切骨块以确认后倾（应与患病前的后倾一致），内外径和前后径（可参考对侧胫骨试模）以及切骨块厚度（卡尺测量——本例 Oxford® 胫骨假体最小厚度为 6 mm。切骨块经过补偿损失的软骨和锯缝厚度后，最少应为 6 mm）。如果初始切骨没有达到预期可能需要再次切骨，当然这并不常见。对于大部分内侧间室 UKA 来说，胫骨切骨通常呈轻度内翻，具体角度因不同个体的解剖而定。通过这些步骤，胫骨组件可以平行于股骨圆柱轴并且垂直于胫骨长轴安放。如果锯缝厚度为 1 mm，前内侧全层软骨磨损厚度约为 2 mm，那么把胫骨切骨厚度与上述厚度相加，术者可以经过计算得出恢复到病前胫骨内侧平台关节面高度所需的垫片厚度。

股骨切骨（图 15.7）：首先使用测量切骨导板进行股骨后髁切骨。参考股骨髁屈曲面前 - 后轴和股骨内髁的内侧壁（切除骨赘后）确定股骨组件的轴面和冠状面旋转（图 15.7）。可以在内侧副韧带和股骨髁内侧壁之间置入 1 枚克氏针，便于评估股骨髁在冠状面上的朝向。对于大部分内侧间室 UKA，股骨组件呈轻度外翻放置（图 15.7）。后髁切骨完成后，卡尺检查切骨块厚度是否足够。股骨后髁切骨块厚度、1 mm 锯片厚度和软骨磨损（如果存在）的总和必须与假体组件后髁厚度一致。对于前交叉韧带完整的内侧间室骨关节炎，后髁软骨通常是完好的。在 Oxford 单髁手术技术中，最后一步十分简单，通过对股骨远端的轻度打磨，平衡"屈曲 90°"和"屈曲 10°"时的屈曲间隙。因为股骨组件设计厚度为 3.2～4.3 mm，而软骨厚度约为 2 mm，所以股骨远端去除 1 mm 或 2 mm 软骨下骨即可。通过这些步骤，股骨组件可以平行于股骨圆柱轴并垂直于胫骨长轴安装。

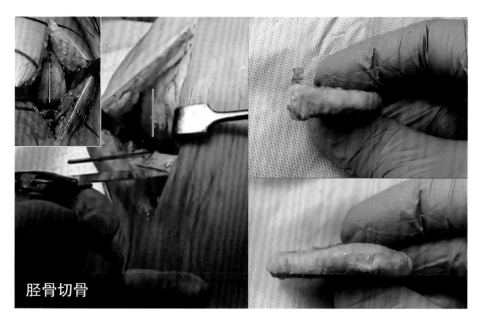

胫骨切骨

图 15.6 本组图片展示了进行内侧间室运动学（KA）单髁置换术（UKA）时，胫骨组件运动学对线的解剖标志。左图展示了股骨髁屈曲面前后轴（蓝线）和置于胫骨内侧平台关节间隙前后缘的克氏针。它们分别用于调整胫骨组件的冠状面旋转（内 - 外翻）和后倾角度。右图展示了胫骨切骨块，目的是恢复胫骨生理性内倾（上图）和后倾（下图）

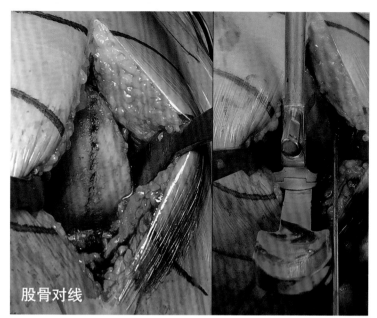

图 15.7 本组术中图片展示了进行内侧间室运动学对线单髁置换术时，股骨组件运动学对线的解剖标志。左图是用电凝标记的股骨髁屈曲面前后轴；这条线用于调整股骨组件的轴向旋转和内 - 外侧位置。右图展示了参考屈曲面轴线和克氏针放置的股骨切骨定位器，克氏针沿着股骨髁内侧壁置入，指示冠状面方向

在手术中仔细用卡尺测量切骨块厚度来进行质量控制，最终的垫片厚度可以参考胫骨切骨块的厚度来确定。在选择垫片时，在任何屈曲角度确保外翻应力下内侧 1 ~ 2 mm 的松弛是至关重要的。如果希望部分纠正下肢固有的内翻对线来保护外侧间室，可以将垫片厚度减小 1 mm 或 2 mm。

总结

KA 技术是一项简单、符合生理特性并且安全的 UKA 技术，相比 MA 技术有多种潜在优势。通过手动器械植入假体组件具有很好的可重复性。有文献研究支持其良好的中长期安全性和有效性。然而，目前并没有直接对比 KA UKA 和 MA UKA 的研究，因此需要进一步研究来确定在 UKA 中使用 KA 技术的临床效果，以及是否存在假体组件对线的安全边界。

致谢

感谢 Ciara Harman 修改原稿；感谢 Medacta 提供 KA 技术 MOTO® UKA 的相关图片。

（CHARLES C.J. RIVIÈRE, MD, PHD | PHILIPPE CARTIER, MD | PASCAL ANDRÉ VENDITTOLI, MD, MSC, FRCS (C) | JUSTIN COBB, BM, BCH, MCH, FRCS 著 于 洋译 温 亮 审校）

参考文献

1. Rivière C, Iranpour F, Auvinet E, et al. Alignment options for total knee arthroplasty: a systematic review. *Orthop Traumatol Surg Res.* 2017;103(7):1047–1056.
2. Whiteside LA. Making your next unicompartmental knee arthroplasty last. *J Arthroplast.* 2005;20:2–3.
3. Baker PN, Petheram T, Avery PJ, Gregg PJ, Deehan DJ. Revision for unexplained pain following unicompartmental and total knee replacement. *J Bone Joint Surg Am.* 2012;94(17):e1261–e1267.
4. Ben-Shlomo Y, Blom A, Boulton C, et al. The National Joint Registry 16th Annual Report 2019. 2020.
5. Ollivier M, Parratte S, Lunebourg A, Viehweger E, Argenson J-N. The John Insall Award: no functional benefit after unicompartmental knee arthroplasty performed with patient-specific instrumentation: a randomized trial. *Clin Orthop Relat Res.* 2016;474(1):60–68.
6. Fu J, Wang Y, Li X, et al. Robot-assisted vs. conventional unicompartmental knee arthroplasty: systematic review and meta-analysis. *Orthopäde.* 2018;47(12):1009–1017.
7. Rivière C, Vigdorchik JM, Vendittoli P-A. Mechanical alignment: the end of an era!. *Orthop Traumatol Surg Res.* 2019;105(7):1223–1226.
8. Rivière C, Sivaloganathan S, Villet L, Cartier P, Lustig S, Vendittoli PA, Cobb J. Kinematic alignment of medial UKA is safe: a systematic review. *Knee Surgery, Sports Traumatology, Arthroscopy.* 2021;1–13.
9. Rivière C, Harman C, Leong A, Cobb J, Maillot C. Kinematic alignment technique for medial OXFORD UKA: an in-silico study. *Orthop Traum Surg Res.* 2019;105(1):63–70.
10. Deschamps G, Chol C. Fixed-bearing unicompartmental knee arthroplasty. Patients' selection and operative technique. *Orthop Traum Surg Res.* 2011;97(6):648–661.
11. Cartier P. Story of my passion. *Knee.* 2014;21(1):349–350.
12. Cartier P, Sanouiller JL, Grelsamer RR. Unicompartmental knee arthroplasty surgery. 10-year minimum follow-up period. *J Arthroplasty.* 1996 Oct;11(7):782–788.
13. Sampath SA, Lewis S, Fosco M, Tigani D. Trabecular orientation in the human femur and tibia and the relationship with lower-limb alignment for patients with osteoarthritis of the knee. *J Biomech.* 2015;48(6):1214–1218.
14. Asada S, Inoue S, Tsukamoto I, Mori S, Akagi M. Obliquity of tibial component after unicompartmental knee arthroplasty. *Knee.* 2019;26(2):410–415.
15. Rivière C, Iranpour F, Auvinet E, et al. Mechanical alignment technique for TKA: are there intrinsic technical limitations? *Orthop Traumatol Surg Res.* 2017;103(7):1057–1067.
16. Chatellard R, Sauleau V, Colmar M, Robert H, Raynaud G, Brilhault J. Medial unicompartmental knee arthroplasty: does tibial component position influence clinical outcomes and arthroplasty survival? *Orthop*

Traumatol Surg Res. 2013;99(4):S219–S225.

17. Lee SY, Bae JH, Kim JG, et al. The influence of surgical factors on dislocation of the meniscal bearing after Oxford medial unicompartmental knee replacement: a case–control study. *Bone Joint J.* 2014;96-B(7):914–922.

18. Lo Presti M, Raspugli GF, Reale D, et al. Early failure in medial unicondylar arthroplasty: radiographic analysis on the importance of joint line restoration. *J Knee Surg.* 2019;32(09):860–865.

19. Zambianchi F, Digennaro V, Giorgini A, et al. Surgeon's experience influences UKA survivorship: a comparative study between all-poly and metal back designs. *Knee Surg Sports Traumatol Arthrosc.* 2015;23(7):2074–2080.

20. Dai X, Fang J, Jiang L, Xiong Y, Zhang M, Zhu S. How does the inclination of the tibial component matter? A three-dimensional finite element analysis of medial mobile-bearing unicompartmental arthroplasty. *Knee.* 2018;25(3):434–444.

21. Inoue S, Akagi M, Asada S, Mori S, Zaima H, Hashida M. The valgus inclination of the tibial component increases the risk of medial tibial condylar fractures in unicompartmental knee arthroplasty. *J Arthroplasty.* 2016;31(9):2025–2030.

22. Zhu G-D, Guo W-S, Zhang Q-D, Liu Z-H, Cheng L-M. Finite element analysis of mobile-bearing unicompartmental knee arthroplasty: the influence of tibial component coronal alignment. *Chin Med J.* 2015;128(21):2873–2878.

23. Wahal N, Gaba S, Malhotra R, Kumar V, Pegg EC, Pandit H. Reduced bearing excursion after mobile-bearing unicompartmental knee arthroplasty is associated with poor functional outcomes. *J Arthroplasty.* 2018;33(2):366–371.

24. Heyse TJ, Khefacha A, Fuchs-Winkelmann S, Cartier P. UKA after spontaneous osteonecrosis of the knee: a retrospective analysis. *Arch Orthop Trauma Surg.* 2011;131(5):613–617.

25. Heyse TJ, Khefacha A, Peersman G, Cartier P. Survivorship of UKA in the middle-aged. *Knee.* 2012;19(5):585–591.

26. Franz A, Boese C, Matthies A, Leffler J, Ries C. Mid-term clinical outcome and reconstruction of posterior tibial slope after UKA. *J Knee Surg.* 2019;32(05):468–474.

27. Bruni D, Akkawi I, Iacono F, et al. Minimum thickness of all-poly tibial component unicompartmental knee arthroplasty in patients younger than 60 years does not increase revision rate for aseptic loosening. *Knee Surg Sports Traumatol Arthrosc.* 2013;21(11):2462–2467.

28. Soavi R, Loreti I, Bragonzoni L, La Palombara PF, Visani A, Marcacci M. A roentgen stereophotogrammetric analysis of unicompartmental knee arthroplasty. *J Arthroplasty.* 2002;17(5):556–561.

29. Ensini A, Barbadoro P, Leardini A, Catani F, Giannini S. Early migration of the cemented tibial component of unicompartmental knee arthroplasty: a radiostereometry study. *Knee Surg Sports Traumatol Arthrosc.* 2013;21(11):2474–2479.

30. Barbadoro P, Ensini A, Leardini A, et al. Tibial component alignment and risk of loosening in unicompartmental knee arthroplasty: a radiographic and radiostereometric study. *Knee Surg Sports Traumatol Arthrosc.* 2014;22(12):3157–3162.

31. Jones GG, Clarke S, Harris S, et al. A novel patient-specific instrument design can deliver robotic level accuracy in unicompartmental knee arthroplasty. *Knee.* 2019;26(6):1421–1428.

32. Freeman MA, Pinskerova V. The movement of the normal tibio-femoral joint. *J Biomech.* 2005;38(2):197–208.

第 **16** 章 术后管理

概述

和术前评估相似，运动学对线（KA）患者术后管理与传统术后管理并无明显区别。但不同医生的术后管理必然存在一定的差别，主要表现在是否开展门诊手术、理疗的选择、门诊复查评估和影像学评估等方面。所以本章只为 KA 全膝关节置换术（TKA）患者术后护理的优化提供一些参考。

因为缺乏远期数据支持，所以应密切随访，并重视临床和影像学评估的数据收集。

短期术后管理

TKA 患者的术后护理模式不断更新。麻醉和多模式镇痛的进展使门诊 TKA 手术成为常见的临床路径[1]。TKA 手术并不影响患者进入住院还是门诊手术路径，手术本身并不会增加门诊手术患者的风险。KA 相比其他技术较少进行软组织松解，因此卡尺校验的 KA 术后疼痛可能更轻微，这将有利于门诊术后患者的管理。然而，以上并未得到研究证实。如果一名医生对于机械对线（MA）TKA 门诊手术游刃有余，那么他转换到 KA 技术应该并不存在障碍，完全可以沿用其门诊手术路径。

理疗一直是 TKA 术后管理的重要内容。随着医疗打包付费的出现和降低费用的需求，人们开始重新评估一些传统术后护理形式的必要性。一项近期的研究显示，无人监督的居家康复计划并不比常规门诊术后理疗效果差[2]。本书许多作者的 KA TKA 术后患者采用了居家康复计划，仅对恢复较差的患者进行常规门诊康复。不过，使用术后常规门诊理疗方案的医生，转变为 KA 技术后也无须更改原来的方案。

TKA 术后是否摄片以及随访次数是术后管理方案中难以标准化的部分。相比于 MA TKA，KA TKA 术后短期内拍摄的局部 X 线影像常令人震惊。这是因为放射技师摄片时经常将片盒与胫骨长轴对齐，所以无法获得真正的膝关节前后位片。这种操作时，下肢旋转会增加胫骨在二维平面上的倾斜角度，将卡带与胫骨平行放置又会造成关节线相对于"地面"过度内翻的假象。因此，术后短时间内拍摄局部 X 线片没有价值，建议采用全长负重位 X 线片评价和确认是否恢复患病前的下肢对线（图 16.1 和图 16.2）。通常术后 6 周到 3 个月拍摄全长髋 - 膝 - 踝 X 线片。当然，也可以通过膝关节站立前后位和侧位短腿 X 线片来检查胫骨关节线倾斜角和胫骨平台后倾角以及股骨关节线角、后髁偏距和股骨假体的矢状面旋转。但当评估轴向旋转时，只有 CT 能提供最可靠的数据。

对于临床查体结果和术后理疗的重视程度都是因手术医生而异的。因为较少松解软组织，KA TKA 术后较少出现关节僵硬。许多 KA 手术医生发现患者关节活动度的恢复比他们以往的 MA 患者更快。然而和其他 TKA 手术一样，也有一些患者恢复期更长一些。肿胀、瘀斑、疼痛、其他关节的关节炎以及病态肥胖都会延缓 KA TKA 患者的恢复。根据我们的经验，如果患者伤口顺利愈合、肿胀消退，术后 3 个月仍关节僵硬非常少见。如果医生和患者都认为需要手法松解，通常在术后 6 周到 3 个月进行，有的 KA 手术医生等到术后 1 年才会考虑手法松解。参见第 17 章获取更多关于 KA 术后关节僵硬的深入讨论。

每位医生采用的术后康复计划都可能不同。KA TKA 的目标之一是恢复患者病前的关节线角度，这可以通过下肢全长负重 X 线片进行确认。CT 可以辅助确认假体旋转对线情况，但会增加辐射暴露和费用。临床疗效的采集最好通过标准的患者自评量表进行。西安大略和麦克马斯特大学骨性关节炎指数（WOMAC）评分和膝关节遗忘评分可能是目前可用的评价 KA 患者功能改善最敏感的方法。为了落实健

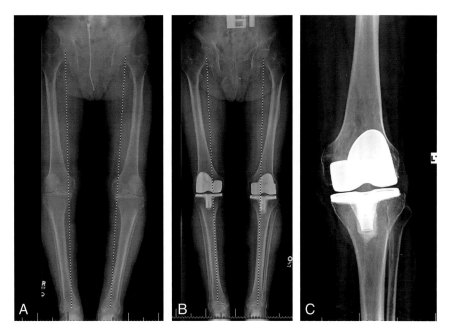

图 16.1 （A-C）展示了术前与术后下肢全长负重前后位 X 线片的对比。请注意术前 X 线片中下肢的内翻对线在术后 X 线片中仍然保留，但程度有所减轻。请注意所有 KA 术后的胫股关节线保持与地面平行，且胫骨轴线相对于地面呈 4°～5° 内翻。C 图显示的是术后短片盒 X 线片，使用短片盒时，胫骨经常人为摆放并垂直于胶片底边，而人眼直觉上胶片底边会平行于地面，这时会造成假体对线不良的错觉

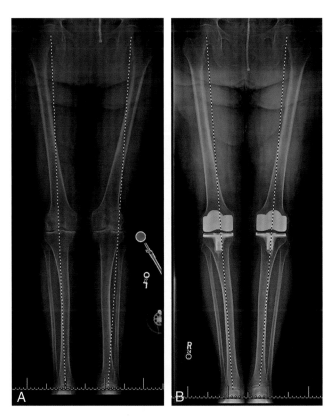

图 16.2 （A-B）展示了右侧膝关节中立位磨损和左侧膝关节外翻畸形。术后对线显示双膝关节呈中立位对线且关节线平行于地面

康服务支出紧缩的政策，减少任何非必要的费用都是很重要的，如门诊常规理疗、额外的影像学检查和经常性的门诊复查。

长期管理

因为缺少 KA 技术的远期随访数据，收集临床结果和假体生存数据十分重要。在目前时间节点，应每年收集所有 KA TKA 患者的评价结果并进行合理登记。影像学随访方案可能存在争议：应当特别关注在 2～5 年内发生胫骨组件无菌性松动的可能性，以及在远期，通常是 9 年以后发生垫片后缘磨损的情况。每年的影像学随访可能有些过度，但在获得足够的远期生存数据之前，建议每年进行定期随访。

总结

许多医生可能会从 MA 技术转变到卡尺校验的 KA 技术，但是没有理由去改变原有的术后计划。如果收集术后结果目前不在他们的术后计划内，那么转变为 KA 技术可能是他们开始收集患者数据的一个好机会。随着医生对于 KA 技术的熟练掌握，并且能够记录患者疗效的提升，可能要逐渐减少术后随访频率。

未来的研究应该包括研究 KA 技术在门诊手术中的优势，以及是否对术后规范物理治疗有一致需求。此外，还应继续收集临床效果和假体长期生存率的数据。

（ G. DAXTON STEELE, MD, PHARM. D 著

于 洋 译 温 亮 审校）

参考文献

1. Clark C. Outpatient total knee arthroplasty. *J Bone Joint Surg.* Clinical Summary: December 3, 2018.
2. Fleischman A, Crizer M, Tarabichi M, et al. John N Insall Award: Recovery of knee flexion with unsupervised home exercise is not inferior to outpatient physical therapy after TKA. A randomized trial. *Clin Orthop Relat Res.* 2019;477:60–69.

第17章 运动学对线全膝关节置换术后关节僵硬的风险防范与治疗

概述

本章讨论了如何降低卡尺校验的运动学对线（KA）全膝关节置换（TKA）术后关节僵硬的发生风险及对策。这部分讨论包含了从 2006 年到 2020 年间 5300 余例初次 TKA 手术，这些手术无论是否存在关节畸形均以恢复病前的股骨与胫骨解剖对线为目的，并且手术均采用后交叉韧带保留型（posterior cruciate ligament-retaining, CR）的关节假体。本章第一部分报道了近 10 年关节僵硬后麻醉下手法松解（manipulation under anesthesia, MUA）的发生率。2018 年，随着术中验证方法和出院后自主屈伸功能锻炼的开展，MUA 的发生率有了显著的下降。第二和第三部分回顾了体外和体内研究的结果，这些研究表明卡尺校验的 KA TKA 的生物力学目标是恢复原生膝关节胫骨内外侧间室压力情况以及通过恢复病前的韧带长度调整关节松紧度。第四部分具体描述了卡尺校验的 KA TKA 术中 7 种验证方法，通过这些方法，在很大程度上可恢复原生膝关节的胫骨间室内外侧压力和关节松紧度。最后一部分使用教学案例研究来讨论 TKA 术后关节僵硬和活动受限的两种对策，即出院后患者自主膝关节屈伸功能锻炼

和麻醉下手法松解术。本章的目的是鼓励外科医生在 TKA 术中根据患者的个性化，使用手动或机器人导航辅助和卡尺校验，并通过本文描述的验证方法，减少术后关节僵硬和活动受限的风险。

通过术中验证方法降低卡尺校验的 KA TKA 术后关节僵硬的发生率

从 2010 年到 2019 年，超过 4500 例连续的初次膝关节置换手术采用了使用 CR 假体进行卡尺校验的 KA TKA（图 17.1）。KA TKA 股骨和胫骨假体的安放是为了恢复患者病前正常生物学对线，不受患者关节炎畸形的限制，并且不进行韧带松解。在此 10 年间，共发生了 114 例 MUA。2010 年至 2017 年间，MUA 的发生率每年在 2%～4% 之间波动，远低于 MA TKA 报道的 5%～7%[1,2]。

在 2018 年，有两项重要的变化，其一是应用 TKA 术中验证工作表记录术中卡尺测量值，并基于决策树进行校正。这些术中校正措施均在胫骨侧，包括微调内外翻（varus-valgus, V-V）、胫骨切骨的后倾以及调整垫片的厚度。其二是指导患者出院后自主进行患膝屈伸功能锻炼，而不是门诊康复或居家物理治疗。从 2018 年到 2019 年，MUA 的发生率下降到每年 1%。这说明对切骨块的卡尺测量、验证工作表等术中验证手段的使用以及患者出院后的自主患膝屈伸功能锻炼，与关节僵硬的发生率下降相关。

卡尺校验的 KA TKA 恢复原生膝关节胫骨间室压力从而降低术后关节僵硬和活动受限的风险

平衡 TKA 的首要生物力学目标是将胫骨间室内外侧压力恢复到原生膝关节的压力情况。要做好 TKA 的平衡，外科医生必须了解原生膝关节的内外侧间室压力的平均水平（均值）和变异程度（标准差）。一项对正常膝关节的尸体研究测量了膝关节在屈曲 0°、45° 和 90° 时的内外侧胫骨间室压力情况，内侧平均压力为 14±5 lbs，外侧平均压力为 6±2 lbs[3]。

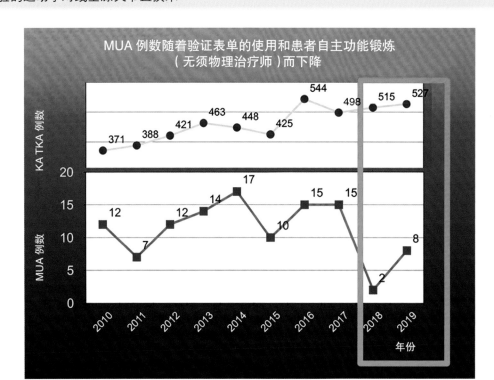

图 17.1 线形图展示了 10 年间每年卡尺校验的 KA TKA 手术例数及对应的关节僵硬所致的 MUA 例数。在 2018 年，MUA 的发生率明显降低，这与术中验证、决策树以及患者出院后自主进行患膝屈伸功能锻炼相关。KA：运动学对线；MUA：麻醉下关节松解术；PT：物理治疗；TKA：全膝关节置换术

TKA 的理想状况是将胫骨间室压力恢复至上述的生理学压力平均值，而压力达生理状态的 2 倍就会引起关节僵硬，在术中表现为屈伸活动度受限以及胫骨向前半脱位[4]。

体内外研究表明，卡尺校验的 KA TKA 使用 CR 假体进行的无韧带松解的置换术有效恢复了胫骨内外侧间室压力，压力情况与原生的膝关节相当[5,6]。一项对 67 名采用 KA TKA 治疗的膝关节骨性关节炎患者的研究报道称，内侧压力为 21 ± 17 lbs、外侧压力为 7 ± 8 lbs，与报道的原生膝关节的 14 lbs 的内侧压力和 6 lbs 的外侧压力接近。

与卡尺校验的 KA TKA 相比，目前尚没有研究显示 MA TKA 能够恢复与原生膝关节相近的胫骨间室压力，即使在进行韧带松解后也未能达到这种效果（图 17.2）[7,8]。MA TKA 相比原生膝关节出现无法矫正的胫骨间室压力升高，其中一个重要原因是，分别有 85% 和 70% 的患者，MA 术后的股骨远端和胫骨近端关节线相比病前改变了 1.5° 以上。由于截掉的骨与软骨厚度与股骨和胫骨假体的厚度不相等造成假体放置位置较病前关节线偏差较大，从而增大或减小间室压力、造成韧带的紧张或松弛以及膝关节僵硬或不稳。因为 MA 必然会导致患者胫骨

和股骨关节线与患关节炎前不同，大多数膝关节实际截骨厚度与股骨假体远端和后髁的目标厚度存在不同程度的偏差，这会导致术后出现无法通过韧带松解来解决的复杂侧副韧带失衡[9,12]。3 位外科医生报道了导航验证下，无论采用测量截骨法还是间隙平衡法，MA TKA 都无法恢复胫骨间室内外侧压力，不得不松解健康的韧带。韧带松解后，MA TKA 的内侧胫骨间室压力仍高出原生膝关节或 KA TKA 的 3 ~ 4 倍，外侧胫骨间室压力高出 5 ~ 6 倍[3,8,13]。

虽然外科医生术中可以使用力学传感器非常精确地测量胫骨间室压力，但是卡尺校验的 KA TKA 不需要这样就能够获得良好的结果。这主要是因为普适的膝关节关节软组织平衡和恰当的接触压力是未知的且存在很大的变异。因此，当目标是恢复正常功能时，使用力学传感器可能只会增加费用和时间，而不会提高外科医生恢复患者正常软组织张力和间室压力的能力[6]。

卡尺校验的 KA TKA 恢复原生膝关节韧带长度和松紧度从而降低关节僵硬和活动受限的风险

平衡 TKA 的第二个生物力学目标是恢复患者后

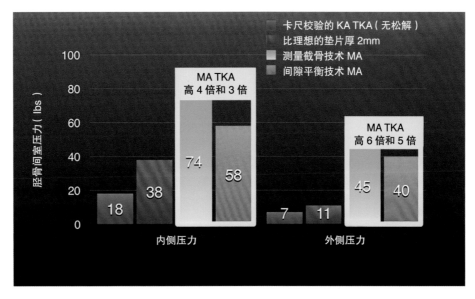

图 17.2　柱状图比较了卡尺校验的 KA TKA 使用最佳垫片和使用 +2 mm 厚度垫片与导航下通过测量截骨法或间隙平衡法的 MA TKA 的胫骨内外侧间室压力情况。未进行韧带松解的情况下，使用最佳垫片的 KA TKA 与使用 +2 mm 厚度的 KA TKA 的胫骨内外侧间室压力相近，大约是原生膝关节的 2 倍。与此相反，即便进行了韧带的松解，MA TKA 的胫骨内外侧间室压力约是选用最佳垫片且未进行韧带松解的 KA TKA 的 3 ~ 6 倍（From：*KA*, Kinematic alignment; *MA*, mechanical alignment; *TKA*, total knee arthroplasty. Shelton TJ, Howell SM, Hull ML. A Total knee arthroplasty is stiffer when the intraoperative tibial force is greater than the native knee. *J Knee S*. 2019; 32(10): 1008-1014. Shelton TJ, Howell SM, Hull ML. Is There a force target that predicts early patient-reported outcomes after kinematically aligned TKA? *Clin Orthop Relat Res*. 2019; 477(5): 1200–1207. Meneghini RM, Ziemba-Davis MM, Lovro LR, Ireland PH, Damer BM. Can intraoperative sensors determine the "Target" ligament balance? Early outcomes in total knee arthroplasty. *J Arthroplasty*. 2016; 31(10): 2181-2187.）

交叉韧带、侧副韧带和支持带的长度，这是限制膝关节松紧度的主要因素。要做到 TKA 术后关节平衡，外科医生必须了解原生膝关节在完全伸直和屈曲 90° 的情况下内外翻和内外旋的平均值及标准差，以便进行术中的验证[14, 15]。

原生膝关节在完全伸直时，内外翻的松弛是可以忽略不计的，屈曲 90° 时，较伸直位略松。完全伸直状态下，关节间隙为矩形，侧方施加 ±5 N·m 的内外翻应力时内侧可张开 0.4 ± 0.3 mm，外侧 0.7 ± 0.3 mm。当原生膝关节屈曲至 90° 时，屈曲间隙为梯形，外侧比内侧松弛，外侧可张开 3.2 ± 1 mm，内侧 1.4 ± 0.6 mm[14-16]。在完全伸直位时，大多数原生膝关节内外侧通常仅可张开 1 mm 或更少。在屈曲 90° 时，原生膝关节的内侧间隙可张开 0.2 ~ 2.6 mm，外侧间隙可张开 1 ~ 5 mm。进行过关节镜操作的外科医生很了解这种差异性，因为这导致了不同患者之间进行内侧和外侧半月板切除术的难易程度的差异。

原生膝关节胫骨的内外旋松紧度在完全伸直位最小，在屈曲 90° 时增大。在完全伸直时，关节间隙为矩形，在 ±3 N·m 内外旋应力下具有 4.6° ± 1.4°

的内旋和 –4.4° ± 1.7° 的外旋。当原生膝关节屈曲 90° 时，关节间隙变成梯形，内旋为 14.6° ± 5.5°，外旋为 14.5° ± 3.8°[14-16]。术者需要注意，屈曲 90° 用间隙测块进行验证时，内外旋测块的手柄可能会使胫骨假体以内侧间室为轴旋转，则说明恢复了梯形的屈曲间隙。术者还应注意，90° 屈曲采用试模进行验证时，验证试模的内外旋是否与手术刚暴露时膝关节的内外旋情况相匹配。因为每个膝关节都有特定的内外旋松紧度，内旋应该在 5° ~ 25°，外旋应该在 –8° ~ –23°。

内外翻和内外旋松紧度的个性化差异和屈伸间隙的形状并不支持间隙平衡的概念，而这个概念常用于考虑欠周的 MA 技术[14, 15]。由于原生膝关节韧带在屈曲时不是紧张状态，而张力感受器反而会使屈曲间隙过紧。当间隙平衡使屈曲间隙的内外侧与伸直间隙的内外侧"差不多"时，屈曲间隙外侧往往比内侧紧得多，从而将梯形扭曲成矩形并过度限制了胫骨在股骨上的内外旋[17]。间隙平衡技术的临床结果显示胫骨间室压力远远高于原生膝关节，这会导致僵硬、活动受限和疼痛[4, 6, 8]。

卡尺校验的 KA TKA 的体外研究显示，使用 CR

假体且不松解韧带能够将内外翻和内外旋松紧度恢复至原生膝关节水平。然而，CR 假体在屈曲 30° 时无法恢复前方的松紧度，这是由于因为低形合度的垫片其功能类似于前交叉韧带损伤和部分半月板损伤的膝关节，导致其相比于原生膝关节前向更松弛 [5, 18]。目前能够提供前方稳定性的是内侧球窝型膝关节假体，与 CR 假体、后方稳定型（PS）假体以及高形合度（UC）假体相比，此假体可以更好地恢复患者行走时的正常运动学和内侧前后方的稳定性 [19, 20]。由此可知，当患者希望 TKA 术后关节运动功能和个人感觉能够像骨关节炎发病前的正常膝关节一样时，膝关节韧带的长度和屈伸时关节松紧度应该与原生膝关节相同，同时韧带不应进行松解。

七种术中验证间室压力和关节松紧度的方法

我们建议执行七种术中验证检查，以完成恢复病前关节线、胫骨间室压力、韧带长度和膝关节松紧度的解剖学和生物力学目标。

前两种验证依赖于使用间隙测块进行的评估，以确定胫骨切骨后是否恢复了韧带长度和伸直时的内外翻松紧度以及屈曲时的内外旋松紧度（图 17.3）。

1. 将膝关节屈曲 90°，插入紧密形合的间隙测块，并检测内外旋松紧度。外科医生需要注意，术中在屈曲 90° 用间隙测块进行验证时，垫块的手柄可能会使胫骨假体以内侧为轴出现旋转，则证明屈曲间隙已经恢复至梯形。

2. 将膝关节伸直并插入间隙测块。术者应该注意到几乎没有内外翻松弛，说明伸直间隙已经恢复至矩形。当一个间室比另一个紧张时，请参考决策树以平衡 KA TKA。当外侧张开 1～2 mm 时，进行 1° 的胫骨外翻（译者注：原著中此处为"varus"，经与原著作者沟通，应为"valgus"，译为外翻）二次切骨。当内侧张开 1～2 mm 时，进行 1° 的胫骨内翻（译者注：原著中此处为"valgus"，经与原著作者沟通，应为"varus"，译为内翻）二次切骨。

3. 接下来的五项验证方法需要使用假体试模来最终评价 KA TKA 是否恢复原生膝关节胫骨间室压力、韧带长度和松紧度 [6]。

4. 将膝关节置于最大伸直位，并确认关节与原生膝关节一样有 3°～5° 的过伸。通过调整垫片厚度以调整过伸的程度。当伸直受限时，采用更薄的垫片。

5. 对胫骨施加内外翻的力并验证关节内外翻的松紧度小到可忽略不计。当一侧胫骨间室张开 1～2 mm 时，微调内外翻平面 1° 或 2° 以达到与原生膝关节一样几乎没有内外翻的松紧度 [14, 15]。

6. 将膝关节屈曲至 15°～30° 的位置，并对胫骨施加内外翻的力。确认内侧间隙张开不超过 1 mm，外侧间隙张开不超过 2～3 mm。

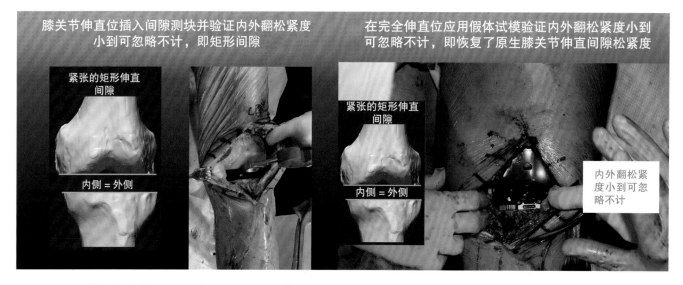

图 17.3 图示使用间隙测块的术中验证法（左）和假体试模（右）来恢复原生膝关节的伸直间隙，外科医生应注意到内外翻的松紧度应小到可忽略不计，提示恢复了原生膝关节的紧张的矩形伸直间隙（From Roth JD, Howell SM, Hull ML. Native knee laxities at 0 degrees, 45 degrees, and 90 degrees of flexion and their relationship to the goal of the gap-balancing alignment method of total knee arthroplasty. *J Bone Joint Surg Am.* 2015; 97(20): 1678-1684; Roth JD, Howell SM, Hull ML. Kinematically aligned total knee arthroplasty limits high tibial forces, differences in tibial forces between compartments, and abnormal tibial contact kinematics during passive flexion. *Knee Surg Sports Traumatol Arthrosc.* 2018; 26(6): 1589-1601.）

7. 将膝关节屈曲 90° 并确认是否存在 ± 15° 的内外旋，这恢复了屈曲间隙的固有松紧度 [14, 15]。

8. 当膝关节屈曲 90° 时，使用偏心距卡尺测量胫骨前缘和股骨内侧髁远端之间的距离。将此偏心距与刚显露手术视野时的偏心距进行比较。当偏心距增大且内外旋转小于（译者注：原著中此处为"more than"，经与原著作者沟通，应为"less than"，译为小于）± 15° 时，增加胫骨后倾角。当偏心距减小时，使用较厚垫片或减小胫骨假体的后倾。

卡尺校验的 KA TKA 术后关节僵硬的处理及麻醉下手法松解的时机

当患者在卡尺校验的 KA TKA 术后出现关节僵硬时，查看验证工作表和手术记录，并确定股骨远端和后髁切骨量是否恢复了原生膝关节的对线（图 17.4）。

当股骨假体按预期恢复对线时，进行自主屈伸功能锻炼，必要时进行 MUA，患者多能恢复正常活动度。

选择 1：患者自主屈伸功能锻炼

首选改善患膝活动度的方法是医生向患者展示如何进行患膝屈伸功能锻炼。患者自我管理的功能锻炼通常比正规的物理治疗更有效，因为正规的物理治疗常常使患者感受到被强迫和痛苦 [21]。卡尺校验的 KA TKA 术后最常见的关节僵硬主诉是屈曲受限，这比伸直受限更容易治疗，术后伸直活动受限的关节僵硬也较为罕见。

选择 2：麻醉下早期和晚期手法松解术

当患者自主屈伸功能锻炼未能解决运动受限时，

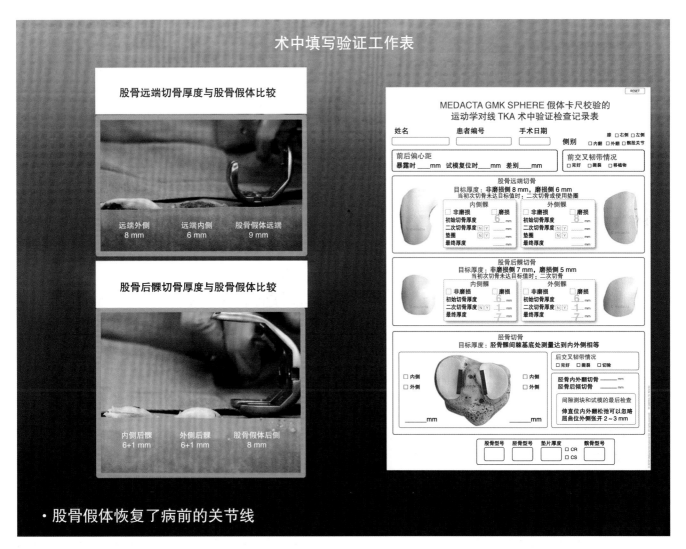

图 17.4　图示股骨远端和后髁切骨的厚度与股骨组件髁的厚度（左）和验证表上记录的术中切骨骨块的卡尺测量值（右）的比较。在补偿 1 mm 锯口厚度以及 2 mm 软骨磨损后，股骨切骨厚度与股骨髁假体的厚度相差 0.5 mm 以内，说明恢复了股骨的运动学

应考虑在全麻联合关节腔注射可的松和局麻药物下手法松解膝关节。根据作者 10 余年的临床经验，卡尺校验的 KA TKA 术后 1 年或更长时间的 MUA，与手术后 6 周内早期手法松解一样有效。与 MA TKA 术后关节僵硬的治疗不同，MA TKA 通常与股骨假体关节线偏离原生膝关节线有关，从而导致预后不佳，根据我们的经验，KA TKA 通常可以恢复更好的活动度和功能[1]。

总结

本文的目的是鼓励外科医生在进行卡尺校验的 KA TKA 时，应用本文描述的七种验证方法，以减少术后关节僵硬和活动受限的风险。随着术中验证方法的应用和自主屈伸功能锻炼的开展，术后 MUA 的发生率约为 1%～2%。将患者的正常生物学对线、胫骨内外侧间室压力、膝关节韧带长度和关节松紧度恢复到病前的状态，可降低僵硬和活动受限的风险。当卡尺校验的 KA TKA 术后发生运动受限时，可嘱患者进行患膝的屈伸功能锻炼，必要时也可早期或晚期行麻醉下手法松解术，只要股骨假体恢复了原生膝关节股骨远端和后髁的关节线，往往就能取得令人满意的疗效。

（ STEPHEN M. HOWELL, MD 著

贾佳霖 译 温 亮 审校 ）

参考文献

1. Crawford DA, Adams JB, Morris MJ, Berend KR, Lombardi Jr AV. Manipulation under anesthesia after knee arthroplasty is associated with worse long-term clinical outcomes and survivorship. *J Knee Surg.* 2019; 23 Oct.[Online ahead of print].
2. Malkani AL, Roche MW, Kolisek FR, et al. Manipulation under anesthesia rates in technology-assisted versus conventional-instrumentation total knee arthroplasty. *Surg Technol Int.* 2019;36:336–340.
3. Verstraete MA, Meere PA, Salvadore G, Victor J, Walker PS. Contact forces in the tibiofemoral joint from soft tissue tensions: implications to soft tissue balancing in total knee arthroplasty. *J Biomech.* 2017;58:195–202.
4. Shelton TJ, Howell SM, Hull ML. A Total knee arthroplasty is stiffer when the intraoperative tibial force is greater than the native knee. *J Knee S.* 2019; 32(10):1008–1014.
5. Roth JD, Howell SM, Hull ML. Kinematically aligned total knee arthro-
plasty limits high tibial forces, differences in tibial forces between compartments, and abnormal tibial contact kinematics during passive flexion. *Knee Surg Sports Traumatol Arthrosc.* 2018;26(6):1589–1601.
6. Shelton TJ, Howell SM, Hull ML. Is There a force target that predicts early patient-reported outcomes after kinematically aligned TKA? *Clin Orthop Relat Res.* 2019;477(5):1200–1207.
7. MacDessi SJ, Griffiths-Jones W, Chen DB, et al. Restoring the constitutional alignment with a restrictive kinematic protocol improves quantitative soft-tissue balance in total knee arthroplasty: a randomized controlled trial. *Bone Joint J.* 2020;102-B(1):117–124.
8. Meneghini RM, Ziemba-Davis MM, Lovro LR, Ireland PH, Damer BM. Can intraoperative sensors determine the "Target" ligament balance? Early outcomes in total knee arthroplasty. *J Arthroplasty.* 2016;31(10):2181–2187.
9. Gu Y, Roth JD, Howell SM, Hull ML. How frequently do four methods for mechanically aligning a total knee arthroplasty cause collateral ligament imbalance and change alignment from normal in white patients? *J Bone Joint Surg.* 2014;96(12):e101.
10. Hess S, Moser LB, Amsler F, Behrend H, Hirschmann MT. Highly variable coronal tibial and femoral alignment in osteoarthritic knees: a systematic review. *Knee Surg Sports Traumatol Arthrosc.* 2019;27(5):1368–1377.
11. Hirschmann MT, Moser LB, Amsler F, Behrend H, Leclerq V, Hess S. Functional knee phenotypes: a novel classification for phenotyping the coronal lower limb alignment based on the native alignment in young non-osteoarthritic patients. *Knee Surg Sports Traumatol Arthrosc.* 2019;27(5):1394–1402.
12. Niki Y, Sassa T, Nagai K, Harato K, Kobayashi S, Yamashita T. Mechanically aligned total knee arthroplasty carries a risk of bony gap changes and flexion-extension axis displacement. *Knee Surg Sports Traumatol Arthrosc.* 2017;25(11):3452–3458.
13. Shelton TJ, Nedopil AJ, Howell SM, Hull ML. Do varus or valgus outliers have higher forces in the medial or lateral compartments than those which are in-range after a kinematically aligned total knee arthroplasty? Limb and joint line alignment after kinematically aligned total knee arthroplasty. *Bone Joint J.* 2017;99-B(10):1319–1328.
14. Roth JD, Hull ML, Howell SM. The limits of passive motion are variable between and unrelated within normal tibiofemoral joints. *J Orthop Res.* 2015;33(11):1594–1602.
15. Roth JD, Howell SM, Hull ML. Native knee laxities at 0 degrees, 45 degrees, and 90 degrees of flexion and their relationship to the goal of the gap-balancing alignment method of total knee arthroplasty. *J Bone Joint Surg Am.* 2015;97(20):1678–1684.
16. Roth JD, Howell SM, Hull ML. Analysis of differences in laxities and neutral positions from native after kinematically aligned TKA using cruciate retaining implants. *J Orthop Res.* 2019;37(2):358–369.
17. Fitz W, Sodha S, Reichmann W, Minas T. Does a modified gap-balancing technique result in medial-pivot knee kinematics in cruciate-retaining total knee arthroplasty? A pilot study. *Clin Orthop Relat Res.* 2012;470(1): 91–98.
18. Roth JD, Howell SM, Hull ML. Tibial forces are more useful than varus-valgus laxities for identifying and correcting overstuffing in kinematically aligned total knee arthroplasty. *J Orthop Res.* 2020; 19013755 [Online ahead of print].
19. Schutz P, Taylor WR, Postolka B, et al. Kinematic evaluation of the GMK sphere implant during gait activities: a dynamic videofluoroscopy study. *J Orthop Res.* 2019;37(11):2337–2347.
20. Gray HA, Guan S, Thomeer LT, Schache AG, de Steiger R, Pandy MG. Three-dimensional motion of the knee-joint complex during normal walking revealed by mobile biplane x-ray imaging. *J Orthop Res.* 2019;37(3): 615–630.
21. Fleischman AN, Crizer MP, Tarabichi M, et al. John N. Insall Award: recovery of knee flexion with unsupervised home exercise is not inferior to outpatient physical therapy after TKA: a randomized trial. *Clin Orthop Relat Res.* 2019;477(1):60–69.

第 **18** 章 运动学对线全膝关节置换术后胫骨组件失效的风险防范与治疗

概述

本章的内容能够帮助医生降低胫骨组件无菌性松动的风险，以及处理运动学对线（KA）全膝关节置换术（TKA）术后因垫片磨损引起的早期及晚期胫骨组件失效。本章是作者的经验总结，自 2006 年到 2020 年，作者共实施超过 5300 例应用后交叉韧带保留型（posterior cruciate ligament-retaining implants, CR）假体的初次 KA TKA，对所有患者的术前对线都没有特殊要求、对重建患病前的股骨和胫骨关节线也不设定任何角度限制。本章第一部分讨论的是胫骨组件失效的发生率及早期和晚期失效的原因。第二部分阐述了术中切骨验证能恢复原生胫骨的后倾以及屈曲间隙的松紧度（前向除外），这能降低因后侧下沉或垫片边缘磨损而导致的早期失效风险。第三部分建议使用内侧球 - 窝稳定、外侧平坦的垫片，以降低晚期（＞9 年）垫片后缘磨损的风险。最后的病例研究展示了如何仅通过翻修胫骨组件恢复原生胫骨后倾来处理早期失效。对于晚期失效，治疗方法包括更换厚垫片或内侧高限垫片。本章的目的是提醒 KA 医生当应用 CR 垫片时尤其注意恢复原生的胫骨后倾，并考虑应用垫片外侧平坦的内侧稳定型假体。

CR 假体的 KA TKA 术后早期及晚期胫骨组件失效的发生率及原因分析

一项体内运动学观察性研究纳入了从 2006 年到 2015 年的 2725 例初次 KA TKA 病例[1]，其结果有助于理解胫骨组件早期和晚期失效的原因：早期胫骨组件失效平均发生时间为 28 个月，发生率为 0.3%。有 8 例患者发生胫骨组件失效，其中 7 例患者胫骨组件的后倾角相比原生角度更大。可见术后 2～5 年内，没有重建原生胫骨后倾会导致早期胫骨基座后侧下沉或垫片后缘磨损。早期胫骨组件失效患者的平均后倾角为 11°，而对照队列为 7°（图 18.1）[1]。植入胫骨组件的后倾角大于原生的后倾会导致屈曲间隙松弛，这种松弛会加重胫骨组件的过度前移和股骨假体的过度后滚，最终造成后侧过载。这种异常运动直接导致胫骨组件基座后侧下沉而不是内翻下沉，也会导致聚乙烯垫片后缘磨损。因此，降低 CR 垫片早期失效风险的策略之一就是重建原生胫骨平台的后倾。

2016 年，我们介绍了应用 CR 垫片时的三种验证方法来恢复原生的后倾角、软组织松紧度和屈曲间隙压力。验证的目的是降低与胫骨基座下沉和边缘磨损有关的早期或晚期失效风险[2-4]。在应用验证方法后（2017—2020 年），我们发现胫骨组件晚期失效（＞9 年）不再与胫骨基座下沉有关，而是与假体后缘磨损相关。我们的结论是应用低限制型 CR 和后稳定型（posterior stabilized, PS）假体进行 KA TKA 时，存在与部分半月板和前交叉韧带（ACL）功能缺失的膝关节类似的胫骨前向不稳（图 18.1）[2,5]。这种 ACL 功能缺失的垫片代表了几乎所有现代 CR 和 PS 的设计，都会造成胫骨组件的过度前移以及屈曲时股骨假体的过度后滚。在日常生活运动时，这种异常运动在膝关节屈曲中期增加了垫片后缘的过载风险，并导致磨损[6]。

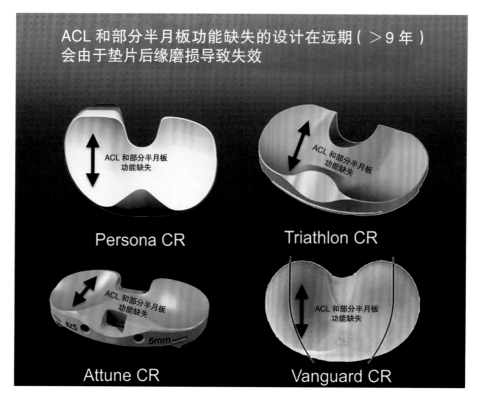

图 18.1　组图展示了各种低限制型 ACL 和部分半月板功能缺失的垫片设计。无论 KA 还是 MA 技术使用该设计都无法恢复原生膝关节的前向稳定性。这种设计会造成过度的胫骨前移和股骨后滚，这在膝关节屈曲 30°～90° 的日常生活中会增加垫片后缘过载的风险（From Roth JD, Howell SM, Hull ML. Analysis of differences in laxities and neutral positions from native after kinematically aligned TKA using cruciate retaining implants. *J Orthop Res*. 2019; 37(2): 358-369; Schutz P, Taylor WR, Postolka B, et al. Kinematic evaluation of the GMK sphere implant during gait activities: a dynamic videofluoroscopy study. *J Orthop Res*. 2019; 37(11): 2337-2347; Nicolet-Petersen S, Saiz A, Shelton T, Howell SM, Hull ML. Small differences in tibial contact locations following kinematically aligned TKA from the native contralateral knee. *Knee Surg Sports Traumatol Arthrosc*. 2019: 1-12. ）

术中验证方法可以重建原生胫骨后倾和屈曲间隙松紧度，从而降低早期胫骨组件失效的风险

2016 年开始应用的三项验证方法通过恢复原生胫骨平台后倾、膝关节屈曲间隙的松紧度（前向松紧度除外）和原生膝关节间室压力来降低早期胫骨组件失效的风险 [2-4, 7]。在这部分内容中我们将详细回顾这些验证方法。

第一种验证方法是检查胫骨切骨的后倾角度，并确定切骨平面是否与补偿了磨损软骨的原生胫骨内侧关节面平行 [7]。安装试模并选择合适厚度的垫片，完全伸直膝关节时几乎没有内外翻松弛，就像原生膝关节一样。第二种验证方法是保持膝关节屈曲 90°，抬起大腿直到脚悬离手术床，确定胫骨相对股骨的被动内外旋角度应像原生膝关节一样在 ±15° 之间 [2, 8]。第三种验证方法是膝关节屈曲 90°，脚放在手术床上，确定胫骨相对于股骨组件内侧髁远端的

前后偏心距，该偏心距应与手术显露时的偏心距匹配，手术显露时的偏心距可以认为是原生膝关节的偏心距 [4, 9]。

术中验证方法没有通过时，可以参考 CR 和 CS 垫片的决策树，通过再次切骨或植骨来微调后倾（图 18.2 ）。膝关节屈曲 90° 时，如果垫片前缘从胫骨基座上翘起、内外旋角度小于 ±15° 或者前后偏心距大于显露时的偏心距，那么很有可能胫骨组件的后倾小于原生后倾。这种情况需要对胫骨平台再次切骨，增加 1°～2° 的后倾，直到三种验证方法均满足。相反，如果前后偏心距小于显露时的偏心距，那么胫骨组件的后倾很可能大于原生后倾。这种情况需要对胫骨平台再次切骨来减小 1°～2° 的后倾，直到三种验证方法均满足。当膝关节伸直位平衡良好，屈曲位松弛，并且后交叉韧带损伤时，应用后交叉韧带替代型（PCL-substituting, CS）垫片替换 CR 垫片，或者直接转为 PS 设计的假体。

卡尺校验的 KA TKA 的软组织平衡决策树（CR 假体）					
屈曲间隙和伸直间隙均紧张	屈曲间隙紧张，伸直间隙平衡	伸直间隙紧张，屈曲间隙平衡	伸直间隙平衡，屈曲间隙松弛	伸直位内侧紧张，外侧松弛	伸直位内侧松弛，外侧紧张
加截胫骨 1~2 mm	增加后倾直到膝关节屈曲 90° 时前后偏心距得到恢复	移除后方骨赘 剥离后关节囊 安装试模并轻柔地压直膝关节	选择更厚的垫片，再次检查膝关节处于完全伸直状态 当膝关节无法完全伸直时，检查 PCL 张力 当 PCL 功能不全时选择 CS 垫片	去除内侧骨赘 再评估 增加 1°~2° 内翻再截胫骨 选择加厚 1 mm 的垫片	去除外侧骨赘 再评估 增加 1°~2° 外翻再截胫骨 选择加厚 1 mm 的垫片

卡尺校验的 KA TKA 的软组织平衡决策树（medacta GMK SPHERE CS 假体）					
屈曲间隙和伸直间隙均紧张	屈曲间隙紧张，伸直间隙平衡	伸直间隙紧张，屈曲间隙平衡	伸直间隙平衡，屈曲间隙松弛	伸直位内侧紧张，外侧松弛	伸直位内侧松弛，外侧紧张
加截胫骨 1~2 mm	证实后交叉韧带完全切除 增加后倾直到膝关节屈曲 90° 时自然的前后偏心距恢复	移除后方骨赘 剥离后关节囊 安装试模并轻柔地压直膝关节	选择更厚的垫片，再次检查膝关节处于完全伸直状态 如果屈曲位仍然松弛，减小后倾或股骨远端加截 1~2 mm 同时选用更厚的 GMK Sphere CS 垫片	移除内侧骨赘 再评估 增加 1°~2° 内翻再截胫骨 选择加厚 1 mm 的垫片	移除外侧骨赘 再评估 增加 1°~2° 外翻再截胫骨 选择加厚 1 mm 的垫片

图 18.2 用于平衡 CR 和 CS 垫片的卡尺校验的 KA TKA 的六步决策树。通过微调胫骨切骨平面的内外翻和后倾，调整垫片的厚度，恢复屈伸间隙的原生膝关节松紧度（前向松紧度除外）和原生膝关节胫骨间室压力。无须韧带松解（From Roth JD, Howell SM, Hull ML. Analysis of differences in laxities and neutral positions from native after kinematically aligned TKA using cruciate retaining implants. *J Orthop Res.* 2019; 37(2): 358-369; Roth JD, Howell SM, Hull ML. Kinematically aligned total knee arthroplasty limits high tibial forces, differences in tibial forces between compartments, and abnormal tibial contact kinematics during passive flexion. *Knee Surg Sports Traumatol Arthrosc.* 2018;26(6):1589-1601; Shelton TJ, Howell SM, Hull ML. Is there a force target that predicts early patient-reported outcomes after kinematically aligned TKA? *Clin Orthop Relat Res.* 2019; 477(5): 1200-1207; Johnson JM, Mahfouz MR, Midillioglu MR, Nedopil AJ, Howell SM. Three-dimensional analysis of the tibial resection plane relative to the arthritic tibial plateau in total knee arthroplasty. *J Exp Orthop.* 2017; 4(1): 27. ）

内侧稳定型假体重建了前后稳定性并能获得更好的功能

一种改善前后稳定性并实现术后高功能的策略是改进假体设计。内侧稳定型（medial stabilized, MS）假体采用内侧球 - 窝结构、外侧平坦同时无后缘高边的关节面设计，以及能覆盖胫骨后外侧切骨面的解剖型金属基座。这种设计能降低胫骨组件因垫片后缘磨损而失效的风险（图 18.3）[5, 6, 10-12]。

在内侧间室，CR 和 CS 垫片的设计都应该像原生膝关节一样是凹面的，以提高前后稳定性[5]。CR 假体凹面的形合度可能相比 1：1 球窝形合的 CS 设计小一些，目的是减小与 PCL 发生运动学冲突的风险。一旦切除了 PCL，应采用形合度更高的设计。

CR 和 CS 垫片的外侧间室设计都应该是平坦的，无较高的后缘，从而能够像原生膝关节一样让胫骨在股骨上内外旋[5]，并且允许股骨外侧髁在胫骨平台上无限制的后滚。膝关节深屈曲时外侧半月板滚落到胫骨后侧，这种无后侧高边的垫片能复制这种微乎其微的限制性[10]。

另一种策略是应用解剖型胫骨基座。解剖型胫骨组件前后轴平行于膝关节屈伸（flexion-extension, F-E）平面安装，覆盖绝大部分裸露的胫骨切骨面，可以降低晚期垫片后方磨损[12]。优化设计包括了覆盖胫骨切骨后缘的解剖型基座和能覆盖基座后缘的聚乙烯垫片[6]。

一位医生进行了一项随机试验，对比了 MS 设计（切断 PCL 的 SAIPH 膝，www.matortho.com；n=53）和 CR 设计（Vanguard；n=50）假体 KA TKA 患者的

The movement of the normal tibio-femoral joint

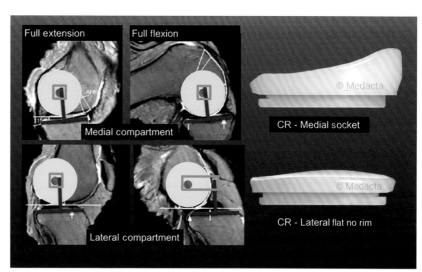

图 18.3 This composite shows the tibiofemoral relationship of the medial and lateral compartment of the native knee in full extension and full extension in which the medial femoral condyle hardly moves (orange square) and the lateral femoral condyle rolls posterior in full flexion (orange rectangle). The design of the medially stabilized cruciate–retaining (CR) insert, comprised of a medial ball and socket and a lateral flat surface without a posterior rim, is a promising strategy for promoting anterior-posterior stability and reducing the risk of late tibial component failure from posterior rim wear of the insert.[5,10] (Martelli S, Pinskerova V. The shapes of the tibial femoral articular surfaces in relation to tibiofemoral movement. *J Bone Joint Surg.* 2002;84B:607–613.) (© Medacta.) （因版权限制，保留英文注释）

术后结果。MS 组患者自报的遗忘膝评分比 CR 组患者高 16 分。MS 组患者平均得分为 80 分，与全髋关节置换术相当[11]。MS 设计假体具有更好的前侧稳定性和更正常的内外旋，这能解释为什么 MS 比 CR 术后结果更好，而后者就像部分半月板和 ACL 功能缺失的膝关节一样，存在较明显的胫骨前移[5]。内侧球-窝关节面设计限制了膝关节运动时内侧间室的前后摆动，并降低软组织疼痛和运动不耐受的风险。

KA TKA 术后胫骨组件失效的常用处理方法是仅翻修胫骨组件

当出现胫骨组件失效时，首先追溯术中验证记录表和手术记录，以明确股骨远端和后髁切骨厚度的测量数值是否恢复了原生膝关节线。术后影像学并不能明确股骨假体是否与原生股骨关节线一致。一旦确认股骨假体安装符合 KA 原则，医生只需要翻修胫骨组件（图 18.4）。

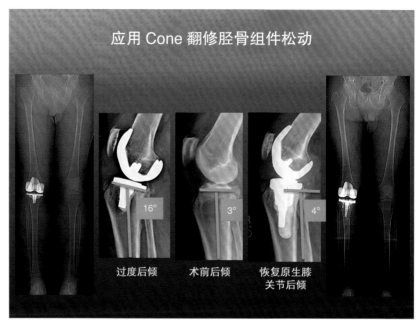

应用 Cone 翻修胫骨组件松动

过度后倾　　术前后倾　　恢复原生膝关节后倾

图 18.4 组图展示了术后 2 年因后方松动造成胫骨组件早期失效的影像，这是因为胫骨组件的后倾（16°）相比术前原生的后倾（3°）大。股骨切骨厚度记录数据证实股骨组件是符合运动学对线的，所以仅需要应用 Cone 和短延长柄翻修胫骨组件来恢复术前的后倾（4°）。内翻过载不是胫骨组件失效的原因，因为翻修前后股骨和胫骨组件的安放位置在冠状面上与对侧原生膝关节的关节线是匹配的

方法 1

当 CR 垫片的 KA TKA 术后出现胫骨组件早期失效时，胫骨组件的后倾通常都大于原生的后倾，造成胫骨基座的后侧下沉或垫片后缘的磨损。对于这样的患者，医生可以翻修胫骨基座，恢复原生胫骨的后倾，并保留股骨假体。可使用短骨水泥延长柄，如果有必要，加用一个可骨长入的 Cone，以减少延长柄对胫骨外侧骨皮质的撞击风险，这是因为胫骨基座植入的内外翻方向需要与原生膝关节关节线一致。当 PCL 功能受损时，可使用 CS 垫片或连同股骨组件一并翻修成 MS 或 PS 假体来增加限制性。

方法 2

当 CR 垫片的 KA TKA 术后出现胫骨组件晚期失效（＞9 年）时，胫骨组件的后倾往往与原生的后倾一致，这时多出现垫片后缘的磨损而没有胫骨基座的下沉。如果 PCL 功能完好，将磨损的垫片换一个厚一些的新垫片即可。如果 PCL 功能受损，可应用 CS 垫片或连同股骨组件一并翻修成 MS 或 PS 假体来增加限制性。

总结

应用 CR 假体的卡尺校验的 KA TKA 术后胫骨组件早期失效的主要原因是没有恢复原生胫骨平台的后倾。过度后倾会造成胫骨组件的后方过载，并在术后 2～5 年出现胫骨基座的后侧下沉或垫片后缘的磨损。晚期失效的机制是胫骨组件的过度前后平移或股骨假体的过度后滚。这两种异常的运动模式都是由于应用目前的 CR 假体造成的，其运动模式类似于 ACL 和部分半月板功能缺失的膝关节。这些设计中过度前后位移造成的垫片后缘磨损通常在术后 9 年以后出现。本章给出的三种术中验证方法可以恢复原生胫骨的后倾、屈曲间隙的原生松紧度和胫骨间室压力，减少应用 CR 假体时胫骨组件早期失效的风险。应用 MS 假体是一种改善前后稳定性和减少垫片后缘磨损风险的策略。其胫骨组件的垫片为内侧球 - 窝设计，外侧关节面平坦、没有高出的

后缘，另外解剖型金属基座能覆盖胫骨后侧切骨面。临床研究结果表明恢复前后稳定性与改善临床结果相关。胫骨组件早期失效通常仅翻修胫骨组件。胫骨组件翻修可使用短延长柄或附加 Cone 以恢复原生的后倾和内外翻对线。在处理因垫片后缘磨损造成的晚期失效时，如果 PCL 功能完好且胫骨组件无松动，那么仅更换一个更厚一些的垫片即可，但最好应用内侧限制性更高的垫片。降低胫骨组件的失效风险需要重建原生胫骨的后倾角并使用 MS 设计的假体。

（STEPHEN M. HOWELL, MD 著
赵潇雄 译　王志为 审校）

参考文献

1. Nedopil AJ, Howell SM, Hull ML. What mechanisms are associated with tibial component failure after kinematically-aligned total knee arthroplasty? *Int Orthop*. 2017;41(8):1561–1569.
2. Roth JD, Howell SM, Hull ML. Analysis of differences in laxities and neutral positions from native after kinematically aligned TKA using cruciate retaining implants. *J Orthop Res*. 2019;37(2):358–369.
3. Roth JD, Howell SM, Hull ML. Kinematically aligned total knee arthroplasty limits high tibial forces, differences in tibial forces between compartments, and abnormal tibial contact kinematics during passive flexion. *Knee Surg Sports Traumatol Arthrosc*. 2018;26(6):1589–1601.
4. Shelton TJ, Howell SM, Hull ML. Is there a force target that predicts early patient-reported outcomes after kinematically aligned TKA? *Clin Orthop Relat Res*. 2019;477(5):1200–1207.
5. Schutz P, Taylor WR, Postolka B, et al. Kinematic evaluation of the GMK sphere implant during gait activities: a dynamic videofluoroscopy study. *J Orthop Res*. 2019;37(11):2337–2347.
6. Nicolet-Petersen S, Saiz A, Shelton T, Howell SM, Hull ML. Small differences in tibial contact locations following kinematically aligned TKA from the native contralateral knee. *Knee Surg Sports Traumatol Arthrosc*. 2019:1–12.
7. Johnson JM, Mahfouz MR, Midillioglu MR, Nedopil AJ, Howell SM. Three-dimensional analysis of the tibial resection plane relative to the arthritic tibial plateau in total knee arthroplasty. *J Exp Orthop*. 2017;4(1):27.
8. Roth JD, Howell SM, Hull ML. Native knee laxities at 0 degrees, 45 degrees, and 90 degrees of flexion and their relationship to the goal of the gap-balancing alignment method of total knee arthroplasty. *J Bone Joint Surg Am*. 2015;97(20):1678–1684.
9. Howell SM, Papadopoulos S, Kuznik KT, Hull ML. Accurate alignment and high function after kinematically aligned TKA performed with generic instruments. *Knee Surg Sports Traumatol Arthrosc*. 2013;21(10):2271–2280.
10. Freeman MA, Pinskerova V. The movement of the normal tibio-femoral joint. *J Biomech*. 2005;38(2):197–208.
11. French SR, Munir S, Brighton R. A single surgeon series comparing the outcomes of a cruciate retaining and medially stabilized total knee arthroplasty using kinematic alignment principles. *J Arthroplasty*. 2020;35(2):422–428.
12. Nedopil AJ, Zamore T, Shelton T, Howell S, Hull M. A best-fit of an anatomic tibial baseplate closely parallels the flexion-extension plane and covers a high percentage of the proximal tibia. *J Knee Surg*. 2020 May 13. [Online ahead of print].

第19章 运动学对线全膝关节置换术后髌股关节不稳定的风险防范与治疗

概述

本章内容可帮助外科医生降低卡尺校验的运动学对线（KA）全膝关节置换（TKA）术后髌股关节不稳定的风险以及如何处理术后髌股关节不稳定。第一部分报道了应用当前为机械对线（MA）设计的股骨组件出现髌股关节不稳定的发生率、发生时间及原因。第二部分通过体内和体外的运动学研究结果，表明应用为 MA 设计的股骨组件进行 KA 不太可能是髌股关节不稳定的原因。第三部分描述了一种术中验证检查方法，减少股骨组件的过度屈曲并应用解剖型髌骨组件，从而降低髌股关节不稳定的风险。第四部分建议对股骨组件的滑车进行重新设计，以增加股骨前外侧切骨面的覆盖，并使假体和原生滑车沟的方向对齐。这些设计上的改进旨在膝关节屈曲时改善对髌骨组件的捕获与容纳。最后部分的病例报道展示了一些针对髌股关节不稳定的治疗方法，包括观察、关节镜下外侧松解和切开外侧松解联合内侧紧缩。本章的目的是鼓励那些开展卡尺校验的 KA TKA 的外科医生减少股骨组件的屈曲位植入，使用解剖型髌骨组件，并尽可能使用专门为 KA 设计的股骨组件。

卡尺校验的 KA TKA 术后髌股关节不稳定的发生率、发生时间及原因

为确定髌股关节不稳定的发生率，我们回顾性研究了 2006 年到 2015 年应用 MA 股骨组件进行初次 KA TKA 的病例。共 3212 例卡尺校验的 KA TKA 中，有 13 例出现髌股关节不稳定，在 2～9 年随访期间发生率为 0.4%。其中有 9 例（70%）表现为在日常生活中的髌骨外侧半脱位，平均发生在术后 5 个月。在膝关节屈曲初期，股四头肌收缩导致髌骨外侧半脱位，而在屈曲 15°～30° 时髌骨又自行滑入股骨滑车内。当检查者被动活动膝关节时，髌骨轨迹正常。

一项病例匹配研究发现了两种髌股关节不稳定的原因[1]。一种是股骨组件相对于股骨远端矢状面解剖轴过度屈曲。存在髌股关节不稳定患者的股骨组件平均屈曲角度为 11°，而对照组患者的股骨组件平均屈曲角度为 6°（图 19.1）。股骨组件屈曲每增加 5°，滑车的近端边缘向远端移位 5 mm，需要选择更小一号的假体。这会减少假体滑车的覆盖和横截面积，不利于对髌骨组件的捕捉[1-3]。另一种是圆顶型髌骨组件的使用，因为解剖型髌骨组件和不置换髌骨并不会出现髌股关节不稳定。在术后 5 个月时，小的圆顶型髌骨组件周围过度生长的软组织导致形合度逐渐丧失，这解释了非创伤性和迟发性髌股关节不稳定的原因[1]。

应用为机械对线设计的股骨组件无法解释 KA 术后髌股关节不稳定

体内和体外的运动学研究结果表明应用 MA 的股骨组件进行 KA TKA 不太可能是髌股关节不稳定的原因[2, 4-8]。一项有关患者深屈膝的体内研究表明，KA 应用保留后交叉韧带（CR）的股骨组件，非屈曲安装股骨组件能最大限度恢复像对侧原生膝关节一样的髌骨远近端接触位置[7]。两项尸体研究表明 KA 能够更好地恢复髌骨运动，在屈曲时相比 MA

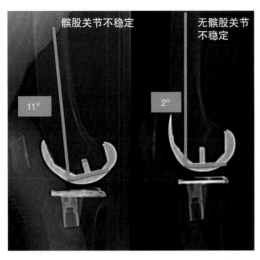

图 19.1　侧位计算机断层扫描（CT）显示髌股关节不稳定的患者，股骨组件相对于股骨远端矢状面解剖轴屈曲 11°。而无髌股关节不稳定的患者，股骨组件相对于股骨远端矢状面解剖轴屈曲 2°（$P < 0.001$）（From Nedopil AJ, Howell SM, Hull ML. What clinical characteristics and radiographic parameters are associated with patellofemoral instability after kinematically aligned total knee arthroplasty? *Int Orthop.* 2017; 41(2): 283-291.）

TKA 髌股关节接触应力分布更接近原生膝关节 [4, 5]。一项涉及几个厂家的 MA 股骨组件的三维分析研究表明，相比 MA，KA 更能够恢复原生滑车形态 [6, 8]。关于 MA 假体应用在 KA TKA 并没有带来髌股关节问题的解释是，KA 恢复了原生膝关节 Q 角和髌股关节运动学，而 MA 对于那些存在固有内外翻的患者，分别增加或减少了原生膝关节 Q 角 [7]。因此，MA 引发的患病前 Q 角的改变导致了异常的髌股关节运动和压力，而 KA 能够减轻这种改变，即便使用的股骨组件和滑车并不是专门为 KA 设计的。

应用术中验证检查和解剖型髌骨组件降低髌股关节不稳定的风险

从 2015 年应用术中验证检查方法以来，髌股关节不稳定发生率从 0.4% 降低到 0.1%（在连续的 2382 例卡尺校验的 KA TKA 中出现 2 例）（图 19.2）。在设置股骨远端截骨导板时，通过验证方法仔细控制定位杆开口位置，减少股骨组件屈曲。开口位置在股骨远端前后皮质中间，验证检查方法是在去除骨赘后，定位杆开口孔后缘到髁间窝的前部保留 5～10 mm 的骨桥。这种验证方法将股骨组件的屈曲限制在 1°±2° [3]。目前临床实践中应用解剖型替代圆顶型髌骨组件，并且在进行卡尺校验的 KA TKA 时，

在 KA TKA 理念下，应用定位杆或应用患者个性化截骨导板能使股骨的屈曲位安装更自然吗？

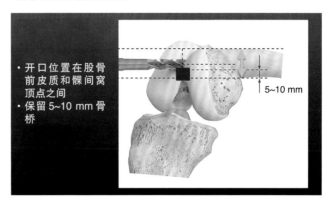

· 开口位置在股骨前皮质和髁间窝顶点之间
· 保留 5～10 mm 骨桥

图 19.2　图中显示了减小股骨组件过屈位安装风险的方法。验证检查方法是在去除骨赘后，定位杆开口孔后缘到髁间窝前部保留 5～10 mm 的骨桥（紫色方块）（From Ettinger M, Calliess T, Howell SM. Does a positioning rod or a patient-specific guide result in more natural femoral flexion in the concept of kinematically aligned total knee arthroplasty? *Arch Orthop Trauma Surg.* 2017; 137(1): 105-110.）

常规置换髌骨。从 2008 年 11 月到 2010 年 8 月有大约 500 例患者未置换髌骨，相比在这段时间前后髌骨置换的患者，不置换髌骨的不满意率及再手术率更高。

为 KA 重新设计的股骨组件应增加股骨前外侧的覆盖

解剖学观察性研究结果是为 KA 重新设计假体滑车的理论基础。KA 植入股骨组件比 MA 更外翻及内旋，这会造成股骨前外侧缺少覆盖（图 19.3）[6,9]。假体滑车的 KA 设计应相比 MA 设计更向外侧延伸，增加前外侧股骨的覆盖（图 19.4）。三款不同品牌股骨组件的三维分析研究显示，为了更好地恢复原生膝关节滑车，需要对假体滑车沟的内外位置、径向位置以及滑车沟角的深度进行微调 [6]。这些改进可能有利于改善轨迹，并减少髌股关节不稳定的风险。

卡尺校验的 KA TKA 术后髌股关节不稳定的治疗方法

方法 1：对选择保守治疗的患者进行随访观察（N=4）

13 例髌股关节不稳定的患者有 4 例在屈曲时出现有一定困扰但不影响日常生活的髌骨外侧半脱位，

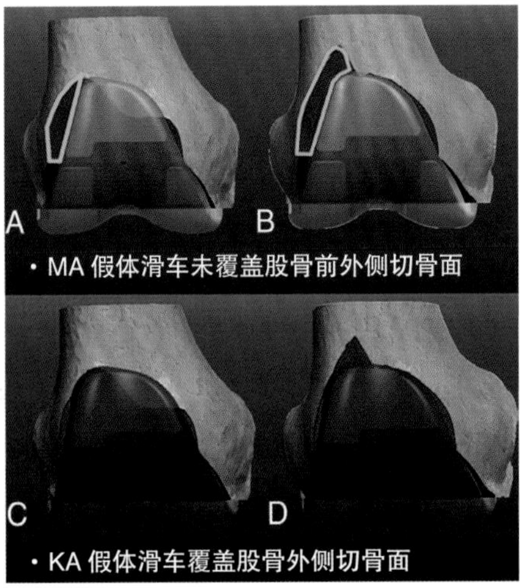

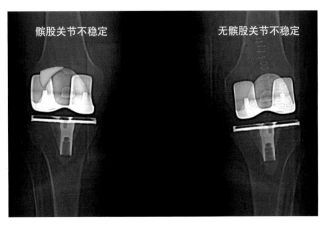

图 19.3　该示意图是为 MA 股骨组件（A、B）的 KA 和专门为 KA 设计的股骨组件（C、D）的三维模型的前视图。蓝线描绘区域显示的是 MA 假体滑车在股骨前外侧面残留的未覆盖区域（A、B）。专为 KA 设计的股骨组件则几乎完全覆盖这片区域，能够改善膝关节伸直时解剖型髌骨组件和非置换髌骨的捕获和容纳（C、D）

图 19.4　双侧卡尺校验的 KA TKA 的冠状面 CT 显示右膝存在髌股关节不稳定，相比左膝，虽然同样使用 MA 假体，但右膝股骨前外侧覆盖更少。虽然专门为 KA 设计的假体还没有生产，但它理应能够提供更多的股骨前外侧覆盖（蓝色区域），并降低髌股关节不稳定的风险（译者注：该 CT 定位片由于左膝相对于右膝处于外旋位，应是右侧假体滑车外侧空间看起来更大的主要原因。当然，根据译者的临床经验和已经发表的数据，KA TKA 术中股骨前外侧切骨面覆盖不全的确是一种非常普遍的现象）

他们选择观察而不是再次手术。令人不解的是 1 例患者使用相同尺寸和厂家的股骨组件，并接受了双侧卡尺校验的 KA TKA。虽然双侧股骨组件均屈曲 10°，但只有一侧术后出现了髌股关节不稳定。这可能是多种因素相互作用的结果，包括：①相对于内外径，股骨的前后径小，所以需要使用小型号股骨

组件，导致股骨前侧覆盖较差；②由于股骨组件屈曲角度设置为 10°，从而额外减小了股骨组件的型号；③出现关节炎前股骨远端关节线外翻；④使用适合 MA 技术的假体滑车，增加了髌股关节不稳定。

方法 2：关节镜下外侧松解手术（N=2）

2 例股骨组件屈曲位安装小于 9° 的患者行关节镜下外侧松解取得了良好的效果。其中 1 个病例，股骨组件屈曲 7°，髋 - 膝 - 踝角 0°，无下肢外翻。外侧松解后 8 年，这个患者的牛津膝关节评分（Oxford Knee Score, OKS）为 44 分（最高 48 分），遗忘膝评分（Forgotten Joint Score, FJS）为 63 分（最高 100 分），患者较为满意。

方法 3：切开外侧松解联合内侧紧缩手术（N=6）

6 例患者行手术切开外侧松解联合内侧紧缩，总的来说并不成功。4 例患者在手术后仍然主诉持续的髌股关节不稳。在手术室，被动活动时并没有出现髌股关节不稳定，因此不能评估髌骨近端重排术是否合适。这些患者 OKS 评分的中位数为 33 分，相比没有髌股关节不稳定患者的 44 分低了 11 分。回过头看，对于这些患者，仅翻修髌骨组件，并将股骨组件屈曲调整为 0° 可能是更好的治疗方法。

总结

卡尺校验的 KA TKA 术后髌股关节不稳定的主要原因有：①安放股骨组件相较股骨远端解剖轴屈曲超过 6°，②应用圆顶型髌骨组件代替解剖型髌骨组件。将定位杆开口后缘与股骨髁间切迹前缘间保留 5 ~ 10 mm 骨桥作为术中验证检查的方法能够限制股骨组件的屈曲，并将不稳定风险降至 0.1%。应用为 MA 设计的股骨滑车进行 KA TKA 相比 MA TKA 能够更好地恢复原生滑车解剖形态、原生膝关节的髌骨运动以及髌股关节接触应力。即便如此，重新设计假体滑车以增加股骨前外侧的覆盖，并使假体滑车沟的方向更好地顺应原生膝关节滑车沟的方向，是改善髌骨组件捕获、容纳以及轨迹的策略。对于髌股关节不稳定症状较轻的患者可以进行观察。关节镜下外侧松解手术对于 1 例无股骨组件过度屈曲的患者有效。对于那些股骨组件屈曲超过 9° 的患者，

由于手术切开外侧松解联合内侧紧缩的成功率很低，应考虑进行股骨组件的翻修，并将股骨组件放置到屈曲 0°。髌股关节不稳定的预防至关重要，建议通过不屈曲植入股骨组件、使用解剖型髌骨组件，以及尽可能使用专门为 KA 设计的股骨组件进行 KA TKA。

（ STEPHENM. HOWELL, MD 著

赵潇雄 译　王志为 审校 ）

参考文献

1. Nedopil AJ, Howell SM, Hull ML. What clinical characteristics and radiographic parameters are associated with patellofemoral instability after kinematically aligned total knee arthroplasty? *Int Orthop.* 2017;41(2):283–291.
2. Brar AS, Howell SM, Hull ML, Mahfouz MR. Does kinematic alignment and flexion of a femoral component designed for mechanical alignment reduce the proximal and lateral reach of the trochlea? *J Arthroplasty.* 2016;31(8): 1808–1813.
3. Ettinger M, Calliess T, Howell SM. Does a positioning rod or a patient-specific guide result in more natural femoral flexion in the concept of kinematically aligned total knee arthroplasty? *Arch Orthop Trauma Surg.* 2017; 137(1):105–110.
4. Keshmiri A, Maderbacher G, Baier C, Benditz A, Grifka J, Greimel F. Kinematic alignment in total knee arthroplasty leads to a better restoration of patellar kinematics compared to mechanic alignment. *Knee Surg Sports Traumatol Arthrosc.* 2019;27(5):1529–1534.
5. Koh IJ, Park IJ, Lin CC, et al. Kinematically aligned total knee arthroplasty reproduces native patellofemoral biomechanics during deep knee flexion. *Knee Surg Sports Traumatol Arthrosc.* 2019;27(5):1520–1528.
6. Lozano R, Campanelli V, Howell S, Hull M. Kinematic alignment more closely restores the groove location and the sulcus angle of the native trochlea than mechanical alignment: implications for prosthetic design. *Knee Surg Sports Traumatol Arthrosc.* 2019;27(5):1504–1513.
7. Nicolet-Petersen S, Saiz A, Shelton T, Howell S, Hull ML. Kinematically aligned TKA restores physiological patellofemoral biomechanics in the sagittal plane during a deep knee bend. *Knee Surg Sports Traumatol Arthrosc.* 2019:1–11.
8. Rivière C, Iranpour F, Harris S, et al. Differences in trochlear parameters between native and prosthetic kinematically or mechanically aligned knees. *Orthop Traumatol.* 2018;104(2):165–170.
9. Dossett HG, Estrada NA, Swartz GJ, LeFevre GW, Kwasman BG. A randomised controlled trial of kinematically and mechanically aligned total knee replacements: two-year clinical results. *Bone Joint J.* 2014;96-B(7):907–913.

第20章 运动学对线全膝关节置换术后早期胫股关节不稳定的风险防范与治疗

概述

本章内容可以帮助医生①降低发生早期胫股关节不稳定的风险，②处理卡尺校验的运动学对线全膝关节置换（KA TKA）发生的不稳定。本章借鉴了作者从 2017 年到 2019 年间 1527 例初次 TKA 的经验。所有病例无论畸形情况，目标均是将假体放置于患关节炎前状态的关节线位置，在不松解韧带的情况下，恢复原生膝关节胫骨间室的压力。在此期间，1200 例卡尺校验的 KA TKA，保留了后交叉韧带（PCL），327 例切除了 PCL。本章第一部分报道了不稳定的发生率，并讨论早期屈曲位（如 90°）前后不稳定的原因，以及伸直位内外翻不稳定的原因。第二部分为建议保留 PCL，并应用术中验证检查的方法降低胫股关节不稳定的风险。第三部分介绍了 3

种后交叉韧带切除或意外损伤（横断或从胫骨撕脱）导致屈曲间隙松弛的补救方法。第四部分的病例讨论是关于有症状的早期屈伸不稳定患者的治疗策略。本章的目标是鼓励医生保留 PCL，不松解侧副韧带，并恢复胫骨近端原生的内外翻和后倾角度，以降低卡尺校验的 KA TKA 发生早期胫股关节不稳定的风险。

卡尺校验的 KA TKA，早期胫股关节屈伸不稳定的发生率和原因

有一项纳入 2017 年至 2019 年、1527 例初次 TKA 的研究，其中所有患者均行 KA TKA，未做韧带松解。该研究未排除术前重度畸形的患者，术中通过卡尺测量，核实股骨和胫骨假体恢复了患关节炎前的关节线，而不是以下肢力线为标准。1203 例 KA TKA 应用了 PCL 保留型（cruciate retaining，CR）假体，327 例在切除 PCL 后，应用了 PCL 替代型（cruciate substituting，CS）型假体。回顾记录发现 3 名患者因屈曲位前后不稳定行早期翻修术。1 例患者因伸直位内外翻不稳定行早期翻修术。结果是在保留 PCL 的患者中，因早期胫股关节不稳定行翻修手术的比例为 0%（0/1203），PCL 切除的患者中为 1.2%（4/327）。

3 例患者因早期屈曲位前后不稳定行翻修术，原因是没有对切除 PCL 造成的屈曲位松弛采取补救措施。研究显示，切除 PCL 后，屈曲 90° 时内侧间室平均增加 2±1.5 mm，外侧间室增加 3~5 mm（图 20.1）。1.5 mm 的标准差提示每个间隙均有不同的变异和增减，内侧的最大范围是 0~5 mm，外侧增加可高达 8 mm[1,2]。切除 PCL 导致的内侧和外侧间室在屈曲位间隙变化的多样性，给补救屈曲位不稳定增加了难度。

与患者关节炎前的后倾相比，减小胫骨组件的后倾角度可以降低屈曲位前后的松弛。手术方法是二次切骨减小胫骨后倾，或用骨块垫高胫骨平台的后 1/3。另一个有效的方法是，增加股骨远端切骨，

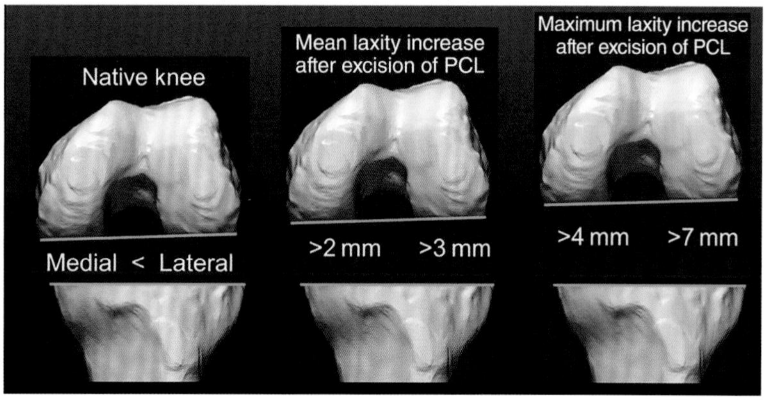

The effect on flexion-extension gaps, mediolateral laxity, and fixed flexion deformity

图 20.1　The composite shows the slack and asymmetric trapezoidal flexion space of the native knee (*left*), the mean increase in flexion space laxity after excision of the posterior cruciate ligament (*PCL*), and the maximum increase in flexion space laxity after removal of the PCL. The reduction of the posterior slope might compensate for smaller increases (*middle*). The use of more constrained implants might be needed to compensate for more substantial increases (*right*). The excision of the PCL creates variable, and unpredictable laxity increases in the flexion space. Retaining the PCL and restoring the pre-arthritic posterior slope reduces the risk of flexion space anterior-posterior tibiofemoral instability. (From Kayani B, Konan S, Horriat S, Ibrahim MS, Haddad FS. Posterior cruciate ligament resection in total knee arthroplasty: the effect on flexion-extension gaps, mediolateral laxity, and fixed flexion deformity. *Bone Joint J*. 2019;101-B(10):1230–1237.)（因版权限制，保留英文注释）

并选择更厚的聚乙烯垫片来弥补屈曲位的松弛。然而，这三种技术均有缺陷，或改变了胫骨原生的后倾，或抬高了股骨远端的关节线，这违背了运动学对线的原则。

保留后交叉韧带和术中验证检查的方法可降低卡尺校验的 KA TKA 术后早期发生胫股关节不稳定的风险

术中验证方法恢复屈曲间隙原生的松紧度，降低胫股关节不稳定的风险

1. 应用 CR 假体，使胫骨切骨的内外翻及后倾角度匹配患关节炎前的角度。胫骨切骨深度设置为比最薄垫片厚 1 mm。避免切骨过厚和后倾过大，否则会增加 PCL 在胫骨后侧止点撕脱的风险。

2. 检查胫骨内侧切骨。确认切骨平面与关节面后倾平行，以恢复患关节炎前的后倾角度。如果后倾角度较患病前小，则屈曲间隙会紧。准备二次切骨以增加后倾角度。通过触摸及目测以确认 PCL 是完整的，没有横断或从胫骨撕脱。

3. 屈膝 90°，插入较紧的间隙测块。术者水平方向旋转间隙测块的手柄，若在内侧间室的中间形成内轴，则提示恢复了梯形的屈曲间隙。

4. 屈膝 90°，插入胫骨试模。确认屈曲间隙满足 ±15° 的胫骨内外旋，则恢复了原生的屈曲间隙松紧度 [3,4]。

5. 屈膝 90°，卡尺测量胫骨前缘和股骨远端内侧髁的偏心距。比较其与刚显露关节时的变化。如果这个距离变大，且胫骨内外旋小于 ±15°，则增加胫骨后倾角度。反之则应用厚垫片或减小后倾角度放置胫骨假体组件（图 20.2）。

6. 应注意，如果 PCL 被切除、横断或从胫骨撕脱，检查确认以上内容是无效的。

术中验证方法恢复伸直间隙原生的松紧度，降低胫股关节不稳定的风险

1. 伸直位插入间隙测块。术者应注意，侧方应力下几乎没有内外翻松弛，提示恢复了原生膝较紧的矩形伸直间隙。如果一侧间室略紧，则参考 KA TKA 平衡决策树。如果外侧张开 1～2 mm，增加 1° 胫骨内翻切骨。如果内侧张开 1～2 mm，增加 1° 外翻切骨 [3,4]。

2. 安装试模，最大限度伸膝，确认是否重现原生膝关节一样的 3°～5° 的过伸。调节垫片的厚度，以实现过伸。如果伸直受限，更换薄垫片。

3. 向关节施加侧方压力，确认内外翻是否稳定。如果一侧间室张开 1～2 mm，微调内外翻角度，以恢复伸直位原生膝关节较紧的内外翻松紧度。

4. 屈膝 15°～30°，内外翻膝关节。核实内侧张开不多于 1 mm，外侧张开 2～3 mm。如果外侧张开 4 mm 或更多，检查胫骨切骨平面是否过度外翻，或垫片过薄。

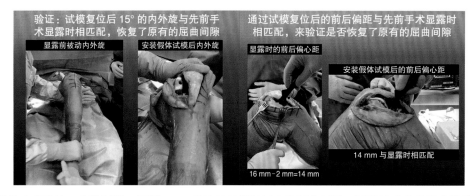

图 20.2　图示两种检查确认法，安装试模，屈膝 90°，确认是否恢复原生的屈曲间隙。胫骨被动内外旋应该接近 ±15°，并匹配显露时的状态（左 1 和左 2）。胫骨前缘和股骨远端内侧髁的偏心距，补偿软骨后，应与刚显露时的距离匹配（右 1 和右 2）。检查确认，是否恢复了原生的关节松紧度以及胫骨间室压力。注意：PCL 被切除后，检查确认胫骨前缘与股骨远端内侧髁的距离是无效的

3 种后交叉韧带切除或意外损伤导致屈曲间隙松弛的补救方法

　　术者应该熟知损伤 PCL 的危险因素。大部分手术医生在所有的患者都用相同宽度的摆锯锯片。在股骨较小、股骨髁较窄的患者，后髁切骨时容易造成 PCL 意外横断。过厚的胫骨切骨和过大的胫骨后倾切骨以及骨质疏松，也会增加 PCL 损伤或从胫骨止点撕脱的风险。

　　初次 TKA 时，一种补救 PCL 功能不全导致的屈曲间隙松弛的方法是减小胫骨组件的后倾角度（图 20.3）。如果 10～11 mm 垫片可以稳定伸直间隙，但屈曲间隙松弛，可以考虑通过在胫骨前缘切骨 2～3 mm 来减小胫骨后倾角度，然后更换厚垫片来解决。如果 13～14 mm 的垫片可以稳定伸直间隙，但屈曲

间隙松弛，可以考虑在胫骨后侧垫 3～4 mm 高从胫骨切下来的松质骨。用松质骨垫高胫骨后侧，可以避免使用股骨后髁垫块和胫骨延长杆。在胫骨后 1/3 植松质骨，打压胫骨试模以达到满意的后倾角度。插入垫片试模，屈膝 90°，抬大腿直到脚离开手术台，行后抽屉试验。确定垫片试模相对股骨试模没有向后半脱位，则证明减小的后倾角度弥补了屈曲间隙的松弛。

　　第二种减小屈曲间隙的方法是，在股骨远端再切骨 2 mm，并使用更厚的垫片。不过最好是术者应该在开始时就努力保护和保留 PCL。这些补救措施并不能完全解消除 PCL 功能不全带来的不良影响，因为它们和原生膝关节比，减小了胫骨后倾角度或抬高了股骨远端的关节线都违反了运动学对线的原则。

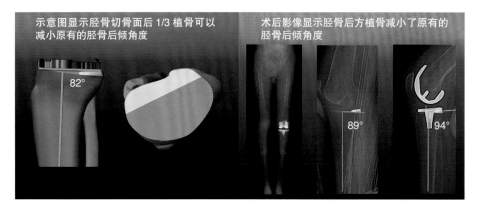

图 20.3　图示术中通过在胫骨后 1/3 植骨减小胫骨后倾角度（左图）。X 线片（右图）示患关节炎前的后倾角度为 89°，为了弥补 PCL 损伤造成的屈曲间隙松弛，在胫骨后 1/3 植骨，将后倾角度变为 94°

卡尺校验的 KA TKA 术后早期发生胫股关节不稳定的治疗方案

下面分享几种卡尺校验的 KA TKA 术后早期发生的胫股关节屈伸不稳定，但假体固定良好的处理方案（图 20.4）。这几种方案能起作用的前提是，术中详细记录了股骨远端和后髁的切骨量，并且恢复了患者原生的关节线，且未做韧带松解。因为卡尺校验的 KA TKA，不做韧带松解。屈曲位前后不稳定的患者，典型的原因是 PCL 功能不全和胫骨后倾角度过大。伸直位不稳定的患者则多因为胫骨组件的内外翻角度与原生膝的关节线偏离超过 2°。

方法 1：轻度的屈曲位胫股前后不稳定患者，随访观察

轻微症状的屈曲位前后不稳定患者，在坐位屈膝 90° 时，可以有过度的胫骨前后移动，但这不影响每天的行走和日常活动。在咨询和权衡翻修手术的利弊后，许多患者决定调整或不参加对膝关节造成过度压力的日常活动。翻修手术则替换为厚 1 ~ 2 mm 的垫片，但患者需要理解，膝关节可能会丧失 2° ~ 4° 的伸直角度。

方法 2：严重的屈曲位胫股前后不稳定患者，增加限制性并翻修股骨和胫骨假体组件

初次 KA TKA 时 PCL 功能丧失和胫骨后倾角度过大的患者，需行翻修手术的风险较高。一个吸引人的、通常也是临时的"解决方案"是更换厚的垫片，如果有可能也可以增加垫片的限制性。这个"简单的方案"可以提供早期的稳定性。然而这样做有不稳定复发的风险，最终还是需要翻修胫骨和股骨组件，且同时增加假体的限制性。在处理这些病例时，我们的两个经验是：① 初次手术时尽可能保留 PCL，② PCL 被横断或意外损伤时，应更改为后交叉韧带替代型或后稳定型假体，并减小胫骨后倾角度。

方法 3：轻度的伸直位胫骨内外翻不稳定患者，随访观察

轻微症状的伸直位内外翻不稳定患者，当其站立时将重心从胫骨组件内侧移向外侧，会出现下肢力线的变化。但这不影响患者行走及日常活动。在咨询和权衡翻修手术的利弊后，大部分患者决定接受现状。翻修为更厚的垫片并不实际。因为这个策略没有矫正根本的原因，即胫骨组件没有恢复原生膝的胫骨关节线。

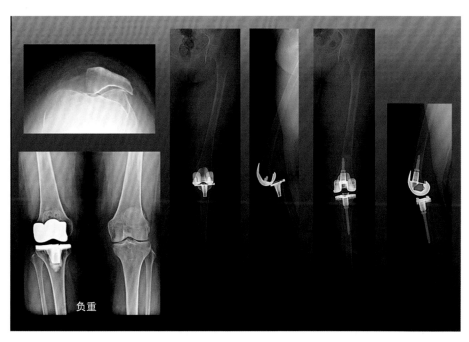

图 20.4　X 线片示一位患者右膝行保留 PCL 的卡尺校验的 KA TKA，术后功能良好，但左膝切除了 PCL，术后早期出现了屈曲位前后不稳定。切除 PCL 最大可导致屈膝 90° 时，内侧间室增大 4 mm，外侧间室增大 7 mm。减小胫骨后倾角度，并不能弥补过大的屈曲间隙增宽。在初次 TKA 时，没有准备限制性假体。术后 2 天，患者屈膝下床，出现胫骨后脱位。这个教训提醒大家，行卡尺校验的 KA TKA 时，一定要保护 PCL，这样可以降低术后早期发生的屈曲位前后不稳定的风险

方法 4：严重的伸直位内外翻不稳定患者，翻修胫骨假体组件

有症状的伸直位内外翻严重不稳，且下肢力线异常的情况，需要翻修胫骨组件。翻修胫骨组件内外翻的角度，即胫骨组件与患关节炎或对侧胫骨近端关节线的角度差异。相对于长延长杆，使用骨水泥固定的短延长杆或骨长入的 Cone，可以降低延长杆与胫骨外侧皮质撞击的风险。从这些病例中我们得出的经验是，术中使用间隙测块和假体试模测试膝关节完全伸直时内外翻应该几乎没有松弛。另一个经验是，在屈膝 15°～30° 检测内外翻稳定性时，应确认内侧张开角度不超过 1°，外侧不超过 3°。如果使用内轴膝假体，这两点特别重要，因为这种假体设计已经增强了伸直位时矢状面方向上的稳定性。

总结

本章的目的是鼓励术者行卡尺校验的 KA TKA 时，应尽可能保护 PCL，不松解侧副韧带，并恢复原生的胫骨近端关节线内外翻和后倾角度。当保留 PCL 时，早期发生的屈曲位前后不稳定的翻修率为 0%（0/ 1203），切除 PCL 则为 1.2%（4/327）。无论有意还是无意损伤了 PCL，均应使用 CS 型或 PS 型假体增加限制性，并通过胫骨二次切骨或在胫骨后

1/3 植骨来减小胫骨组件的后倾角度。为了降低伸直位内外翻不稳定的风险，使用间隙测块目视检查伸直间隙，然后安装假体试模，确认伸直位内外翻的松紧度像自然膝关节一样。当发生屈曲位前后不稳定时，应考虑翻修胫骨及股骨组件并增加假体限制性，同时减小胫骨后倾角度。当发生伸直位内外翻不稳定时，应考虑翻修胫骨组件以恢复患病前的胫骨近端关节线，重建原生的下肢力线。

（STEPHEN M. HOWELL, MD 著
马德思 译　王志为 审校）

参考文献

1. Kayani B, Konan S, Horriat S, Ibrahim MS, Haddad FS. Posterior cruciate ligament resection in total knee arthroplasty: the effect on flexion-extension gaps, mediolateral laxity, and fixed flexion deformity. *Bone Joint J*. 2019;101-B(10):1230–1237.
2. Nowakowski AM, Majewski M, Müller-Gerbl M, Valderrabano V. Measurement of knee joint gaps without bone resection: "physiologic" extension and flexion gaps in total knee arthroplasty are asymmetric and unequal and anterior and posterior cruciate ligament resections produce different gap changes. *J Orthop Res*. 2012;30(4):522–527.
3. Roth JD, Howell SM, Hull ML. Native knee laxities at 0 degrees, 45 degrees, and 90 degrees of flexion and their relationship to the goal of the gap-balancing alignment method of total knee arthroplasty. *J Bone Joint Surg Am*. 2015;97(20):1678–1684.
4. Roth JD, Hull ML, Howell SM. The limits of passive motion are variable between and unrelated within normal tibiofemoral joints. *J Orthop Res*. 2015;33(11):1594–1602.
5. Smith CK, Chen JA, Howell SM, Hull ML. An in vivo study of the effect of distal femoral resection on passive knee extension. *J Arthroplasty*. 2010;25(7):1137–1142.

第21章 应用运动学对线原则的全膝关节翻修术

概述

这是这本书的最后一章，旨在为正在考虑改变全膝关节置换术（TKA）对线方式的手术医生提供相关资源。目的是改善 TKA 的功能，并使其超越当前的标准。在之前的章节中，我们已经讨论过一种个体化的 TKA 对线方法，该方法以恢复患者原生膝关节线和旋转轴为基础，从而恢复正常膝关节的运动学。接下来将阐述把有残余症状的机械对线（MA）TKA 翻修回原生对线——运动学对线（KA）TKA 的基本原理（图 21.1）。这些膝关节不一定存在假体松动或感染，但是有残余疼痛、不稳定或具有与不稳定相似的症状。根据 MA 标准，这些膝关节"看起来完美"但仍有疼痛。

我们将总结这种 TKA 翻修术适应证的基本原理，并将详细介绍手术技术。我们将在本章结尾报道由一个术者完成的系列病例的早期回顾性结果。

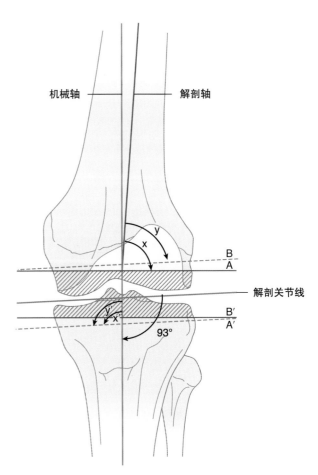

图 21.1　图示初次全膝关节置换术的机械对线切骨和翻修手术希望恢复的近似于运动学对线的预期切骨。作为示意，膝关节自然胫骨关节线角（tibial joint line angle, TJLA）为 3° 内翻，股骨关节线角（femoral joint line angle, FJLA）为 9° 外翻。由于原生股骨解剖导致机械对线不对称切骨，现在股骨和胫骨切骨（A 和 A'）形成了 6° 的 FJLA(x)和 0° 的 TJLA(x'（译者注：图中 x' 箭头止点错误，应该止于红色的实线）。翻修组件按照运动学对线（B 和 B'）放置形成的 9° FJLA(y)和 3° TJLA(y')。股骨切骨基于内侧髁的边缘，其为仅存的自然解剖标志

来龙去脉：机械对线的基本原理和对膝关节翻修术潜移默化的影响

首先要知道膝关节对线的"规则"是外科医生在30年前为解决所遇到问题而制定的。这些先驱者们使用的是第一代和第二代各式各样有设计缺陷的器械[1, 2]。当时工业制造技术不完善[3]，配套植入器械简单粗陋[4]，骨水泥使用的是实验性配方[5, 6]。早期较差和不可靠的结果导致了严苛的患者选择标准和保守的年龄限制。

为了改善临床结果，对一些手术技术原则进行了标准化，其中最基础的是MA理论[7]。为了优化通过假体关节面的不对称负荷，最优的方法是将股骨头、膝关节和踝关节排列在一条线性机械轴上，并且关节线应与地面平行。然而，为了实现MA常常需要"矫正"患者的原生骨解剖结构，结果截骨间隙常为梯形且不对称，关节也变得不平衡。因此，设计了一套复杂的软组织松解技术，在完全伸直和90°屈曲这两个位置"平衡"膝关节[8, 9, 10]。

需要说明一些与翻修手术有关的因素。首先，我们今天所用的假体和手术器械与当年MA理论针对的假体和器械几乎没有关系。最初的平坦（flat-on-flat）关节面设计、较浅的滑车沟设计以及空气中灭菌的方法等也都已淘汰。今天的器械远比之前更加精准，且可以发挥计算机导航和机器人的优势。此外，诸如髋、膝、踝需位于同一直线；胫骨底座需要垂直胫骨解剖轴放置；股骨需要外旋截骨匹配通髁线等观点均受到质疑[11, 12]。这些手术原则本质上是膝关节对线的限制或边界，如果不遵守这些原则，可能会因为偏心负载或不稳定而造成假体失效[13]。

然而，这样的观念也会限制我们的创新。这就像假设在现在发达的汽车工业条件下，我们高速公路的限速依旧保持在55英里/小时一样。在20世纪60年代，许多汽车无法在高速下转弯，刹车也很差劲，所以车祸死亡率很高。然而，现在的汽车有了气囊、防抱死制动系统（ABS）、缓冲区，且能够在不需要特殊驾驶技术情况下以75英里/小时过弯，所以55英里/小时的限速就没有任何意义了。现在的TKA假体也是这样：负重面可以应对更高的负荷[9]；假体组件的关节面具有一定形合度，因而稳定性更好[14]；假体与骨之间的固定更加持久，比如生物固定和改良的骨水泥固定技术[15]；磨损不再是假体失效的普遍原因[16]；改良的垫片设计能提供更加符合生理特性的运动模式[17]。许多国家的登记系统都显示：根据生存率数据，现有的假体比早先的假体更加耐用。因为MA的目标没有改变，所以目标对线与实际对线间的差别并未减少。年轻患者的15年或以上假体生存率能够大于90%主要归功于假体本身[18, 19]。然而，我们还在遵从某些规则和观念使用这些假体，尽管这些规则和观念所针对的问题早已得到解决。

相比于初次膝关节置换，膝关节翻修术更强调了MA理论。在翻修手术中，假体的设计就在强迫手术医生接受MA的逻辑，比如胫骨组件基座和柄的垂直设计，以及股骨假体关节线与固定柄间的5°~7°固定成角设计。此外，翻修假体大多反映了过时的假体设计特点，比如工程学特性上更加苛刻而不是更加包容。

因此，通常来说为了改善疼痛和僵硬而行翻修TKA的患者，因为翻修假体的原因术后活动度并不会得到改善。如果最佳的膝关节对线方式应该反映患者的个体化解剖特性，而不是人工的垂直对线方式，那么翻修假体可能就已经注定了TKA术后的运动功能不良，因为翻修假体的设计本质上是复制了原来的、功能欠佳的初次置换假体的位置。

下面介绍将失效的MA TKA翻修为KA TKA的技术。该技术实际上是使用现有假体去实现假体本身设计上想要避免的效果，所以配套手术器械会给手术操作带来很多不便，需要一些技巧（和反复测试）去恢复患关节炎以前的原生膝关节旋转轴和关节线。

运动学对线翻修术的患者选择

并非所有的MA TKA都会出现疼痛和不稳定。大概80%表现良好。由此可见，总体来讲患者对于原生膝关节轴线的改变有很强的耐受能力。这个耐受能力的范围约为2°~3°，因为80%的患者的原生对线与中立位对线的差异包含在这个范围内。因此，MA翻修为KA的最佳患者是在任何一个平面负重位解剖改变3°或以上的患者，因为他们更可能从恢复正常对线中获益。

除此之外，患者临床症状应与对线不良相关，如：僵硬和（或）屈曲中段不稳定。通常这些症状还伴有肿胀和弥漫性疼痛。这些患者膝关节从未感到"非常舒适"，但手术医生却告诉他们说X线片"看起来很棒"。许多患者接受了物理治疗和抗感染治疗，还有麻醉下关节僵硬的手法松解和支具治疗，但并无好转。后者通常达不到预期的改善并且膝关节的功能只是保持及格而已。

使用 MA 技术的膝关节的僵硬主要来源于间隙平衡技术导致的股骨组件相对于股骨后髁轴的过度旋转，其目的是为了减小 90° 屈曲时的外侧间隙。这会导致外侧屈曲间隙相对紧张，而在自然的膝关节中是存在 2~4 mm 的松弛的。因减小了股骨髁后滚、内轴运动和正常屈曲所需的外侧屈曲间隙，膝关节的屈曲角度损失不可避免。

屈曲中段不稳定是因为假体组件没有按照膝关节解剖旋转轴对线。可以想象一个车轮的车轴向后移动 1 英寸而高度保持不变。静止时，车轮保持相同的位置（如伸直位平衡）。然而，一旦车轮转动则会变得不稳定直到回到相同位置。在应用 MA 技术的膝关节中，假体组件偏离轴线放置，就像车轮的车轴被移动一样。在伸直位，膝关节是平衡的，因为正确和错误的轴线是共平面的，所以假体是稳定的。当膝关节屈曲时，旋转轴不再共平面，则出现屈曲中段膝关节不稳定。最常见的屈曲中段不稳定的症状是活动后肿胀，以及爬山、下楼和久坐后起身时出现疼痛。许多屈曲中段不稳定的患者也常表现为大量活动后"全膝关节疼痛"，然而无法指出某一项特定的运动为疼痛的根源。当被问及疼痛区域时，患者常常用手在整个膝关节周围游走指示。疼痛的原因是膝关节周围广泛的肌腱炎，因为假体组件总是处于偏离轴线的状态，使得膝关节的韧带在全步态周期中总是处于应力异常状态。

虽然实际查体过程中未必出现膝关节发红或肿胀，然而，触诊膝关节周围韧带和肌腱可能会引发髌腱、侧副韧带、髂胫束或腘肌腱的疼痛，甚至还可能会出现屈曲 90° 不稳定和屈曲中段髌骨轨迹不良。在所有病例中，20°~40° 屈膝时，膝关节都会在应力下增加一定的内、外翻角度，而这在原生膝关节并不会出现。

影像上总体表现为"假体对线、对位良好"，通常髌骨处于倾斜状态，但没有无菌性松动或感染的迹象。如与术前负重位下肢全长片或与对侧下肢相比，为了达到 MA 对线，关节线的改变通常大于 3°。关节线常常相对地面呈外翻，且股骨和胫骨的解剖轴近乎共线。

总的来说，TKA 由 MA 翻修为 KA 的最佳患者为初次术后对线相比患关节炎以前改变大于 3°，症状表现为慢性肌腱炎，且查体表现为屈曲中段不稳定或后外侧存在运动学冲突的患者。

运动学对线翻修术的禁忌证

如前所述，如果患者在所有平面的原生对线与术后对线的差别在几度范围内；没有屈曲中段不稳定；症状与影像学表现也不能说明相对于术前原生膝关节，术后出现大于 3° 的旋转或成角对线不良，都是 KA 翻修术的禁忌证。这种情况使用其他方法可能改善症状，如更换垫片、增加假体限制性或韧带替代性手术。

对于无明确疼痛原因的患者，应保持对疼痛来源为牵涉痛、慢性疼痛综合征和继发性疼痛怀疑的同时排查感染。因此，对于屈曲和伸直均出现对称性松弛，或因为股骨过度切骨导致反张，以及韧带功能不全的膝关节，可能更推荐使用传统翻修技术，尤其是当原生对线与初次 TKA 对线接近时。

侧副韧带缺失或任意一侧存在严重骨缺损导致侧副韧带或其止点完整性受损，都是 KA 翻修的禁忌证，因为 KA 依赖于上述结构的完整性。

运动学对线翻修术的挑战/假体选择

KA 翻修的关键挑战之一，是所有假体系统的固定柄都是固定角度的。翻修假体的几何形态适合 MA 技术。取出原假体后，手术医生依赖固定柄使翻修假体获得初始稳定。最近文献结果表明，对于膝关节翻修术，短骨水泥固定柄可以与插入到骨干的压配柄获得同样持久耐用的假体固定效果。因为这些更短更细的柄不需要插入骨干，所以无论是在股骨侧还是胫骨侧，均能够以一定的自由度进行对线调整。相比插入骨干的非骨水泥固定柄，短的骨水泥固定柄方便使假体固定在更加符合解剖特性的位置上。

在胫骨侧，对于存在骨缺损的患者，联合应用干骺端 Cone 和骨水泥固定柄比传统重建能够提供更大的对线自由度。当切骨后残余松质骨无法满足单纯骨水泥固定的要求时，因为 Cone 本身对整体对线没有影响，只需要最大化骨接触来提供轴向稳定性，所以 Cone 是对短骨水泥固定柄的良好补充。事实上，一些手术医生在使用 Cone 重建且骨量充足以及使用骨水泥固定的胫骨基座的情况下，完全放弃了固定柄的使用。

在股骨侧，股骨组件的旋转对线通过放置标准垫块可以得到恢复。和胫骨类似，联合使用 Cone 和骨水泥固定柄可以达到良好的稳定性和自由对线的能力。

下面展示的是使用标准手动器械相对简单地实现 KA 翻修的技术。毫无疑问，还会有更多改进，并且机器人翻修手术和数字化规划工具的出现会使目前的情况得到极大的简化。

全膝关节置换术前原生对线的逆向工程：理论手术规划

通常需要 2 个参考标志进行患者原生解剖的逆向工程：原生胫骨关节线角（tibial joint line angle，TJLA）和股骨关节线角（femoral joint line angle，FJLA）。这些数据需要在显示患者正常解剖的术前 X 线图像上以及患者膝关节置换术后的图像上都进行测量。两种图像均需要从真正的前后（AP）位摄片，不能存在旋转。如果没有术前图像，可以使用该膝关节的早期轻度关节炎时的图像或者对侧膝关节图像进行替代测量。目的是确定患者术前正常的冠状位解剖（图 21.2）。

首先且最重要的是 TJLA。理想的情况下，需要拍摄包含从膝关节到踝关节的胫骨负重前后位片，从而定义患者原生胫骨关节线和胫骨解剖轴之间的关系。对于原生的 TJLA 参考点，可以从术前影像、对侧未行手术治疗的膝关节的影像或 CT 普通扫描和定位扫描以及患者成年后任意时间的胫骨近端 X 线片获得。如果没有全长片，可以慎重地使用短腿负重位片。对于将要翻修的 TKA 的对线测量，使用类似的影像资料测量相关角度。

原生膝关节 TJLA 的测量方法为，在术前影像上①胫骨内外侧平台软骨下骨板最低缘连线或②胫骨平台最外侧边缘连线，与胫骨解剖轴（距骨中点与胫骨髁间棘连线）之间的夹角。对于术后 X 线片的测量，TJLA 为胫骨基座内外侧面连线与胫骨解剖轴之间的夹角。如果使用短腿片建议负重拍摄。如果术前胫骨存在磨损或骨缺损，且没有骨缺损前的对侧胫骨或既往影像，使用较早拍摄的影像或对侧膝关节影像是个好的替代方式。通常，可以获得某些方面的原始胫骨解剖资料，从而得出大致正确的关节线。

就像前文提到的，原生 TJLA 需要与现在的假体解剖存在 2° 以上差异以确定进行翻修。这在大部分病例中都是准确的，因为患者解剖由原始内翻对线变为了中立位对线。据报道这些患者的平均角度改变为 4.5°[11, 20]。

患者原生胫骨后倾程度是值得探讨的，但因为几乎全部的翻修假体均采用后交叉韧带牺牲型设计，可能胫骨后倾需要设置为中立来避免屈曲不稳定。

接下来需要在术前影像上评估股骨参考点。患

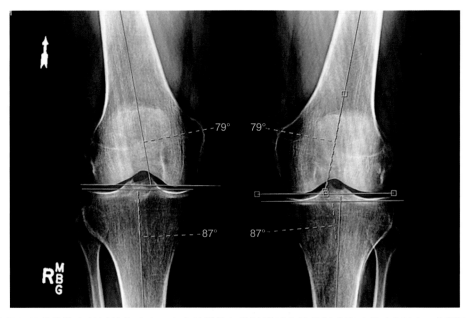

图 21.2 原生膝关节胫骨关节线角的测量方法为，在术前影像上①胫骨平台最外侧边缘连线（右膝），或②胫骨内外侧平台软骨下骨板最低缘连线（左膝），与胫骨解剖轴（如果有全长影像，表示为距骨中点与胫骨髁间棘连线）之间的夹角。而股骨关节线角定义为股骨远端内、外侧髁最远端连线与股骨解剖轴连线间的夹角。一般来说，左膝和右膝的角度在患关节炎之前是对称的，因此对侧病情较轻的膝关节可以用于检查总体测量准确性和预期的最终对线。诚然，这些测量结果受到观察者间差异的影响，如果想要得出有效的结论，术前和术后 X 线片的测量技术一致性是至关重要的

者的原生 FJLA 为股骨远端内、外侧髁连线与股骨解剖轴（梨状窝到股骨髁中心点连线）连线间的夹角（图 21.1）。在术后影像上按相同方法进行测量并记录差值。在这个病例中，手术医生成功地恢复了患者的 FJLA，但 TJLA 由 2° 内翻变为了 4° 外翻，改变了 6°。有趣的是，手术医生术中选择使用半限制性垫片，表明存在韧带不稳定（图 21.3）。

有了上述数据和角度间的差异，手术医生必须决定恢复患者原生对线所需的矫正程度。对比术前和术后 X 线片上胫骨关节线与胫骨解剖轴间夹角，可以计算出胫骨假体组件对线相对原生对线的改变。也许有人会说，应先进行股骨远端切骨，并以此决定胫骨切骨。逻辑上，这是讲得通的。然而，在实际操作中，股骨侧髓内定位的切骨导板并不准确，且股骨侧残余骨量通常无法稳定股骨切骨导板。因此，相比股骨，胫骨是原始关节线逆向工程更简单可靠的起点。

翻修假体选择

翻修假体的选择是很重要的。适合 KA 对线的翻修假体必须具有短骨水泥固定柄，可以满足假体在股骨和胫骨安装于合适的角度而不需要紧靠皮质放置。应避免柄长大于 50 mm，否则通常会限制胫骨内翻角度和股骨外翻角度。假体系统应该具有匹配的 Cone 或可以使用其他公司的 Cone，因为翻修术中干骺端骨质往往无法仅使用短骨水泥固定柄组件。金属袖套配合压配式柄在植入过程中不够灵活，应慎重使用。

手术医生应避免使用取出困难的骨水泥柄设计。偏心柄或直径大于 9～10 mm 的柄无法提供额外的稳定性，因此应避免使用。可能需要用到的柄最长为 50 mm，大部分病例中短柄表现良好。也有报道使用无柄骨水泥固定胫骨基座搭配非骨水泥 Cone 的案例，但作者没有使用这项技术的个人经验[21]。建议全部翻修病例均使用抗生素骨水泥。

在大多数研究中，假体的限制性与更高的失效率间没有关联[22, 23]，并且平衡良好的 KA 翻修膝关节应十分稳定，不需要增加限制性。然而，面对未来可能出现的不稳定时，使用半限制性垫片以及相应的股骨组件是很好的选择。最后，建议准备好股骨和胫骨的初次置换切骨器械，可能对胫骨近端和股骨远端的重新切骨有所帮助。

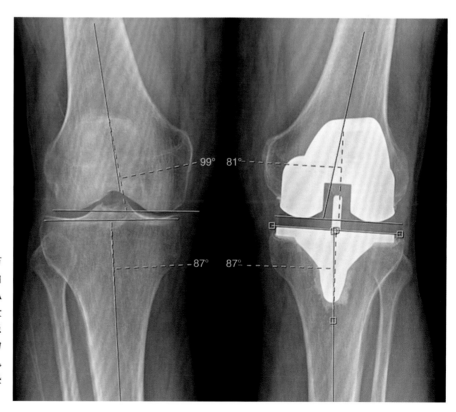

图 21.3　图 21.2 中展示了原生膝关节胫骨关节线角（TJLA）和股骨关节线角（FJLA），并且对侧膝关节 TJLA 和 FJLA 可以作为替代参考。本例为一例左侧全膝关节置换术，手术医生成功恢复了患者原生 FJLA，但是 TJLA 由 2° 内翻变为了 4° 外翻，产生了 6° 的变化。显而易见的是，手术医生选择使用了半限制性垫片，表明存在韧带不稳定

原假体取出：注意事项

在取出假体之前，手术医生应注意原来 TKA 的各种标志。应记录在麻醉情况下膝关节的活动度；用锯在股骨滑车中心上方前侧皮质进行标记，记录股骨组件旋转情况；用软尺记录股骨内侧髁远端到关节线的距离；记录髌骨轨迹，检查是否存在髌骨倾斜。胫骨侧，电凝标记胫骨组件旋转，常规检查胫骨假体是否存在松动的情况。在金属 / 骨水泥界面使用锯或骨刀（而不是骨水泥 - 骨界面）分离界面可以减少骨损失。作者建议使用短且薄的锯片联合骨刀分离假体与骨水泥层。除非存在磨损、分层、切骨不对称或高度不适合，固定良好的髌骨组件应予以保留。

手术技术

第一步：髌骨

如果髌骨需要翻修，应谨慎对待，参考对侧膝关节，将髌骨高度恢复到相对正常，过薄或失去血供的髌骨容易发生骨折。我们的目标是残余髌骨厚度大于 10 mm。

第二步：胫骨

一旦取出全部组件且控制住出血，应优先矫正胫骨切骨使其回复到自然对线。通常，胫骨切骨导板为髓外定位，允许手术医生在相对中线 6° 范围内调整内外翻角度。此外，如果胫骨后倾原始切骨为解剖后倾，切骨定位器通常可以将胫骨后倾改变为中立位。为了达到预期的冠状位矫正结果，切骨装置应置于胫骨最外侧缘无须切骨，而胫骨内侧根据需要进行切骨的位置，从而获得预期的新 TJLA（图 21.4）。将"天使翼"或锯片插入切骨导槽中，并放置在胫骨平台外侧需要保护的位置。此时切骨导板将会以"天使翼"或锯片为支点旋转，配合髓外定位器达到预期的角度。使用固定钉固定切骨导板。假设没有骨缺损或骨缺损很少，则内侧关节线的切骨厚度应与矫正的角度相等。因此，对于预期矫正角度为 3° 的情况，在将髓外定位器与前侧胫骨对齐并将定位杆下部（通常位于踝关节处）向外移动后，切骨导板应位于使锯片擦过胫骨外侧表面并切除约 2 ~ 3 mm 内侧骨质的位置，切骨块厚度可能因为取出假体导致的骨缺损而减少。如存在明显骨缺损，髓外（EM）

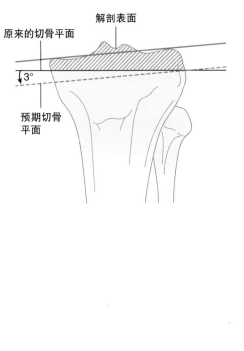
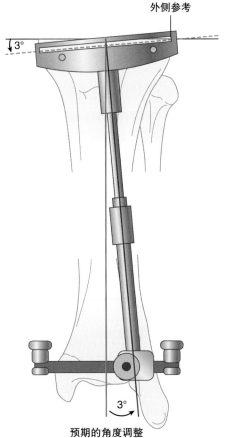
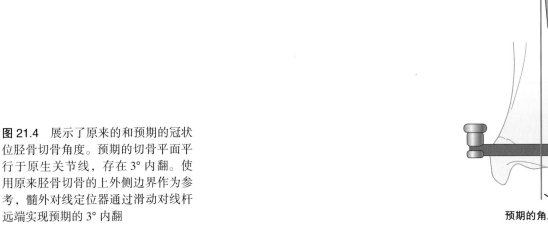

图 21.4　展示了原来的和预期的冠状位胫骨切骨角度。预期的切骨平面平行于原生关节线，存在 3° 内翻。使用原来胫骨切骨的上外侧边界作为参考，髓外对线定位器通过滑动对线杆远端实现预期的 3° 内翻

定位可以通过踝关节处定位杆的位置评估胫骨平台切骨角度。当存在疑问时，可使用术中 X 线透视确认，但需要注意视差问题。

第三步：股骨

一旦完成胫骨切骨，将会对股骨切骨的角度起到指导作用。伸直膝关节并移除全部骨赘，在内、外侧同时放置间隙撑开器，并使侧副韧带处于大致同张状态。如果可以稳定放置胫骨试模，将对后续步骤带来帮助。因为现在的目标是创造一个完美的矩形伸直间隙，所以手术医生必须决定股骨远端切骨量以使股骨远端平行于新的胫骨切骨面，并且如果关节线抬高过多还需要决定是否使用垫块。手术医生可以根据术前对于原生膝关节的测量进行计算，并决定后续的切骨过程，这样股骨组件（根据情况是否使用垫块）将被恢复到原生位置。

如果使用间隙撑开器后发现间隙为矩形，则无须进行股骨远端重新切骨，除非手术医生希望将股骨组件固定在更好的骨质上。然而如果间隙为梯形，需要进行股骨远端调整切骨，通常为外侧再次切骨，来获得一个平衡的矩形伸直间隙（图 21.5）。这个过程可以通过标准的（非翻修）髓内器械完成，外侧每 1 mm 切骨对应 1° 外翻角度。因此，如果决定进行股骨远端外侧髁额外 3 mm 切骨，考虑到原有假体为标准 6° 外翻放置，那么髓内定位器应设置为 9° 外翻并切除 3 mm 外侧骨质，且无内侧髁骨质切除。可以使用锯片或"天使翼"确保锯片不会切除参考侧的骨质的同时切除约 3 mm 对侧骨质。然后固定股骨远端切骨导板并进行切骨。切骨后，可以使用间隙测块检查间隙是否为矩形，注意不要损伤骨面。此时，关节线相对其原始位置已经抬高了数毫米。正常情况下，KA 技术并不建议这样做。然而，因为所有的翻修假体均为后稳定设计，后交叉韧带（PCL）已经被切除，所以抬高关节线通常是平衡屈曲间隙的必要方式。如果取出假体时存在骨缺损，手术医生可能需要切除一部分骨质以保证有足够的空间安装垫块从而恢复关节线高度。

股骨远端进行足够的外翻切骨以匹配新的内翻的胫骨切骨面，且伸直间隙已经平衡后，屈膝以设置正确的股骨旋转。如有可能，可以使用髓内杆对四合一切骨导板进行定位，髓内杆能够帮助切骨导板保持位置。根据翻修过程中发生的股骨远端骨缺损，选择必要的垫块。必须选用合适大小的股骨组

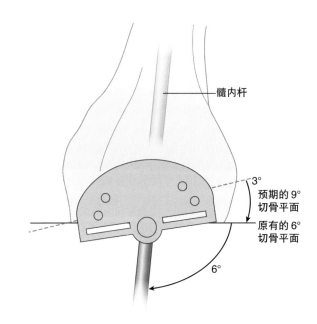

图 21.5 展示了使用初次膝关节置换器械中髓内定位杆对股骨远端切骨重新定位，目的是获得预期外翻对线。以残余的内侧股骨髁作为参考，重新定位切骨导板，主要在外侧髁再次切骨

件和切骨导板，使前侧切骨平齐股骨前皮质，后侧恢复患者术前后髁偏心距。如果没有在术前 X 线片上评估原假体组件型号是否大小合适，那么翻修使用的新组件型号应与原组件型号匹配。未恢复后髁偏心距将导致屈曲不稳定。

因为大部分 MA 手术医生将股骨组件相对股骨后髁轴 3° 外旋放置，而我们尝试平行股骨后髁轴设置旋转，因此股骨切骨装置需要参照原有假体组件位置进行至少 3° 内旋（图 21.6）。伸直位我们希望获得"平衡的间隙"，而在 90° 屈曲位我们希望内侧间室保持合适张力的同时外侧间室存在 1 ~ 2 mm 松弛。为了实现这个目标，将四合一切骨导板放置在前述已经安装必要的垫块的股骨远端切骨面上。使用髓内杆辅助完成前后方向的稳定，将"天使翼"插入前方切骨槽中，与股骨远端前（背侧）皮质相匹配。一名助手手动牵开或使用间隙撑开器撑开屈曲间隙，四合一切骨导板相对原有假体组件内旋 3° 放置（图 21.7）。通常没有更简单的方法来完成这一步骤，但当使用"0 mm"后髁切骨槽时，经常是外侧 2 ~ 3 mm 切骨而内侧很少或没有切骨。如果内后髁存在骨缺损时，可以使用 +5 mm 的切骨槽切除更多的骨质，安装 5 mm 后髁垫块可以将假体组件稳定在需要的位置并保持屈曲间隙。现在股骨切骨已经完成，

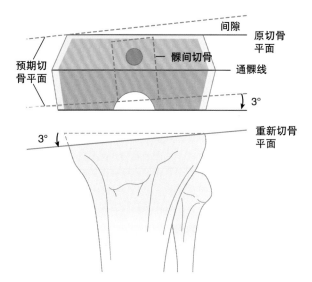

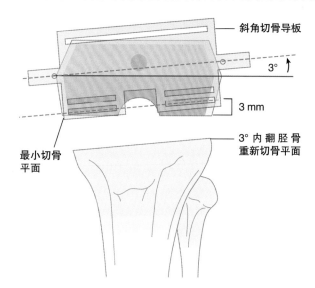

图 21.6　展示了原有的和预期的股骨后髁切骨和它们与重新切骨后的近端胫骨的关系。图中展示了通髁线，可以作为判断四合一股骨切骨装置外旋程度的参考。注意后髁切骨平面与近端胫骨理想情况下不是平行的，存在大约 2° 夹角，从而恢复正常的梯形屈曲间隙

图 21.7　展示了相对于胫骨切骨旋转放置的四合一股骨切骨装置，在之前的步骤中已经置于适当的内翻位置。再次注意，梯形的屈曲间隙是理想的，使用间隙测块时应当内侧紧张，外侧允许通常 1~2 mm 的松弛。如果腘肌腱无意中被切断了，屈曲间隙可以做得对称一些

可以使用基础的无柄股骨假体试模。在完成最后调整前，不建议先组装假体组件。

稳定性评估及调整

现在，我们已经尽最大努力初步完成了基于患者原生解剖逆向工程的切骨操作。再次强调，需要注意软组织损伤可能改变膝关节的运动学，如 PCL 缺失、潜在的侧副韧带功能不全和偶然可能出现的腘肌腱损伤等。因此，接下来的步骤是安装股骨和胫骨组件的无柄试模，全面评估并对初步切骨进行调整。和初次 KA 一样，翻修 KA 平衡膝关节也是通过调整切骨而不是松解韧带。

一旦假体试模配合适当的垫块安装到位，完全伸直膝关节并检查整体下肢对线。这一步十分重要，因为将会影响手术医生接下来的切骨操作。现在，回顾 X 线片上术前双下肢全长对线并与术中直视下的对线进行比较，可以为手术医生提供一定参考。预先将对侧下肢也消毒准备用于术中对比也有很大的帮助。

我们的稳定性目标是，膝关节使用标准（非限制性）试模组件从伸直到屈曲过程中，过伸小于 5°；完全伸直时内、外侧没有（0°）间隙张开；没有外侧张开大于 1° 的屈曲中段不稳定（10°~50°）以及非对称的 90° 屈曲间隙。在屈膝 90°，施加由外到内（内

翻）的应力时，应导致外侧张开约 1~2 mm；而施加由内到外（外翻）的应力时，内侧关节线不应有任何张开。髌骨在整个膝关节运动过程中均应位于中心，如手术显露需要较长的关节切开和/或股四头肌斜切，此时应巾钳固定或临时缝合后评价髌骨轨迹。

膝关节过伸通常是由于改变关节线高度所致，应于股骨远端安装垫块来恢复。平衡性屈曲不稳定应更换大号股骨组件，增加股骨后髁偏心距，并更换更厚的胫骨垫片（在不影响伸直的情况下），以及检查确定胫骨切骨无明显后倾。

伸直位非对称性不稳定可以通过胫骨切骨来解决，每次增加 1~2 mm 内侧或外侧切骨直到间隙平衡。股骨远端切骨的调整更加复杂，但在伸直位不稳定但胫骨切骨已经确认没有问题的情况下，也可以作为一个备选措施。

胫骨和股骨初步切骨的调整比较有挑战性，因为需要手术医生或徒手进行较小的调整，或调整手术器械从而达到理想的切骨角度。通过不完全插入髓内定位杆，术者可以调整切骨导板的角度，然后钉住或手扶切骨导板完成必要的切骨调整，从而达到理想的切骨量。胫骨的髓外定位调整起来更加容易。

当进行内、外翻调整时，手术医生需要参考初次切骨的顶点；外侧或内侧的骨边界，而不是之前切骨的中心。如果没有定制或专有的"再切骨"装置，可以在切骨导板的槽中插入锯片或"天使翼"，使其

位于不需要进行额外切骨的股骨或胫骨的最内侧或最外侧边缘（通常为间隙较宽的那一边）。把这点将作为移动切骨导板的支点，或作为切骨参考点。对线器械和切骨导板围绕这一点进行旋转，置于切除对侧 1 ～ 2 mm 骨质的位置。任何情形均不建议超出此切骨量。然后钉住或用其他方式固定切骨装置，并使用合适的锯片进行切骨。再次检查平衡，通常需要安装更厚的胫骨垫片。

一旦假体组件整体稳定性得到手术医生认可，需要选择合适的柄并进行相应的准备工作。因为在骨水泥固定情况下，大直径柄并无生物力学优势，因此通常建议选择最小直径的柄，直径通常为 9 ～ 10 mm，这样安装时在股骨髓腔内具有最好的灵活性。同样，柄的长度不能影响胫骨基座的"内翻"植入和胫骨组件的"外翻"植入。

一旦准备完成，应当插入安装好的试模组件再次测试稳定性、活动度、偏心距和髌骨轨迹。

瘢痕和挛缩的处理

如果组件对线正确，则膝关节活动时不应存在运动学冲突。因此，随着时间的流逝，瘢痕组织和炎症消退，膝关节软组织套袖将变得柔软与放松，尤其是后关节囊。在活跃的患者"使用"他们的膝关节时，翻修膝关节随着时间其伸直和屈曲趋向于变得放松并获得更大的活动度。这个过程需要数年，而不是常规认为的 12 个月。如果手术医生在手术时没有预见这个过程并酌情采取措施，则翻修膝关节稳定性可能随时间逐渐降低。翻修术后 12 个月表现十分稳定的膝关节，可能在 3 ～ 4 年随访时屈曲位出现肿胀、疼痛和不稳定。因此，不建议手术医生在翻修术中达到完全伸直（如果这时需要抬高关节线）或接受任何屈曲位不稳定。尤其是当患者术前表现出明显的挛缩和瘢痕时。相反，当挛缩的主要来源为腘绳肌、关节囊、伸膝装置，而非假体组件间的机械冲突时，术者在关闭伤口前应考虑接受一定角度的屈曲挛缩（最多 5°）以及屈曲位不超过 2 ～ 3 mm 的前 / 后抽屉试验的松弛度。

经验丰富的关节置换手术医生也会根据对侧膝、髋关节的挛缩和脊柱畸形情况，考虑并调整翻修膝关节的最终活动度。这些议题超出了本章的范围。膝关节翻修手术的精髓是理解并能调整异常的骨解剖和瘢痕化软组织之间复杂的相互作用，此外还需重视近端和远端关节对膝关节的影响。对于临床效果

的长远眼光是取得中期成功的保证。

骨水泥固定组件

一些骨水泥技术虽然并非针对于 KA，但同样值得注意。确保组件得到确实的固定是十分重要的，推荐将骨水泥固定（冲洗骨面、使用骨水泥塞子以及加压操作）分为两个阶段，即一个阶段是胫骨固定，另一阶段是股骨 / 髌骨固定，以确保全部组件固定于预期的位置上。再次提醒，柄可能非常不匹配长骨的解剖轴，因此应挑选足够短且细的柄以确保组件能够以预期的角度进行固定（图 21.8）。翻修术中应用抗生素通常是合理的，尽管抗生素预防感染的有效性仍存在争议。骨水泥固定过程中应控制骨面渗血，以保证骨水泥能够良好地渗进松质骨。

常规方法关闭伤口，如果关闭内侧关节囊时存在张力，可考虑重叠缝合以及可能的加强缝合。可以留置引流，但通常不超过术后 24 小时。

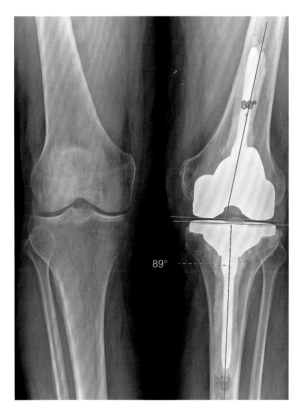

图 21.8 在本例中，股骨关节线角需要股骨组件柄和股骨解剖轴处于不同对线；显示了需要使用短且细的柄从而允许假体在髓腔内非对称性放置。注意翻修后的 KA TKA 没有使用半限制性垫片

术后管理

KA 技术翻修 TKA 的围手术期和术后管理与 MA 翻修相同。应用氨甲环酸、关节囊周围注射"鸡尾酒"、围手术期使用低剂量甾体类抗炎药，冷敷治疗，使用梯度压力带、药物抗凝、多模式镇痛都是重要的方法。目前在我中心翻修 TKA 术后患者住院日约为 2 天。使用与初次置换相同的康复路径，目前倾向于术后 4 周内进行温和的活动度练习并正常走动以利于膝关节愈合，一旦基础愈合完成则进行更加激进的理疗措施。术后即刻开始"忍受限度内"的负重练习并无须佩戴支具。

病例展示

CD 是一名 55 岁的律师和前曲棍球运动员，1 年前在其他医疗机构接受了 MA 全膝关节置换术。他的主诉是疼痛和感觉膝关节不稳定。行走后他几乎不能活动膝关节。患者从未感到膝关节舒适，尽管进行了物理治疗并使用了 CPM 机。他表示肿胀从未得到改善，并且他的手术医生认为他的膝关节"松弛"。患者偶尔服用布洛芬并尝试每天行走 20 分钟，但是没能坚持行走超过 6 个街区。患者目前不需要使用手杖或其他行走辅具，但上楼梯时需要一只手进行辅助。

患者体检：身高约 5 英尺 11 英寸，体重 220 磅（BMI：30.1 kg/m²）。值得注意的是他的膝关节活动度为 10°~105°，屈曲 30° 时存在 2~3 mm 的屈曲中

专栏 21.1　适合 KA 翻修的患者

1. 相对患关节炎以前解剖存在 3° 或以上差异
2. 屈曲中段不稳定
3. 屈曲受限
4. 与活动相关的疼痛和 / 或肿胀
5. 没有其他明显的致痛原因（无菌性松动、感染、牵涉痛等）

专栏 21.2　需要的工具

1. 初次置换手术器械
2. 骨水泥工具（刷子、水泥塞、加压枪）
3. 多孔长入型金属袖套
4. 短且细的骨水泥固定柄
5. 间隙撑开器或其他牵开设备

段不稳定伴有明确的止点，以及中度积液。膝关节屈曲 90° 时可向前移动约 5 mm。髋关节和躯干检查正常。关于感染的实验室检查和穿刺液均正常。

影像学检查：术前 X 线片显示原生膝关节 TJLA 呈 5° 内翻，FJLA 呈 7°~8° 外翻（图 21.9）。

初次 TKA 术后，TJLA 变为 1° 外翻，FJLA 变为 5° 外翻（图 21.10）。没有松动表现。

患者进行了翻修 TKA，将膝关节对线变得更加符合 KA 对线。术中发现，全部组件固定良好，感染培养阴性，取出全部组件并查看骨缺损情况优于预期。重新对骨面进行切骨并符合生理角度，使用短骨水泥固定柄稳定股骨和胫骨翻修假体。术后 X 线片显示，膝关节回到一个更符合生理学的对线（TJLA 为 4°，FJLA 为 6°，在术前影像测量误差以内；图 21.11）。

术后 1 年随访显示，患者对结果非常满意。患者回到正常活动并且没有任何限制，不需要任何辅助设备，没有疼痛并且不再因为膝关节疼痛而服用布洛芬。查体显示，患者 0~125° 活动范围内无痛感，且无屈曲中段不稳定。当运动量增大时膝关节偶尔出现肿胀。

最后的思考

前述手术过程的目的恰恰是获得一个目前手术器械设计希望避免的结果。这会增加手术操作的困难，尤其在设定股骨组件旋转时。理论看起来简单，但实践起来困难。然而目前的结果令人满意。活动度得到提升，疼痛得到减轻，在不使用限制性或半限制性假体的情况下解决了屈曲中段不稳定的问题。目前数据尚不能证实常规翻修手术无法达到同样满意的效果。然而，就翻修手术是否可以使用 KA 技术而言，答案可能就是一个关于关节翻修术的俗话："如果没有错误就不要手术"。

这里的错误是相对 MA 而言。有经验的 MA 手术医生会告诉你，对于放射学评估对线完美的膝关节疼痛的患者，不要进行手术。他们不会变得更好。因为翻修的目标对线与现有对线相同，因此没有任何理由期盼结果会有什么不同。

本章对这些残余疼痛的膝关节提出的概念是，"完美的"影像学对线实际上就是问题所在。而且，我们有限的经验表明，上述解决方案对于那些从原生固有内翻"矫正"为非生理性 MA 对线的患者效果最好。

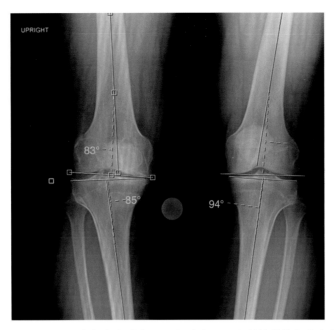

图21.9 原生膝关节的术前影像显示胫骨关节线角在右膝为 5°，左膝为 6°。股骨关节线角在右膝为 7°，左膝为 8°。测量上的差异为 1°～2°，应确保在比较影像学上这些解剖角度的差异时使用相同的测量方法

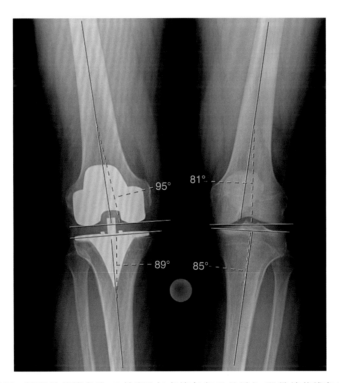

图21.10 初次全膝关节置换术后，胫骨关节线角为 1° 外翻（与术前存在 6° 差异），股骨关节线角为 5° 外翻，与术前存在 2° 差异。请注意对侧膝关节的测量结果已经与图 21.9 中不同。测量准确性的缺失会令人感到困扰，但应认识到这些测量结果本质上是用于确定原生解剖特征，确定患者原生运动学轴线的主要变化从而解释患者的症状

需要进行更多的研究证实这一理念，并开发更好的手术器械简化手术操作。

致谢

作者感谢 Dr. Giulio Santi 为准备本章原稿做出的贡献。

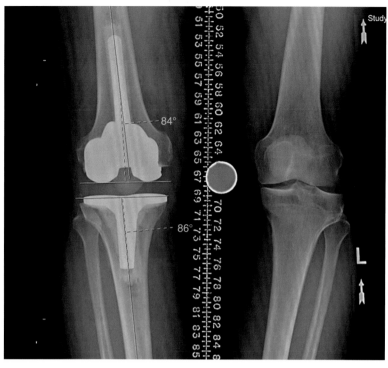

图 21.11 翻修术后，患者的原生胫骨关节方向角明显地恢复到了 5° 内翻并且股骨关节线方向角约为 5° 外翻。注意胫骨柄的位置，其与胫骨解剖轴并不匹配。因为目前全部胫骨组件的设计均为冠状面上柄垂直于胫骨基座，而正常人类胫骨关节线平均相对解剖轴呈 3° 内翻，将 TKA 翻修为 KA 对线经常导致柄与股骨或胫骨的解剖轴并不共线

（ STEFANO A. BINI, MD 著
于 洋 张 博 译 王志为 审校）

参考文献

1. Feng EL, Stulberg SD, Wixson RL. Progressive subluxation and polyethylene wear in total knee replacements with flat articular surfaces. *Clin Orthop Relat Res.* 1994;299:60–71.
2. Dendrinos GK, Mavropoulou A, Polyzoides AJ. Late failure and revisions of old-type total knee replacements. *Acta Orthop Belg.* 1991;57(3): 274–284.
3. Greulich MT, Roy ME, Whiteside LA. The influence of sterilization method on articular surface damage of retrieved cruciate-retaining tibial inserts. *J Arthroplasty.* 2012;27(6):1085–1093.
4. Saragaglia D, Rubens-Duval B, Gaillot J, Lateur G, Pailhé R. Total knee arthroplasties from the origin to navigation: history, rationale, indications. *Int Orthop.* 43(3):597–604.
5. Petruskevicius J, Nielsen S, Overgaard S. [Total knee arthroplasty with Boneloc cement. Clinical and radiological results]. *Ugeskr Laeger.* 2001;163(46):6433–6436.
6. Birkeland Ø, Espehaug B, Havelin LI, Furnes O. Bone cement product and failure in total knee arthroplasty. *Acta Orthop.* 2017;88(1):75–81.
7. Jessup DE, Worland R L, Clelland C, Arredondo J. Restoration of limb alignment in total knee arthroplasty: evaluation and methods. *J South Orthop Assoc.* 1997;6(1):37–47.
8. Müller JH, van der Merwe W. Primary principles in soft tissue balancing. In: Matsuda S, Lustig S, van der Merwe W, eds. *Soft Tissue Balancing in Total Knee Arthroplasty.* Berlin: Springer; 2017.
9. Whiteside LA. Soft tissue balancing: the knee. *J Arthroplasty.* 2002;17(4 Suppl 1):23–27.
10. Meloni MC, Hoedemaeker RW, Violante B, Mazzola C. Soft tissue balancing in total knee arthroplasty. *Joints.* 2014;2(1):37–40.
11. Bellemans J, Colyn W, Vandenneucker H, Victor J. The Chitranjan Ranawat Award: is neutral mechanical alignment normal for all patients? The concept of constitutional varus. *Clin Orthop Relat Res.* 2012;470(1):45–53.
12. Howell SM, Howell SJ, Kuznik KT, Cohen J, Hull ML. Does a kinematically aligned total knee arthroplasty restore function without failure regardless of alignment category? *Clin Orthop Rel Res.* 2013;471(3):1000–1007.
13. Fang DM, Ritter MA, Davis KE. Coronal alignment in total knee arthroplasty. Just how important is it? *J Arthroplasty.* 2009;24(6 Suppl):39–43.
14. Nakamura J, Inoue T, Suguro T, et al. A comparative study of flat surface design and medial pivot design in posterior cruciate-retaining total knee arthroplasty: a matched pair cohort study of two years. *BMC Musculoskelet Disord.* 2018;19(1):234.
15. Bozic KJ, Kinder J, Menegini M, Zurakowski D, Rosenberg AG, Galante JO. Implant survivorship and complication rates after total knee arthroplasty with a third-generation cemented system: 5 to 8 years followup. *Clin Orthop Relat Res.* 2005(430):117–124.
16. Pitta M, Esposito C I, Li Z, Lee Y-Y, Wright TM, Padgett DE. Failure after modern total knee arthroplasty: a prospective study of 18,065 knees. *J Arthroplasty.* 2018;33(2):407–414.
17. Liu YL, Lin KJ, Huang CH, et al. Anatomic-like polyethylene insert could improve knee kinematics after total knee arthroplasty – a computational assessment. *Clin Biomech.* 2011;26(6):612–619.
18. The Australian Orthopaedic Association National Joint Replacement Registry https://aoanjrr.sahmri.com/documents/10180/668596/Hip%2C+Knee+%26+Shoulder+Arthroplasty/c287d2a3-22df-a3bb-37a2-91e6c00b-fcf0.
19. National Implant Register Kaiser Permanente https://national-implantregistries.kaiserpermanente.org/Media/Default/documents/2020%20External%20Annual%20Report.pdf.
20. Lin YH, Chang FS, Chen KH, Huang KC, Su KC. Mismatch between femur and tibia coronal alignment in the knee joint: classification of five lower limb types according to femoral and tibial mechanical alignment. *BMC Musculoskeletal Disord.* 2018;19(1):411.
21. Meijer MF, Boerboom AL, Stevens M, et al. Tibial component with and without stem extension in a trabecular metal cone construct. *Knee Surg Sports Traumatol Arthrosc.* 2017;25(11):3644–3652.
22. Indelli PF, Giori N, Maloney W. Level of constraint in revision knee arthroplasty. *Curr Rev Musculoskelet Med.* 2015;8(4):390–397.
23. Lackey W G, Ritter MA, Berend ME, Malinzak RA, Faris PM, Meding JB. Midterm results of the vanguard SSK revision total knee arthroplasty system. *Orthopedics.* 2016;39(5):e833–e837.